白话彩图典藏版

大国医全书

张振/编

中医古籍出版社

Publishing House of Ancient Chinese Medical Books

图书在版编目（CIP）数据

大国医全书 / 张振编. — 北京 : 中医古籍出版社，
2021.12

ISBN 978-7-5152-2219-6

Ⅰ.①大… Ⅱ.①张… Ⅲ.①中国医药学 Ⅳ.
①R2

中国版本图书馆CIP数据核字(2022)第008805号

大国医全书

张振　编

策划编辑　姚强

责任编辑　吴迪

封面设计　李荣

出版发行　中医古籍出版社

社　　址　北京市东城区东直门内南小街 16 号（100700）

电　　话　010-64089446（总编室）010-64002949（发行部）

网　　址　www.zhongyiguji.com.cn

印　　刷　天津海德伟业印务有限公司

开　　本　640mm×910mm　1/16

印　　张　16

字　　数　270 千字

版　　次　2021 年 12 月第 1 版　2021 年 12 月第 1 次印刷

书　　号　ISBN 978-7-5152-2219-6

定　　价　69.00 元

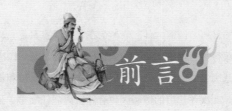

前言

　　国医是中医的代名词，同时泛指国内医术高超者。中医是中华民族的传统医学，是我国的国粹，它承载着中国古代人民同疾病作斗争的经验和理论知识。中医起源于原始社会，春秋战国时期《黄帝内经》的问世，奠定了中医学的理论基础，它以阴阳五行、精气学说、经络等作为理论依据，以四诊法探求病因，以针灸、拔罐、草药、推拿、食疗等为治疗手段，一些易为大众所掌握的治疗手法如推拿、拔罐等早已在民间广为流传。鸦片战争前，中医在国内堪称一枝独秀，为维护中华儿女的健康做出了巨大贡献，在国内外都有极大的影响力，日本的汉方医学、韩国的韩医学、朝鲜的高丽医学等都是以中医为基础发展起来的。

　　数千年来，中医能够不断传承发扬，不断创新，一代又一代的苍生大医功不可没，正是他们推动着中医事业的繁荣和发展。古代很多名医都已为我们所熟知，东汉华佗以精通外科手术和麻醉术闻名天下，东汉末年的张仲景被称为"医圣"；唐代孙思邈是伟大的医学家和药物学家，被后人誉为"药王"；元代名医朱丹溪曾创立丹溪学派，后人将他和刘完素、张从正、李东垣一起誉为"金元四大医家"；明代李时珍著有中华医学史上最伟大的本草学著作《本草纲目》……鸦片战争后，随着西医的传入和迅速崛起，中医命运波折多舛，出现多次中医废止之争。在这种局势下，近当代一大批老中医以"师带徒"的传统形式，接过祖辈传下来的中医绝学，扛起了复兴中医的重担。经过数十年的努力，中医重新获得群众的认可，同时涌现出不少名医大师，如朱良春、班秀文等。近年来，随着中医在治疗各类疾患上的不断突破以及在养生保健方面的广泛普及，一波又一波的中医热潮被掀起，引起来越多人的重视。

　　2009年6月29日，由国家人力资源和社会保障部、卫健委和国家中医药管理局联合举办的首届"国医大师"表彰会在北京隆重召开，30位从事中医临床工作的老专家获得了"国医大师"的荣誉称号，这是新中国成立以来第一次在全国范围内评选国家级中医大师，说明中医药的科学价值和重要地位得到了国家的高度认可。此次评选出的国医大师有邓铁涛、任继学、张镜人、何任、唐由之等，他们是中医界的领军人物，行医制药都在55年以上。他们个个身怀绝技，或独创医术，或研制药剂，或著书立说，代表着当代中医的最高水平。

为了把国医大师们的经验更好地传承下去，也为了让历代名医的经验惠及每一位普通老百姓，我们编写了《大国医全书》一书。全书分为上、下两篇，分别介绍古代名医和当代国医大师的养生智慧。下篇除了国家评选出来的当代"国医大师"之外，还选录了一些虽没有入选"国医大师"但在中医领域确有突出贡献且独具特色的名老专家。这是一部权威、实用、全面的健康宝典，不仅介绍了国医大师们最实用、最有效的日常保养方法，如华佗的五禽戏，葛洪的辟谷术，李辅仁的"饮食十宜"等，也收录了他们积多年心血研制出的治病良方，涉及内科、呼吸科、妇科、儿科、眼科等各种常见疾病、慢性病和疑难杂症，如张仲景用于治疗便秘的蜜煎导，肾病专家张琪教授的固精益髓方，唐由之用于白内障的唐氏三妙方等。在编写时，我们搜集了国医大师的专著、医案、采访资料，以及其弟子和相关工作人员整理的资料，从中提炼出便于普通人操作的保健治病方案，语言通俗，尽可能不使用晦涩难解的中医术语，使本书成为人人都能读懂并运用的养生保健书。在体例上，设置了"名医简介""大医智慧""精彩解读""健康锦囊"等版块，结构清晰，层层深入。

把国医大师"请"回家，可护佑家人一生健康。不过需要提醒大家的是，中医讲究辨证施治，书中一些方剂须咨询专业中医师后方可应用，切不可盲目使用。

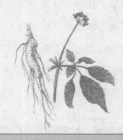

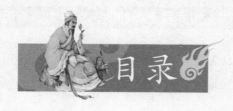

目录

上篇 | 古代大国医健康智慧

下篇　当代大国医健康智慧

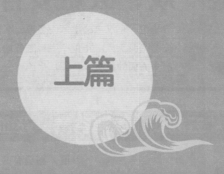

上篇

古代大国医健康智慧

●中医是一门古老的传统医学，千百年来，从华佗、张仲景，到孙思邈、钱乙，再到刘完素、张从正、李东垣，乃至明清时代的李时珍、傅青主、叶天士，一代代苍生大医，正是运用中医为百姓们除疾疗伤，护卫中华儿女，为了让这门神奇的学问代代相传，他们精研慎思、著书立说，给后来者留下了一部部医学经典。

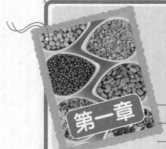

华佗：形神兼养五禽戏，五脏安合有神方

◎华佗，东汉末医学家，名旉，字元化，汉末沛国谯（今安徽亳县）人。华佗一生行医各地，声誉颇著，在医学上有多方面的成就。

第一章

♥ 常练"五禽戏"，消谷气，通血脉，病不生

❶ 大医智慧

谯国华佗善养性，弟子广陵吴普、彭城樊阿授术于佗。佗尝语普曰：人体欲得劳动，但不当使极耳。人身常摇动，则谷气消，血脉流通，病不生。譬犹户枢不朽是也。古之仙者，及汉时有道士君倩者，为导引之术，作猿经鸱顾，引挽腰体，动诸关节，以求难老也。吾有一术，名曰五禽戏：一曰虎，二曰鹿，三曰熊，四曰猿，五曰鸟；亦以除疾，兼利手足，以常导引。体中不快，因起作一禽之戏，遣微汗出即止，以粉涂身，即身体轻便，腹中思食。

吴普行之，年九十余岁，耳目聪明，牙齿坚完，吃食如少壮也。

——《养性延命录》

❷ 精彩解读

提到华佗，多数人会想到一套传奇的保健功法——五禽戏。然而，五禽戏具体怎么做呢？相信已经很少有人知道，甚至有些人认为它早已失传，从而把它当作传说中的一个故事。事实上，五禽戏不仅没有失传，而且直到今天都一直在不断地完善中。

最早关于五禽戏的记载见于南朝陶弘景的《养性延命录》，书中提到了华佗对徒弟吴普说的一段话，也就是上文援引的这段话。这段话不仅表明了五禽戏保健的原理，而且点出了"五禽戏"的具体内容。

现代医学研究证明，五禽戏是一种行之有效的锻炼方式，它能锻炼和提高神经系统的功能，提高大脑的抑制功能和调节功能，有利于神经细胞的修复和再生；它能提高肺功能及心脏功能，改善心肌供氧量，提高心脏射血功能，促进组织器官的正常发育；同时它还能增强肠胃的活动及分泌功能，促进消化吸收，为机体活动提供养料。

就五禽戏本身来说，它并不是一套简单的体操，而是一套高级的保健气功。华佗把肢体的运动和呼吸吐纳有

机地结合到了一起，通过气功导引使体内逆乱的气血恢复正常状态，以促进健康。后代的太极、形意、八卦等健身术都与此有若干渊源。无疑，五禽戏在运动养生方面的历史作用是巨大的。

　　五禽戏是我国的一项传统体育项目，而且因其多是仿生型和舞蹈型的结合，刚柔相济，动作优美，受到广泛的欢迎。长期坚持练习五禽戏，能有效地防治或减缓常见的心脑血管疾病，强身健体，是适合全民使用的养生方法。

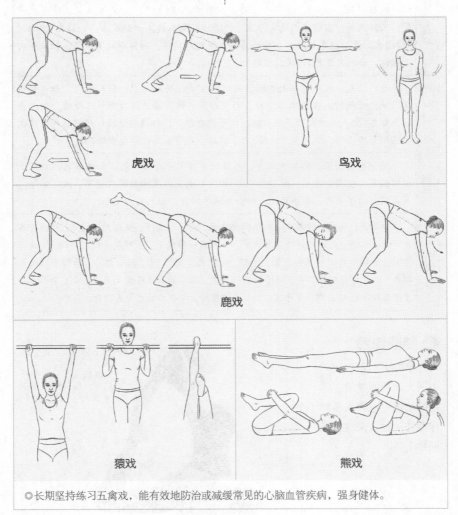

虎戏

鸟戏

鹿戏

猿戏

熊戏

◎长期坚持练习五禽戏，能有效地防治或减缓常见的心脑血管疾病，强身健体。

五禽戏养生运动法

虎戏	自然站式，俯身，两手按地，用力使身躯前耸并配合吸气。当前耸至极后稍停，然后身躯后缩并呼气，如此3次。继而两手先左右右向前挪动，同时两脚向后退移，以极力拉伸腰身，接着抬头面朝天，再低头向前平视。最后，如虎行般以四肢前爬7步，后退7步。
鹿戏	四肢着地，吸气，头颈向左转，双目向右侧后视，当左转至极后稍停，呼气，头颈回转，当转至朝地时再吸气，并继续向右转，一如前法。如此左转3次，右转2次，最后恢复如起势。然后，抬左腿向后挺伸，稍停后放下左腿，抬右腿向后挺伸，如此左腿后伸3次，右腿2次。
鸟戏	自然站式。吸气时抬起左腿，两臂侧平举，扬起眉毛，鼓足气力，如鸟展翅欲飞状。呼气时，左腿回落地面，两臂回落体侧。接着抬右腿如法操作。如此左右交替各7次，然后坐下。屈右腿，两手抱右膝下，拉腿膝近胸，稍停后两手换抱左膝下如法操作，如此左右交替7次。最后，两臂如鸟理翅般伸缩7次。
猿戏	择一牢固横竿，略高于自身，站立时伸双臂手指可触及，如猿攀物般以双手抓握横竿，使两脚悬空，做引体向上7次。接着先以左脚背钩住横竿，放下双手，头身随之向下倒悬，略停后换右脚如法钩竿倒悬，如此左右交替7次。
熊戏	仰卧式，两腿屈膝拱起，两脚抬离床面，两手抱膝下。头颈用力向上，使肩背离开床面，略停，先以左肩侧滚落床面，当左肩一触床面，立即复头颈用力向上，肩离床面，略停后再以右肩侧滚落，复起。如此左右交替7次，然后起身，两脚着床面成蹲式，两手分按同侧脚旁，接着如熊行走般，抬左脚和右手掌离床面。当左脚、右手掌回落后即抬起右脚和左手掌。如此左右交替，身躯亦随之左右摆动，片刻而止。

❸ 健康锦囊

事实上，不仅我们中国人向动物学习，印度的瑜伽中也有很多动作模仿动物，保健效果同样不错。

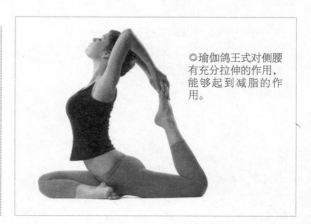

◎瑜伽鸽王式对侧腰有充分拉伸的作用，能够起到减脂的作用。

瑜伽模仿动物法

鸽王式	左/右腿回蜷至大腿根部，右/左腿伸向身体后侧，然后将小腿收回，双手在头顶扣住，然后身体向右/左侧弯曲，手臂与右/左脚靠拢。 功效：脸部转向身侧，对侧腰有充分拉伸的作用，能够起到减脂的作用。
蜘蛛式	双腿打开，身体前倾而坐，双手从大腿下穿过，反向后面，在背部相交。下巴、肩膀、脚后跟、臀部四点着地。 功效：能充分锻炼手臂的灵活性和柔韧性，有助于放松背部。
蝗虫式	腹部向下，俯卧地上；抬起臀部将双手放在腹股沟处，手臂贴地；以下巴、胸部和腹部为支点，吸气时腿向上抬起，呼气时缓慢放下。 功效：能够锻炼背部的力量和灵活性，塑造腿部的线条，经常做可以缓解背部疼痛。
牛面式	双腿在身体前侧交叉盘坐，让大腿相互接触；坐在两脚后跟之间，双脚尽量向臀部靠近，背部保持垂直；一侧手臂举起从肩膀向下弯曲，另一侧手反向背后从下往上与前手相会，紧紧扣住，保持8次呼吸。 功效：在扩胸的同时可以打开肩关节，使手臂变得更加灵活，同时可以增强膝盖的灵活性。
狮子式	保持莲花坐姿，然后整个身体前倾，以手臂承受身体的重量；吸气时下巴上扬，背部凹下；呼气的时候张大嘴巴，吐出舌头，睁大眼睛，使面部肌肉充分伸展，发出狮子般的吼叫。 功效：这个动作不太雅观，但可以消除脸部的明显皱纹，使皮肤变得更有弹性和活力，还可以起到瘦脸的功效。 注：瑜伽动作难度较高，须在专业瑜伽老师的指导下练习。

❤ 养气调神，远离"劳伤"——华佗防病绝学

❶ 大医智慧

劳者，劳于神气也；伤者，伤于形容也。饥饱无度则伤脾，思虑过度则伤心，色欲过度则伤肾，起居过常则伤肝，喜怒悲愁过度则伤肺。

又，风寒暑湿则伤于外，饥饱劳役则败于内；昼感之则病荣，夜感之则病卫。荣卫经行，内外交运，而各从其昼夜也。

——《中藏经》

❷ 精彩解读

华佗认为，一个人健康长寿不在于病时求医问药，关键在于未病时注重保健，神形兼养，谨防"劳伤"。《中藏经》指出："劳者，劳于神气也；伤者，伤于形容也。饥饱无度则伤脾，思虑过度则伤心，色欲过度则伤肾，起居过常则伤肝，喜怒悲愁过度则伤肺。风寒暑湿则伤于外，饥饱劳役则败于内；昼感之则病荣，夜感

之则病卫。荣卫经行，内外交运，而各从其昼夜也。"

这里所谓的劳伤，就是指身心疲劳过度而造成的脏腑气血损伤。劳伤的类型有很多，比如房事过度会造成劳伤，思虑过度、过饥过饱等都会造成劳伤。劳伤的一个结果就是伤及脏器，我们知道五脏是相互联系的整体，其中一个受到伤害时，其他的都会受到影响，从而使身体越来越衰弱。所以，我们做任何事情都要掌握度，以适度为原则，这也正是华佗的凡事不为过的养生思想。

华佗还认为，劳伤对人体的损害并不是孤立的，而是相互关联，相互影响的。《中藏经》指出："劳于一，一起为二，二传于三，三通于四，四干于五，五复犯一。一至于五，邪乃深藏，真气自失，使人肌肉消，神气弱，饮食减，行步艰难，及其如此，虽司命亦不能生也。"那么，如何才能知道自己是不是已经"劳伤"了呢？《中藏经》中也有论述："诊其脉，甚数、甚急、甚细、甚弱、甚微、甚涩、甚滑、甚短、甚长、甚浮、甚沉、甚紧、甚弦、甚洪、甚实，皆生于劳伤。"

脉象学比较深奥，一般人很难弄明白。其实要想辨别劳伤也并不需要这么复杂，只要觉得身体不舒服了，生病了，就表明机体受损伤了。那么，劳伤之后如何调养呢？华佗指出："调神气，慎酒色，节起居，省思虑，薄滋味者，长生之大端也。"下面就为大家具体阐释一下。

心神劳伤的调养

均衡营养	脂肪类食物不可多食，亦不可不食，因为脂类营养是大脑运转所必需的，缺乏脂类将影响思维。维生素要多吃，人类在承受巨大的工作、心理压力时，所消耗的维生素C将显著增加。补充磷脂与钙可安神，研究资料表明，钙和磷脂具有镇静和防止攻击性与破坏性行为发生的作用。
保证睡眠	睡眠应占人类生活1/3的时间，它是提高免疫力的最佳途径。
了解生理周期	每个人的生理周期不一样，了解自己的精力变化曲线，然后合理安排每项活动。
劳逸结合，张弛有度	要注意，不能一直处于高强度、快节奏的生活中。
让心宽松	人在社会中生存，难免遇到烦恼，必须应对各种挑战，重要的是通过心理调节维持心理平衡。
打盹	午后打盹半小时。

房事劳伤的调养

理论依据	精、气、神为人身三宝，其中精是基础、气是动力、神为主导，三者之间可相互转化。倘若色欲过度，会损伤肾精，精伤则气馁，气馁则神散。而精严重耗伤，神、气会无所依附，导致精、气、神俱伤而致大病。
食疗方	葱炖猪蹄：主料用猪蹄、大葱。将猪蹄2个、大葱150克清洗干净，备用，把猪蹄和大葱一同置于锅内，加入食盐适量，加水，先用旺火煮沸，加入料酒、酱油、味精，再用小火炖烂即可。 　　其他强精补肾食疗方：枸杞30克与猪肾2个同炖服，海参30克与黑芝麻60克共炖服，鲫鱼1条、桃仁30克与250克大米煮粥。

五脏的调养

理论依据	国医养生学素有"红豆补心脏，黄豆补脾脏，绿豆补肝脏，白豆补肺脏，黑豆补肾脏，五豆补五脏"之说。豆类含有丰富的赖氨酸和生物类黄酮，享有"植物肉""绿色的牛乳"等美誉，是中国人物美价廉的优质蛋白质以及钙和微量元素的最佳来源。豆类是能与动物性食物相媲美的高蛋白、低脂肪的食品。
食用方法	各取红豆、黄豆、绿豆、白豆和黑豆分别浸泡，使之发芽3天，然后，每天吃红、绿、黄、白、黑不同颜色的豆芽，既可使心、肝、脾、肺、肾五脏都得到大大的补益，又可促进铁、锌的吸收利用，是一种很好的调养劳伤的保健方法。

积劳成疾的调养

注意休息也是调理身体的必要途径	无论工作或学习有多繁重，每天都要留出一定的休息时间，最好的方法是躺下来放松肢体，或安枕大睡，往往一觉醒来，就会舒服很多。另外，听音乐、练书法、绘画、散步等也有解除生理疲劳之功效。
注意合理补充饮食	选择食用富含蛋白质、脂肪和B族维生素的食物，如豆腐、牛奶、鱼肉类等；多食水果、蔬菜，以及适量饮水都有助于消除疲劳。
适当的运动也是调理身心的好方法	尤其适用于脑力劳动者。一是要进行适量的有氧运动，如跑步、打球、打拳、骑车、爬山等；二是腹式呼吸，全身放松后深呼吸，鼓足腹部，憋一会儿再慢慢呼出；三是做健身操，使人体组织器官充满活力，延缓衰老；四是点穴按摩，通过自我点穴疗法和按摩，给体表适当刺激，激发机体抗病潜能。

　　对于因病症而引起的疲劳应停止大运动量的运动，并进行必要的治疗，如药物、按摩等，同时注意调整生活习惯。病后恢复期，运动要逐渐增加，要有适应过程。

❸ 健康锦囊

在中医学里，人们经常用"五劳七伤"来形容人身体虚弱多病。其实，"五劳七伤"包含着丰富的内容，其形成因素也包含着多个方面。在人们的日常生活中，"五劳七伤"实际上是经常被人忽略的，所以才会"积劳成疾"。

五劳：久视伤血，久卧伤气，久坐伤肉，久立伤骨，久行伤筋，是谓五劳所伤。

七伤：大饱伤脾，大怒气逆伤肝，强力举重、久坐湿地伤肾，形寒饮冷伤肺，形劳意损伤神，风雨寒暑伤形，恐惧不节伤志。

可以看出，视、卧、坐、立、行是人们日常生活中最普通的活动，这些活动对人的影响也最大，互相之间也可以相互影响，互为协调。所以，每个人在日常的生活和工作中都要注意，不论是劳身还是劳心都要有节制，不可过度，要注意劳逸结合，调节神经和身心，这样才是正确的养生之道。

造成"五劳七伤"的原因很多，有的还与食品的"五味"、节令的"四时"，甚至风向有着密切的关系。所以，中医养生学认为：在养生时，要注意酸、甜、苦、辣、咸的适量，切不可偏食；在生活起居上，要按季节的交替、冷暖，适时增减衣服，适当锻炼，顺乎自然。这些都是强身健体，预防"五劳七伤"的必要措施。欧阳修曾云："以自然之道，养自然之身。"讲的就是这个道理。

❤ 从乎天地，本乎阴阳，对治阴阳二病

❶ 大医智慧

上盛则发热，下盛则发寒。皮寒而燥者，阳不足；皮热而燥者，阴不足。皮寒而寒者，阴盛也；皮热而热者，阳盛也。发热于下，则阴中之阳邪也；发热于上，则阳中之阳邪也……阴病难治，阳病易医。诊其脉候，数在上，则阳中之阳也；数在下，则阴中之阳也。迟在上，则阳中之阴也；迟在下，则阴中之阴也。数在中，则中热；迟在中，则中寒。寒用热取，热以寒攻，逆顺之法，从乎天地，本乎阴阳也。

——《中藏经》

❷ 精彩解读

华佗认为人类的疾病可以分为两种，一种是阴性病，一种是阳性病。

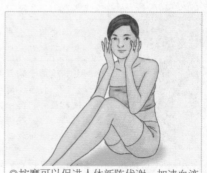

◎按摩可以促进人体新陈代谢，加速血液循环，有效祛除寒气。

阴性病与阳性病特征

阳性病的主要特征是发病快，治愈也快	这类病主要由热引起，而热气往往是通过人的上半部，如头部和脸部侵入人体，在人体中往往表现出肢体舒张、肿胀，活动迟缓，筋骨不适等症状。因此，尤其是在夏天，人们要注意头部的凉爽，并保持清醒。但在给头脑"降温"的时候，最好的方法不是"以冷制热"，而是"以热制热"。在高温季节，运动劳作后头部易出汗，这时血管扩张，如果用冷水冲洗，有可能引起颅内血管功能异常，发作时会有头发晕、眼发黑、呕吐的现象，严重的可能引起颅内大出血。夏天气温接近人体的温度，人体散热方式以蒸发为主，所以"以热制热"，用热来除热，才是比较好的养生方法。如在夏天，人的面部和躯干难免多汗，及时擦汗可促使皮肤透气，使用热毛巾擦脸擦身，才更适合。
阴性病发病慢，治愈也慢	阴性病的发生主要由寒引起，寒气主要从腿腰下部侵入人体，人在有寒邪的时候表现为肢体蜷缩、筋骨拘挛等，防治阴性病最好的方法就是驱除体内寒气，注意保暖。

驱除体内寒气的方法

泡脚法	俗话说"寒从脚下起"，脚相对于头而言属阴，阳气偏少。而且，双脚远离心脏，血液供应不足，长时间下垂，血液回流循环不畅；皮下脂肪层薄，保温性能很差，容易发冷。脚部一旦受凉，便会通过神经的反射作用，引起上呼吸道黏膜毛细血管收缩，纤毛摆动减缓，使人体的血流量减少，抗病能力下降，以致隐藏在鼻咽部的病毒、病菌乘机大量繁殖，使人感冒。因此，我们要养成临睡前用热水泡脚的习惯。具体方法如下： 先用温水浸泡（女性泡脚水要淹到小腿2/3处近三阴交穴，男性到脚踝即可），水凉再慢慢加热水，泡到脚热、微微出汗即可。
按摩法	按摩可以促进人体新陈代谢，加速血液循环，有效祛除寒气。具体方法是：每晚泡脚后，按摩脚心的涌泉穴5分钟，然后拍打两条小腿，直到微微发胀为止。
姜红茶驱寒	民间有"冬天一碗姜糖汤，祛风祛寒赛仙方""冬有生姜，不怕风霜"的说法。生姜性温，其所含的姜辣素，能刺激胃肠黏膜，使胃、肠道充血，消化液分泌增多，能有效地治疗因食用过多寒凉食物而引起的腹胀、腹痛、腹泻、呕吐等。

在五味中，生姜味辛。辛主发散，故能发汗、祛风散寒。在吃过生姜后，会有发热的感觉。这是因为它能使血管扩张，血液流动加速，促使身上的毛孔张开，从毛孔渗出的汗液不但能把多余的热带走，同时还能把病毒素、寒气一同排出体外，所以身体受了寒凉，吃些生姜能帮助及时驱寒。

姜红茶的制作方法
材料：生姜适量，红茶一茶匙，红糖或蜂蜜适量。 　　做法：将生姜磨成泥，放入预热好的茶杯里，然后把热红茶注入茶杯中，再加入红糖或蜂蜜即可，生姜、红糖、蜂蜜的用量可根据个人口味的不同进行调节。

红茶具有强化心搏、强力杀菌的作用，生姜和红茶相结合，就成了祛寒除湿的姜红茶。此外，冲泡时还可加点红糖和蜂蜜。但患有痔疮或其他忌辛辣病症的，可不放或少放姜，只喝放了红糖和蜂蜜的红茶，效果也不错。

❸ 健康锦囊

湿热体质的人一般得阴性病的概率比较大，这类人主要表现为：面部易长痘，面色发黄、发暗、油腻。舌红苔黄，牙齿比较黄，牙龈比较红，口唇也比较红。湿热体质者的大便异味大、臭秽难闻，小便经常呈深黄色，异味也大。湿热体质的女性带下色黄，外阴异味大，经常瘙痒。

湿热体质者四方面调养法

饮食调养：少吃甜食，口味清淡	湿热体质者要少吃甜食和辛辣刺激的食物，少喝酒。比较适合湿热体质的食物有绿豆、苦瓜、丝瓜、菜瓜、芹菜、荠菜、芥蓝、竹笋、紫菜、海带、四季豆、赤小豆、薏米、西瓜、兔肉、鸭肉、田螺等；不宜食用麦冬、燕窝、银耳、阿胶、蜂蜜、麦芽糖等滋补食物。
家居环境：避免湿热环境	尽量避免在炎热潮湿的环境中长期工作和居住。湿热体质的人皮肤特别容易感染，最好穿天然纤维，比如棉、麻、丝绸等质地的衣物。不要穿紧身的衣服。
药物调养：适当喝凉茶	可以喝凉茶，但也不能喝得过多，也可以吃些车前草、淡竹叶、溪黄草、木棉花等，但这些中药一般来说不是很平和，不能久吃。
经络调养：肝俞、胃俞、三阴交	湿热明显时首选在膀胱经刮痧、拔罐、走罐，可以改善尿黄、烦躁、失眠、颈肩背疲劳酸痛等症状。

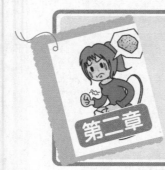

张仲景：察"颜"观色，百病防为先

第二章

◎张仲景在《黄帝内经》保养元气、预防疾病的理论指导下，利用药疗、食疗、体疗、针疗等方法来扶正黜邪，促进康复，对中医养生学的发展起到了重要的指导作用。

❤ 无病先防，张仲景教你察"颜"观色识百病

❶ 大医智慧

寸口脉微而涩，微者卫气衰，涩者荣气不足。卫气衰，面色黄；荣气不足，面色青。荣为根，卫为叶。荣卫俱微，则根叶枯槁，而寒栗、咳逆、唾腥、吐涎沫也。

阳明中风，脉弦浮大而短气，腹都满，胁下及心痛，久按之气不通，鼻干不得汗，嗜卧，一身及面目悉黄，小便难，有潮热，时时哕，耳前后肿，刺之小瘥。

——《伤寒论》

❷ 精彩解读

有位叫王仲宣的诗人，与张仲景有较深的交往。张仲景与他接触几次后，发现他身上潜伏着一种名叫"疠疾"（麻风病）的病，张仲景便对他说："你身上有一种病，得早点医治，要不然到40岁时会脱眉毛，脱眉至半年，将会有生命危险。我劝你还是先服五石汤。"当时王仲宣才二十

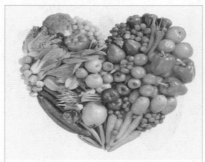

◎食疗又称食治，即利用食物来影响机体各方面的功能，使其获得健康或愈疾防病的一种方法。

几岁，而患"疠疾"在那时是非常危险的，也被认为是很丢脸的事。所以张仲景不说出病名，只说出症状。王仲宣听懂了他的意思，却没有在意。不久二人再次相见，张仲景问王仲宣："你服过五石汤了吗？"王仲宣有些反感地说："服过了。"张仲景仔细观察了他的气色说："不像，看你的气色，肯定没有服过。为什么你不听从医生的劝告，而轻视自己的生命呢？我劝你还是赶快服些吧，不然就麻烦了！"可王仲宣还是不信。果

然20年后，王仲宣开始脱眉，脱眉到第187天，便不治身亡。

张仲景料事如神，对疾病的判断如此准确、神奇，让我们由衷地赞叹。但是，张仲景又是怎样判断这一切的呢？

张仲景在《伤寒论》中提出用望色、闻声、问症、切脉等4种方法来分析病人所患的是哪种疾病，以阴、阳、表、里、寒、热、虚、实8个层面来判断病症的性质和发生的原因。

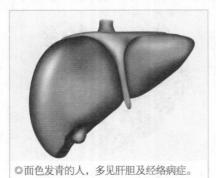

◎面色发青的人，多见肝胆及经络病症。

眉毛可以预示疾病

眉毛能反映五脏六腑的盛衰

眉毛属于足太阳膀胱经，其盛衰反映了足太阳经的血气。眉毛长粗、浓密、润泽，反映了足太阳经血气旺盛；眉毛稀短、细淡、脱落，则是足太阳经血气不足的象征。眉又与肾对应，为"肾之外候"，眉毛浓密，则说明肾气充沛，身强力壮；眉毛稀淡恶少，则说明肾气虚亏，体弱多病。

眉毛稀疏与脱落

我们经常会看到一些老年人的眉毛非常稀疏甚至几乎没有，这就是气血不足、肾气虚弱的表现；有的老人眉毛比较浓密，这样的老人一般身体也比较硬朗。如果年轻人眉毛过早地脱落，说明气血早衰，是很多病症的反映，其中最为严重的要算麻风病了。瘤型麻风病的先兆就是眉毛脱落，开始是双眉呈对称型稀疏，最后全部脱落。

看面色知病变

面色苍白	面色苍白是血气不足的表现。一般情况下，面色淡白多是气虚的表现，如果淡白的脸上缺乏光泽，或者是黄白如鸡皮一样，则是血虚的症状。另外，体内有寒、手脚冰凉的人也会面色苍白，这是阳虚在作怪，这样的人需要多运动，运动生阳，对改善阳虚很有效果。热水泡脚和按摩脚底的涌泉穴效果也不错，饮食上宜多食用红枣、红糖等。
面色发青	肝在五行当中属木，为青色。面色发青的人，多见肝胆及经络病症，多是阴寒内盛或是血行不畅。天气寒冷的时候，人的脸色会发青，这是生理反应，只要注意保暖就可以了。如果没有处在寒冷的环境中，脸色还是发青，就是肝肾的病了，经常喝酒的人常会脸色发青。
脸色土黄	脸色土黄的人一般有懒动、偏食、大便不调等症状，这时应注意健益脾胃，而捏脊可以督一身之气、调理脏腑、疏通经络，对于改善脾胃功能有很好的效果。

续表

从舌头辨疾病	中医诊病特别重视舌头，认为舌头为心之苗，人体五脏六腑的变化都会在舌头上呈现出来。 舌尖为心、肺的反映区。当一个人上火或咽喉疼痛时，舌尖往往会发红，如果病情比较严重，舌尖就容易溃疡。 舌头的两边是肝胆的区域，如果两边发红，甚至发紫、溃疡，说明此人肝火旺盛，近来脾气比较大。 舌的中间反映脾胃，如果舌头中间有裂纹，说明脾胃虚。 舌根为肾，如果一个人的肾阳气不足，舌根就会发白，这样的人容易出现手脚冰凉，而如果一个人的手脚爱出汗，尿黄，腰酸，舌根就会发红。 幼儿如果舌苔白厚，往往是饮食不节或消化不良的征兆。此时可给孩子服用小儿化食丸、小儿启脾丸、藿香正气丸等中成药进行开胃。 中老年人，尤其是体形肥胖者，如舌根部发麻，食指、中指发木，这多为中风的先兆，由脑缺血引起。遇到这种情况，应尽快带老人去医院就诊。 患有高血压或痔疮的病人，若出现黄而干燥的舌苔，伴有大便秘结不通。这时应服用一些泻药，如麻仁润肠丸，也可用番泻叶泡水代茶，使大便保持通畅。
从鼻子辨疾病	鼻子位于面部正中，根部主心肺，周围候六腑，下部应生殖。所以，鼻子及四周的皮肤色泽最能反映五脏六腑的疾病。 鼻子在预报脾胃疾病方面尤其准确。病人出现恶心、呕吐或者腹泻之前，鼻子上会冒汗或者鼻尖颜色有所改变，一些容易晕车的人感觉会比较明显。 鼻梁高处外侧长有痣或者痦子，说明胆先天不足，这是因为鼻梁是胆的反射区，如果这些部位出现了红血丝，或者年轻人长了青春痘，再加上早上起来嘴里有苦的话，多半就是胆囊有轻微的炎症了。 鼻子的色泽十分鲜明，这说明脾胃虚虚、失于运化、津液凝滞。就是说，患者的脾胃消化功能不好，水汽滞留在胸膈，导致四肢关节疼痛。 鼻头发青，而且通常伴有腹痛，这就是因为肝气疏泄太过，横逆冲犯脾胃，影响了脾胃的消化功能。应服用一些泻肝胆和补脾胃的药。 鼻尖微微发黑，这说明身体里有水气，是"肾水反侮脾土"的表现。本来应该是土克水，结果（肾）水反过来压制住了（脾）土，水气肆虐，以致肾的脏色出现在脸上。 鼻子发黄，这说明胸内有寒气，脾的脏色出现在了脸上。这样的人体内中阳不足，脾胃失于运化，吃下去的冷食或者凉性食物积聚在脾胃，这些寒气上升又影响到了胸阳，所以寒气就滞留在脏腑中。如果鼻子发黄，但光泽明润，那就不用担心了，这是即将康复的好兆头。

续表

从印堂可以辨疾病		两眉之间的部位叫印堂，又称"阙中"，在疾病的诊断和治疗上也特别有价值。 我们看电视的时候经常看到有算命先生说"你印堂发黑，近日必有大祸"，就是指的这个地方。民间也认为印堂发黑是不好的征兆。中医学有"阙上者，咽喉也；阙中者，肺也"之说，印堂可以反映肺部和咽喉疾病。肺气不足的病人，印堂部位呈现白色；而气血郁滞的人，则呈青紫色。
从耳朵可以看出心脏	是否有问题	人体有病时，耳朵就会有反应。耳朵的形态、色泽和纹路的变化都能反映人体的健康状况。 冠心病：我们在这里只说一点，就是"冠脉沟"。冠脉沟是耳垂上的一条纹路，是判断冠心病的有效指标。如果谁的耳垂上出现了这条纹路，就说明有患冠心病的可能，纹路越清晰说明问题越严重。

口中有异味也是疾病的先兆

辩证	在中医看来，口内的津液与心、肝、脾、肺、肾等脏器是相通的，口中出现异味往往是内部脏腑出了问题。
口中发苦	是火热之邪内侵的表现，尤其是肝胆火旺、胆气上逆。热证患者除口苦外，还会有口干舌燥、苔黄、喜冷饮、尿少色深、大便干燥等症状。此时，可选用黄连上清丸或牛黄上清丸等清火药物，但身体虚弱者慎用。
口中发酸	西医认为是胃酸分泌过多导致的，常见于胃炎、十二指肠溃疡等症。中医则认为口中发酸的病根在于肝胃不和、肝胃郁热，致使肝液上溢、胃酸过多。如果只是偶尔感到口酸，多是吃了不容易消化的食物或饮食过量，不用担心。如果经常口酸，并且伴有舌苔厚腻、打嗝时有腐臭味等症状，多是脾胃虚弱，可以服用一些保济丸或山楂丸。如果病人的口酸与胃酸上泛有关，同时还有舌头发红、胁肋疼痛等症状，多半是肝胃不和，这时就要以泻火、和胃为主。
口臭	可能由胃火引起。胃腑积热，胃肠功能紊乱，消化不良，胃肠出血，便秘等引起口气上攻及风火或湿热，口臭也就发生了。我们知道火分虚实，口臭多为实火，由胃热引起。胃热引起的口臭，舌质一般是红的，舌苔发黄，这时只要喝用萝卜煮的水，消食化积，口臭很快就会消除了。胃热引起的口臭多是偶尔发生，如果经常胃热，消化不良的人，治疗时最好的办法就是敲胃经，一直敲到小便的颜色恢复淡黄清澈为止。但是，随着人们生活方式的改变，由胃热引起的口臭已经很少，最常见的口臭还是胃寒引起的，这类人多是舌苔普遍发白，口臭时有时无，反复发作。那么对于这类由胃寒引起的口臭，平时就要多喝生姜水，如果怕麻烦，也可以将姜切成薄片，取一片含在嘴里。

续表

口中经常发甜	往往是脾胃有问题，多为脾胃湿热、热蒸上溢的外兆；少数为脾虚，虚火迫脾津上溢，久之会发展为糖尿病。现代医学也证明了口甜是糖尿病患者和消化系统功能紊乱的信号。糖尿病患者口中发甜是因为血液中含糖量增高，唾液中的糖分随之增高。消化系统功能紊乱可引起各种消化酶分泌异常，当唾液中淀粉酶含量增高时就会出现口甜。
其他表现	还有的人经常会觉得口中淡而无味，食欲不振，这多是脾胃的问题。如果伴有胃部胀满、大便稀薄、脉细等症状，则多半是脾胃虚弱，治疗上应以健脾、和胃为主。如果伴有疲乏无力、大便稀软、舌苔厚腻等症状，并且不喜欢喝水，则多半是脾胃有湿，治疗上应以燥湿、和胃为主。

❸ 健康锦囊

事实上，辨别疾病的方法还有很多。比如，《素问·宣明五气论》在论五脏化液时提到"脾为涎，肾为唾"。由于涎出于口，口为脾窍，故脾主涎，涎为脾液。张景岳曰"唾出于舌下，足少阴肾脉循喉咙，挟舌本也"，故肾主唾，唾为肾液，可见人们泛称的唾液包括涎和唾，属脾、肾所主。然而"脾气通于口""口为脾之官"，高士宗论五脏化液时说："化液者，水谷入口，津液各走其道，五液受水谷之精，淖注于外窍而化为五液也。"可见脾对唾液的作用是主要的，较为直接的。

唾多而且黏稠，口中还伴有苦味，往往说明是脾热，这时候一定不要吃辛辣的食物，牛羊肉也尽量少吃，但可以吃一些清脾热的药物，如栀子和连翘等。口水多，且伴有咸味的话，可能是肾虚的征兆。

小孩子一般特别爱流口水，大一点不流了还是没有什么问题的，但是七八岁了还在流口水，这就说明孩子脾虚。因为脾是主肉的，脾虚，所以嘴角不紧，不能抑制口水外流。

口水多了不行，但少了也不行，如果嘴里总是干干的，这就说明津液不足，是内燥的表现。这个时候就要注意多喝水，多吃酸味的食物，以及多吃水果，苹果、梨子、葡萄等都是不错的选择，只要含水分多就可以了。

绝大多数疾病不会突然发生，在来之前都有征兆，为此，我们每一个人都要以积极的心态关注有关健康的信息，及时掌握相关的知识，使之成为帮助自身和他人的武器。切不能麻痹大意，一些人身体早就出了问题，还浑然不觉，等到疾病暴发时常常追悔莫及。

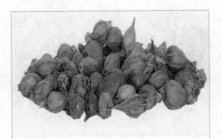

◎脾热者可以吃一些清脾热的药物，如栀子和连翘等。

蜜煎导，通大便，从此便秘不再来

❶ 大医智慧

阳明病，自汗出，若发汗，小便自利者，此为津液内竭，虽硬不可攻之，当须自欲大便，宜蜜煎导而通之。若土瓜根及与大猪胆汁，皆可为导……蜜七合一味，内铜器中微火煎之，稍凝似饴状，搅之勿令焦著，欲可丸，并手捻作挺，令头锐，大如指，长二寸许，当热时急作，冷则硬。以内谷道中，以手急抱，欲大便时乃去之。

——《伤寒论》

❷ 精彩解读

如今，便秘困扰着很多人，虽说病不是很大，却给生活带来了不便。于是，很多人想方设法治愈便秘，但结果却不是那么令人满意。

多数慢性便秘患者仅表现为排便困难，粪便干结，数天甚至1周才排

便1次，排便时可有左腹痉挛性疼痛与下坠感，部分病人诉口苦、食欲减退、腹胀、下腹不适、排气多或有头晕、头痛、疲乏等神经官能症状，但一般都不重。急性者则在原有规律性的排便习惯下，无特别的原因，于短期内发生便秘，尤其中老年人应特别注意直肠和结肠的癌肿。伴有剧烈腹痛、呕吐或便血者，则应考虑急性肠道阻塞引起的便秘。张仲景根据便秘的不同特征，分别描述为大便难、大便硬、不易大便、大便初硬后溏、谷气不行等，在《金匮要略》和《伤寒论》中有60余处关于便秘的论述，治法也是多种多样。下面我们就一起看看这则例子：

有位病人大便干结，排不出，吃不下饭，很虚弱，便去求助于张仲景。张仲景仔细做了检查，确认是高热引起的一种便秘症。当时碰到便秘，一般是让病人服用泻火的药。但

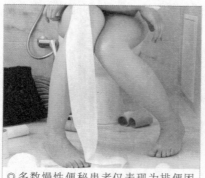

◎多数慢性便秘患者仅表现为排便困难，粪便干结，数天甚至1周才排便1次。

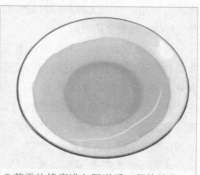

◎煎干的蜂蜜进入肠道后，很快溶化，干结的大便被溶开，一会儿就排了出来。

张仲景却没有用药，而是把蜂蜜煎干捏成细细的长条，慢慢地塞进病人的肛门。煎干的蜂蜜进入肠道后，很快溶化，干结的大便被溶开，一会儿就排了出来。大便畅通，热邪排出体外，病人的病情立刻有了好转。

便秘的形成有多种原因，比如心情抑郁、饮食不当、压力太大，等等。我们一定要找到便秘产生的原因，然后对症治疗。

张仲景治疗便秘的方法

按摩腹部	每天晚上入睡前，平躺在床上，把双手搓热后，以肚脐为中心，按摩腹部，包括两侧的小腹部，每天300次以上。每次按摩完之后，身上都会热乎乎的，有种全身通透的感觉，这就是气血活络的表现。按摩腹部还可以增加肠胃蠕动，达到消除便秘的目的。
养成每天排便的习惯	不管能不能排出来，养成每天蹲厕所的习惯，让肠道也有自己的"生物钟"；而且排便的时候，要专心，不要三心二意，不专心和有了便意坚持不去厕所一样有害。中医认为，用心排便，紧闭口齿，不讲话，可使精气不随大小便而外泄，有补肾健齿的作用。
吞咽唾液	吞咽唾液是治疗便秘的有效方法。这是因为有的人便秘是因为上火、肺火旺盛、热耗津液，而大肠与肺相表里，缺少津液滋润的大肠就像缺少润滑油的传送带，传导功能失常，也就产生了便秘，这时候吞咽唾液就像给大肠上了润滑油，使大便能顺畅地滑出肠道。还有的人是因为体质虚、肝肾不足、血虚津亏、传导力不足导致便秘，这种情况下，吞咽唾液可以补充津液，增强排便动力，缓解便秘。
饮食调理	饮食法治便秘就要多喝水，多吃水果。但是吃水果的时候要注意以下几点：生香蕉很涩，含有鞣酸，有很强的收敛作用，会造成便秘；苹果也有一定的收缩作用，带皮吃苹果才能帮助通便，猕猴桃、梨能起到润滑肠道的作用。 另外，每天早晚喝一杯蜂蜜水可以起到润肠通便的作用，而且还有保健效果。
防治痔疮	痔疮与便秘：痔疮多伴随着便秘而发生。痔疮最主要的症状是便血和痔核脱出，大便时反复多次的出血，会使体内丢失大量的铁，引起缺铁性贫血。而用脚尖走路可以减轻痔疮的困扰，让身体进入健康的"良性轨道"。 治疗：具体做法如下：走路时，双脚后跟抬起，只用双脚尖走路。在家中，早、晚两次，每次各走100米左右。长期坚持下去有利于提肛收气，又能让肛门静脉瘀血难以形成痔疮。 另外，冷敷也是个不错的方法。具体操作方法是：每天大便后，用毛巾或手指，蘸冷水敷或清洗肛门。因为冷水洗不但能清洁肛门，还能使肛门收缩，防止由于大便引起的肛门发胀和下垂。只要坚持这种简单的方法，就能不得痔疮，得了痔疮的人坚持使用这个方法也能减轻痛苦。

❸ 健康锦囊

经常性便秘可导致肛结直肠并发症。长期的便秘可使因肠道细菌发酵而产生的致癌物质刺激肠黏膜上皮细胞，导致异形增生，易诱发癌变。便秘容易引起的肛周疾病如直肠炎、肛裂、痔等。便秘，排便困难、粪便干燥，可直接引起或加重肛门直肠疾患。

中医认为，便秘主要由燥热内结、气机郁滞、津液不足和脾肾虚寒所引起，不同的病因自然需要不同的治法。

便秘主要原因

燥热内结	中医认为过食辛辣厚味，过服温补之品等可致阳盛灼阴；热病之后，余热留恋肠胃，耗伤津液；或湿热下注大肠，使肠道燥热，伤津而便秘，这种便秘又被称为热秘。
气机郁滞	情志不舒、忧愁思虑、久坐少动、久病卧床等引起气机郁滞，致使大肠传导失职、糟粕内停，而成秘结，即所谓"气内滞而物不行"。粪便不结燥，但排出困难是此型的特点，所以又称之为气秘。
脾肾虚寒	年高久病，肾阳虚损，阳气不运则阴邪凝结；或素有脾阳不足，又受寒冷攻伐，而致脾肾阳衰，寒凝气滞，肠道传送无力，大便艰难，被称为冷秘。
津液不足	久病、产后、老年体衰、气血两虚；脾胃内伤、饮水量少，化源不足，病中过于发汗、泻下伤阴等。气虚则大肠转送无力，血虚津亏则大肠滋润失养，使肠道干槁，便行艰涩，所以称之为虚秘。

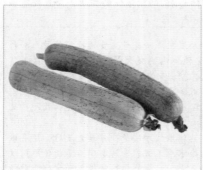

◎凉性食物如梨、柚子、丝瓜、黄瓜、芹菜、白菜、苹果等。

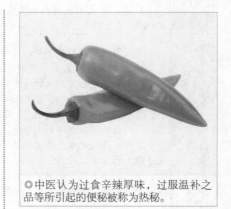

◎中医认为过食辛辣厚味，过服温补之品等所引起的便秘被称为热秘。

食物有四气五味，吃不好就会导致疾病

① 大医智慧

凡饮食滋味，以养于生，食之有妨，反能为害，自非服药炼液，焉能不饮食乎？……所食之味，有与病相宜，有与身为害，若得宜则益体，害则成疾，以此致危，例皆难疗。……肝病禁辛，心病禁咸，脾病禁酸，肺病禁苦，肾病禁甘。春不食肝，夏不食心，秋不食肺，冬不食肾，四季不食脾。辩曰：春不食肝者，为肝气王，脾气败，若食肝，则又补肝，脾气败尤甚，不可救，又肝王之时，不可以死气入肝，恐伤魂也，若非王时即虚，以肝补之佳，余脏准此。

——《金匮要略》

② 精彩解读

作为医圣，张仲景对食物的偏性极有研究，他在《金匮要略》中指出"所食之味，有与病相宜，有与身为害。若得宜则益体，害则成疾"。食物有寒、热、温、凉四性，辛、甘、酸、苦、咸五味，人食五味来调养身体，但如果使用不当，不但对人不利，反而有害。也就是说，饮食中的五味，吃好了对病情治疗很有益，吃不好则对人体有害，导致疾病的发生。所以我们要知道食物禁忌的道理，根据病症摄取食物，这样才能达到好的效果。

凉性食物有梨、柚子、丝瓜、黄瓜、芹菜、白菜、苹果等，寒性食物有莲藕、海带、鸭血、菠菜等。大寒性的食物，也就是比寒性性质更加寒凉的食物就不多了，如西瓜、香蕉等。寒性食物与大寒性食物最好加热后再食用，以免伤脾阳、损正气。不到万不得已，少吃为妙。

羊肉、狗肉、辣椒、生姜、茴香等热性或温性食物，有温中、散寒、补阳、暖胃之功，阳虚畏寒的人食之为宜，热病及阴虚火旺的人就应忌食。

此外，食性还要与四时气候相适应，寒凉季节要少吃寒凉性食品，炎热季节要少吃温热性食物，饮食宜忌要随四季气候变化而变化。

食物除辛、甘、酸、苦、咸五味外，还有淡味、涩味，但习惯上把淡附于甘味，把涩附于咸味。

辛味能行气，通血脉。胃痛、腹痛、痛经患者，可以吃些辣椒、茴香、桂皮等有行气、散寒、止痛作用

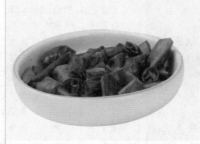

◎辛味能行气，通血脉。胃痛、腹痛、痛经患者，可以吃些辣椒、茴香、桂皮等。

的食物；外感风寒的人可以吃些有辛辣味的生姜、葱白等食品；风寒湿痹患者则宜饮用白酒或药酒，以辛散风寒、温通血脉。辛味食物包括葱、蒜、韭菜、生姜、酒、辣椒、花椒、胡椒、桂皮、八角、小茴香等。

甘味有补益强壮的作用，气虚、血虚、阴虚、阳虚以及五脏虚羸的人比较适宜食用。甘还能消除肌肉紧张和解毒，但甜食不能摄入过多，否则易发胖。

酸味能增进食欲、健脾开胃、增强肝脏功能，提高钙、磷的吸收率。久泄、久痢、久咳、久喘、多汗、虚

汗、尿频、遗精、滑精等患者宜食用。

苦味具有清泄、燥湿的功能，适宜热证、湿证病人食用。比如苦瓜味苦性寒，用苦瓜佐餐，能达到清热、明目、解毒、泻火的效果，适宜热病烦渴、中暑、目赤、患疮疡及疖肿的患者。茶叶苦甘而凉，能够清利头目、除烦止渴、消食化痰。

咸味能软坚散结、润下，对结核、便秘患者比较适宜，而味咸的食物，多为海产品和肉类。如海蜇味咸，可清热、化痰、消积、润肠，对痰热咳嗽、痰核、痞积胀满、小儿积

四季饮食原则

春季饮食	春天，天气逐渐变暖，气候温和，人体阳气开始升发，新陈代谢逐渐旺盛起来，这时候要多用辛甘食品，以助阳气，利于代谢。具体来说，在主食的选择上要以味甘性凉的小麦加工成各种面食为主，再配用一些米粥，这样可防阳气太过。副食主要选用辛甘之品，如葱、香菜、韭菜、胡萝卜、花生、圆白菜、鸡肉、猪肉等。
夏季饮食	夏天热，阳气都生发到了体表，体内没有多余的气血来消化、吸收食物，所以这时要少吃，而且在食物的选择上要选用性味寒凉、甘酸、清润之品，可清热祛暑；甘酸又可化阴而保护阴气，切忌辛辣之品，免伤阳气。主食用甘寒性味的小米，配用面食、稀粥，常加些绿豆；副食主选甘酸清润之品，如青菜、西红柿、冬瓜、丝瓜之类，以及鸡蛋、鸭肉、牛肉等。夏天的时候常吃大蒜、生姜，可防止伤脾胃之阳。
秋季饮食	主食、副食均用甘润之品，主食以大米、糯米等谷物为主，配以面食、白薯等，稀粥中常放些芝麻、核桃仁。副食除各种蔬菜外，要多吃各种水果，肉类食品用些猪肉、兔肉、河鱼等。秋季气候凉燥，多吃甘润之品可生津润燥。忌辛辣（生葱、辣椒之类），少用苦瓜、黄瓜等苦寒、甘寒与发散之品。烹调味道以清淡为主。
冬季饮食	主食用甘温性味之品，如玉米、高粱米、面食，搭配些米面，稀粥中放些芸豆、赤小豆。副食应选用具有滋阳或潜阳、理气功效的蔬菜（大白菜、青萝卜、白萝卜、豆芽菜、木耳等），肉类应选甘温助阳之品（羊肉、狗肉、鸡肉等），可以温补阳气，又避免化火而阴阳失调。烹制的食品，味道应五味相配，略浓些，禁忌偏食或多食。

滞、大便燥结者最为适宜。海带味咸，有软坚化痰的功效。猪肉味咸，滋阴润燥，适宜热病津伤、燥咳、便秘的人食用。

除此之外，张仲景还认为，在不同的季节，饮食也要随之发生改变，这样才能达到养生的效果。具体来说，当遵循以下原则（见左页四季饮食原则）。

❸ 健康锦囊

想要宝宝的夫妻尤其需要注意饮食，因为有些食物会杀死精子，或影响精子质量，导致生育出来的宝宝智力低下。因此，如果计划要宝宝，就要警惕以下食物。

备孕期应警惕的食物

烧烤和油炸食物	专家指出，烧烤和油炸的淀粉类食物中含有致癌毒物丙烯酰胺，可导致男性少精、弱精。此外，重金属镉、农药残留均会产生毒性。 有研究发现，少精症、弱精症患者的精子减少，活力下降，与锌这种微量元素的缺乏有关系。因此，多吃牡蛎、虾皮、动物肝脏、紫菜、芝麻、花生、豆类等富含锌的食物，可以保证"精"力充沛。
咖啡	咖啡之所以具有提神醒脑的作用，是因为它所含的咖啡因刺激了人的交感神经。交感神经掌控人体紧张状态时的生理需要，它受到刺激，人就会精神振奋，活力倍增。而副交感神经保持身体在安静状态下的生理平衡，它与交感神经属于表与里的关系。当交感神经活动频繁时，相对较弱的副交感神经就会受到压抑，临床表现为性欲的减退。
啤酒	如果已经患了肾脏方面的疾病，又无限制地大量喝啤酒，会使尿酸沉积，导致肾小管阻塞，造成肾脏衰竭。
猪腰	很多人喜欢吃动物内脏，尤其是吃烧烤时，"腰子"更是很多男性的最爱。但专家警告：吃内脏补身，当心重金属"镉"损精不育。
豆腐	爱吃豆腐等大豆制品的男性要当心了。美国哈佛大学公共卫生学院的一项研究再一次表明，如果过多食用大豆制品，会让男性的精子数量明显下降。因此，适量吃大豆制品，是避免男性出现健康隐患的好方法。所谓"适量"，是指一周吃3次以下，每次100克左右。
奶茶	目前市面上的珍珠奶茶多是用奶精、色素、香精和木薯粉（指奶茶中的珍珠）及自来水制成。而奶精的主要成分氢化植物油是一种反式脂肪酸，反式脂肪酸会抑制男性激素的分泌，对精子的活跃性产生负面影响。

第三章

皇甫谧：命要活得长，全靠经络养

◎皇甫谧，幼名静，字士安，自号玄晏先生。安定朝那（今甘肃灵台县）人。生于东汉建安二十年（215年），卒于西晋太康三年（282年），享年68岁。

❤ 决死生，处百病，调虚实，皆可从经络中求

❶ 大医智慧

雷公问曰：禁脉之言，凡刺之理，经脉为始，愿闻其道。黄帝答曰：经脉者，所以决死生，处百病，调虚实，不可不通也。

——《针灸甲乙经》

❷ 精彩解读

针灸是一种中国特有的治疗疾病的手段。它是一种"内病外治"的医术，是通过经络、腧穴的传导作用，以及应用一定的操作法，来治疗全身疾病。在临床上会先按中医的诊疗方法诊断出病因，找出疾病的关键，辨别疾病的性质，确定病变属于哪一经脉，哪一脏腑，辨明它是属于表里、寒热、虚实中哪一类型，做出诊断，然后再进行相应的配穴处方，进行治疗。针灸以通经脉，调气血为手段，使阴阳归于相对平衡，使脏腑功能趋于调和，从而达到防治疾病的目的。针灸疗法是祖国医学遗产的一部分，也是我国特有的一种民族医疗方法。

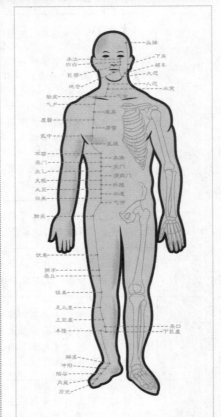

◎经络，中医中指人体内气血运行通路的主干和分支。

针灸疗法最早见于《黄帝内经》一书。《黄帝内经》说："藏寒生满病，其治宜灸"，便是指针灸术，其中详细描述了九针的形制，并大量记述了针灸的理论与技术。两千多年来针灸疗法一直在中国流行，并传播到了世界。而针灸的出现，则更早。

远古时期，人们偶然被一些尖硬物体，如石头、荆棘等碰撞了身体表面的某个部位，会出现意想不到的疼痛被缓解的现象。古人开始有意识地用一些尖利的石块来刺身体的某些部位或人为地刺破身体使之出血，以减轻疼痛。古书上曾多次提到针刺的原始工具是石针，称为砭石。

针灸学是皇甫谧对于中医学的重要贡献之一，而针灸就是以这种方式刺激体表穴位，并通过全身经络的传导，来调整气血和脏腑的功能，从而达到扶正祛邪、治病保健的目的。换句话说就是，调经络可以强身健体、防病治病。

经络养生原则

经络决生死	"决生死"就是说经脉的功能正常与否，决定了人的生与死。《灵枢·海论》说："夫十二经脉者，内属于脏腑，外络于肢节。"《灵枢·本藏》说："经脉者，所以行血气而营阴阳，濡筋骨，利关节者也。"这些都非常清楚地说明了经络在人的生命活动中所起的重要作用。人之所以成为一个有机的整体，是由于经脉纵横交错，出入表里，贯通上下，内接五脏六腑，外至肌肉皮肤。若没有经络的这种沟通和联系，人体的各组织、器官又靠什么濡养呢？人体气血，贵乎流通，才能使脏腑相通，阴阳交贯，内外相通。倘若气血不流通，脏腑之间的各种联系就会发生障碍，致使疾病发生，严重者可导致死亡。
经络处百病	"处百病"是说经脉之气运行正常对于疾病的治疗与康复所起的重要作用。医学家喻嘉言说"凡治病不明脏腑经络，开口动手便错"，《灵枢·九针十二原》里说"通其经脉，调其血气"，这些都高度概括地说明了疾病的治疗、病体的康复，都必须从经络入手。众所周知，疼痛是人们患病后最常见的症状之一。究其原因，中医认为是"痛则不通，通则不痛"。只有经脉畅通，才能运行气血；只有气血周流，病人才能得到治疗，以至康复。
经络调虚实	"调虚实"，调是调整，虚实是指症候，不是虚证，就是实证，人们患病后常常用虚实来概括症候的性质。中医学认为"邪气盛则实，精气夺则虚"。实证，就是病邪盛而正气未虚，正邪斗争激烈所表现的症候；虚证，就是正气虚衰，机能减退，抵抗力低下所表现的症候。《灵枢·刺节真邪篇》里说"泻其有余，补其不足"，有余是指实证，不足是指虚证。对实证要用泻法，如胃痉挛，针刺病人足三里穴，可使胃弛缓；对虚证要用补法，如胃弛缓的，针刺病人足三里穴，可使其收缩加强。当然，由于虚实证不同，尽管都针刺足三里穴，但采用的手法不一样，一个用泻法，另一个用补法。这个例子说明，经络有调整虚实的功能。

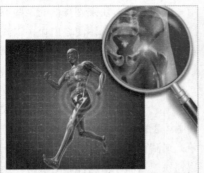

◎如果手足长期接触寒气，经络严重堵塞的话，就会得腱鞘炎、关节炎等病。

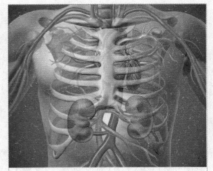

◎肾脏阳气不足，会导致肢体冷凉，手脚发红或发白，甚至出现疼痛的感觉。

经络对于人体健康的作用，其实在《黄帝内经》中就有了系统的记载。经络，就像是错综复杂的网络，虽然我们看不见摸不着，但它可以决生死，处百病，调虚实。

经络的作用不仅是治已经发生的疾病，更重要的是可以治"未病"，也就是养生保健。在身体将要发病或者刚刚发病，还没有引起注意时，往往可以从穴位和经脉上反映出来一些初期症状。这时刺激经络，身体的各种自我调整系统就能够被激发，激发后就能自我恢复平衡。总之，保持经络的畅通是非常必要的，这是一条重要的养生原则，要时时刻刻使自己的经络之气畅通。

❷ 健康锦囊

一到冬天，很多人容易手脚冰凉，需要戴很厚的手套、穿最厚的棉鞋才能稍稍缓解寒冷，这大多是经络运行不畅造成的。

我们知道，经络的根在脏腑，而末梢在指趾，所以天地的寒气会从手足进入我们的身体。但是，经络气血在体内的正常流通是需要恒定的温度的，中医认为寒则凝，就是说，寒气会让经络气血流通不畅。如患感冒、头痛等病的人往往经络轻度堵塞；而得腱鞘炎、关节炎等疾病的患者，往往经络堵塞严重。

在医院骨科，很多得了腱鞘炎、手足关节肿痛的患者，就是由于患者平时不注意手的保暖，经常大冬天接触冷水，寒气长时间郁闭经络造成的。寒气一般都是从手、足、口进入人体的，比如经常吃生冷的食物，大冬天经常用冷水洗东西，平时爱打赤脚。这些生活上不注意的小细节会让寒气有机可乘，侵犯人体经络而致人生病。

所以，要注意手足的保暖，炎热的夏天不要长时间待在空调屋里，冬天要注意戴手套，杜绝寒凉的食物，平时要用热水泡脚。"严防死守"这些寒气入侵的门户，帮助我们保持经络的畅通无阻。

手脚冰凉四大原因

循环障碍	1. 心脏衰弱，无法将血液供应到身体末梢部位。 2. 贫血：循环血量不足或血红素和红细胞偏低。 3. 人体血管痉挛收缩，血液回流能力就会减弱，使得手脚特别是指尖部分血液循环不畅，也就是人们常说的"末梢循环不良"。
阳气不足	中医认为，手脚冰凉是一种"痹证"，所谓"痹"即是不通，受到天气转凉或身体受凉等因素的影响，致使肝脉受寒。 肝脏的造血功能受到影响，导致肾脏阳气不足，肢体冷凉，手脚发红或发白，甚至出现疼痛的感觉。
激素变化	在有手脚发凉症状的人群中，女性占绝大多数。这往往是由于激素变化影响神经系统，导致皮下血管收缩和血液流量减少，从而引发寒症。
疾病因素	雷诺病和雷诺现象、多发性大动脉炎等疾病容易引起手脚冰凉，多发生于青年女性。血栓闭塞性脉管炎则多发生于中年男性。

♥ 谨候其时，病可与期——皇甫谧细说经络与时令

❶ 大医智慧

岁有十二月，日有十二辰，子午为经，卯酉为纬。天一面七宿，周天四七二十八宿，房昴为纬，张虚为经。是故房至毕为阳，昴至心为阴。阳主昼，阴主夜。……病在于阳分，必先候其气之加在于阳分而刺之；病在于阴分，必先候其气之加在于阴分而刺之。谨候其时，病可与期；失时反候，百病不除。

——《针灸甲乙经》

❷ 精彩解读

皇甫谧说人体有很多条经络，每条经络又有各自的名称和功能，而且每条经络都有它当令的时间，也就是值班时间，如果我们能很好地掌握这一点，对保健与治病是很有帮助的。

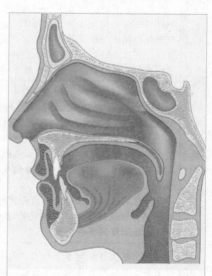

◎胆经主治头侧、目、耳、咽喉病，神志病，热病及经脉循行部位的其他病证。

经络养生注意事项

胆经	胆经是足少阳胆经的简称，是人体十二经脉之一。本经腧穴主治头侧、目、耳、咽喉病、神志病、热病及经脉循行部位的其他病证。 　　足少阳胆经起于眼外角（瞳子髎穴），向上到达额角部，下行至耳后（完骨穴），外折向上行，经额部至眉上（阳白穴），复返向耳后（风池穴），再沿颈部侧面行于手少阳三焦经之前，至肩上退后，交出于手少阳三焦经之后，向下进入缺盆部。 　　敲胆经的最佳时间应该是在子时，也就是夜里的23点到凌晨1点这段时间，早睡的人可以提前一些。因为这个时辰是胆经当令。经常熬夜的人会有这种体会，到夜里23点会觉得很有精神，还经常会觉得饿，这就是胆经当令，胆主生发，阳气在这时候开始生发了。但是大家一定注意，不要觉得这个时候精神好就继续工作或者娱乐，而是最好在23点前就入睡，这样才能把阳气养起来。每天敲胆经300下，胆经顺畅了，人的忧虑、犹豫不决等都随着胆经的通畅排解出去了，该谋虑时谋虑，该决断时决断。
肝经	足厥阴肝经是十二经脉之一，简称肝经。足厥阴肝经起于足大趾爪甲后丛毛处（大敦穴），沿足背内侧向上，经过内踝前1寸处（中封穴），上行小腿内侧（经过足太阴脾经的三阴交），至内踝上8寸处交出于足太阴脾经的后面，至膝内侧（曲泉穴）沿大腿内侧中线，进入阴毛中，环绕过生殖器，至小腹，夹胃两旁，属于肝脏，联络胆腑，向上通过横膈，分布于胁肋部，沿喉咙之后，向上进入鼻咽部，连接目系（眼球联系于脑的部位），向上经前额到达巅顶与督脉交会。 　　肝经在丑时，即凌晨1—3点的时候值班，这也是肝经的气血最旺的时候，这个时候人体的阴气下降，阳气上升，所以应该安静地休息，以顺应自然。另外一个养肝气的方法就是按摩肝经，但是我们又不可能在凌晨1—3点的时候起来按摩肝经，怎么办呢？我们可以在19—21点的时候按摩心包经，因为心包经和肝经属于同名经，所以在19—21点时按摩心包经也能起到刺激肝经的作用。
肺经	手太阴肺经是人体非常重要的一条经脉，它起始于胃部，向下络于大肠，然后沿着胃上口，穿过膈肌，属于肺脏。再从肺系横出腋下，沿着上臂内侧下行，走在手少阴、手厥阴经之前，下向肘中，沿前臂内侧桡骨边缘进入寸口，上向大鱼际部，沿边际，出大指末端。它的支脉交手阳明大肠经。 　　我们知道，肺为娇脏，很容易出现问题。当肺的正常功能失去平衡时，就会出现咳嗽、气喘、胸闷等呼吸方面的疾病，以及各种皮肤病。所以，我们要格外爱护肺经。 　　按摩肺经的最佳时间应该是寅时，即早上3—5点，这个时辰是肺经经气最旺的时候，但这时候也正是睡觉的时间，所以可以改在上午9—11点脾经旺时来按摩，也能取得同样的效果。
大肠经	手阳明大肠经起于食指末端的商阳穴，沿食指桡侧，通过合谷、曲池等穴，向上会于督脉的大椎穴，然后进入缺盆，联络肺脏，通过横膈，属于大肠。 　　大肠经当令的时间是卯时，即早上5—7点，这时候大肠经运行最旺盛，按摩效果也最好。大肠经很好找，只要把左手自然下垂，右手过来敲左臂，一敲就是大肠经，敲时有酸胀的感觉。

续表

胃经	胃经有两条主线和四条分支，主要分布在头面、胸部、腹部和腿外侧靠前的部分。胃经在辰时当令，就是早晨的7—9点之间，一般这段时间大家都非常忙碌，赶着送孩子去上学，自己去上班，但是不管怎么忙，一定要吃早饭，也一定要给孩子吃早饭。因为这个时候，太阳已经升起，天地之间的阳气占了主导地位，人的体内也是一样，处于阳盛阴衰之时，所以，这个时候人就应该适当地补阴，而食物就属阴。
脾经	脾经的循行路线是从大脚趾末端开始，沿大脚趾内侧脚背与脚掌的分界线，经核骨，向上沿内踝前边，上至小腿内侧，然后沿小腿内侧的骨头，与肝经相交，在肝经之前循行，上膝股内侧前边，进入腹部，再通过腹部与胸部的间隔，夹食管旁，连舌根，散布舌下。 　　当脾经不通时，人体还会出现一些常见的病症：身体的大脚趾内侧、脚内缘、小腿、膝盖或者大腿内侧、腹股沟等经络线路会出现冷、酸、胀、麻、疼痛等不适感；或者全身乏力，疼痛，胃痛，腹胀，大便稀，心胸烦闷，心窝下急痛；另外还有五官方面的舌根发强、饭后即吐、流口水等。 　　以上症状都可以从脾经去治，最好在脾经当令的时候按摩脾经上的几个重点穴位：太白、三阴交、阴陵泉、血海等，上午9—11点即巳时正处于人体阳气的上升期，这时疏通脾经可以很好地平衡阴阳。
心经	按摩心经的最佳时间应该是午时，即中午11—13点，这个时候人的阳气达到最盛，然后开始向阴转化，阴气开始上升。这时人们最好处于休息的状态，不要干扰阴阳的变化。中午吃完饭小睡一会儿，即使睡不着，闭着眼睛休息一下亦可。
小肠经	十二经脉之一，《灵枢·经脉》称为"小肠手太阳之脉"，现通称为手太阳小肠经，简称小肠经。手太阳小肠经起始于手小指外侧的末端，沿着手掌小指边而上行至腕关节部，出于手踝骨(尺骨小头突起处)中，直行向上沿着前臂外侧后缘到达肘关节内侧(尺侧)尺骨鹰嘴和肱骨内上髁之间，向上沿着上臂内侧后缘到达肩关节部(肩解)，绕行于肩胛，与诸阳经交会于肩上至大椎穴处，再向前行进入缺盆，络于心，沿食管(咽)向下穿过膈肌至腹腔，属本腑小肠。 　　13—15点（未时）是小肠经当令的时间，这段时间小肠经最旺，它的工作是先吸收被脾胃腐熟后的食物的精华，然后再进行分配，将水液归于膀胱，糟粕送入大肠，精华输入到脾脏。因此中医典籍里说小肠是"受盛之官，化物出焉"。小肠有热的人，这时会咳而排气。 　　小肠经当令时，人体主要是吸收养分然后重新分配，以供下午的消耗，因此，我们应在13点前用餐，而且午饭的营养要丰富，这样才能在小肠功能最旺盛的时候把营养物质充分吸收和分配。
膀胱经	在中医里，膀胱经号称太阳，是很重要的经脉，它从足后跟沿着后小腿、后脊柱正中间的两旁，一直上到脑部，是一条大的经脉。15—17点为申时，这是膀胱经当令的时段。在申时，膀胱经很活跃，它又经过脑部，这个时候气血也很容易上输到脑部，所以这个时候应该学习。

续表

肾经	在日常生活中，我们会发现小孩子的志气特别高，他们会憧憬着长大了当科学家、发明家，孩子之所以会有这么大的志向是因为其肾精充足。如果孩子年纪轻轻就萎靡不振，甘于平凡，那可能是肾经不通，父母要及时帮孩子按摩肾经。 　　肾经的具体循行路线是：由小脚趾开始，经足心、内踝、下肢内侧后面、腹部，止于胸部。孩子的肾经如有问题，生理上通常会表现出口干、舌热、咽喉肿痛、心烦、易受惊吓；另外还有心胸痛、腰、脊、下肢无力或肌肉萎缩麻木，脚底热、痛等症状。 　　每天的17—19点，也就是酉时，是肾经当令的时间，有上述症状的人，可以考虑在肾经当令之时按摩肾经。
心包经	心包经是从心脏的外围开始的，到达腋下三寸处，然后沿着手臂阴面中间的一条线，止于中指。在心包经上有一个很重要的穴位——劳宫穴。这个穴位很好找，把手自然握拳，中指所停留的地方就是劳宫穴。 　　19—21点，即戌时，是心包经当令的时刻。如果在一些场合觉得紧张，手心出汗、心跳加快、呼吸困难，这时不妨按按左手的劳宫穴，它可以帮助你找回从容自信的感觉。
三焦经	三焦经围着耳朵转了一圈，耳朵的疾病通常应找它。此外，现在大多数胖人的三焦经是阻塞的，而且这种阻塞的情况通常都在他没有肥胖的时候就出现了。由于三焦经的阻塞，使得经络中的组织液流动出现了障碍，导致垃圾的堆积，长时间的垃圾堆积最终形成了肥胖。 　　21—23点（亥时），这段时间是三焦经当令。有耳部疾病的人，不妨在此时敲打三焦经。

❸ 健康锦囊

　　经络系统主要是从经络的分布和气血运行等方面来论述人体内脏和体表的相互关系，除此之外，还有标本、根结、气街、四海理论，用以进一步阐述经络腧穴上下内外的对应关系、人体四肢与头身的密切联系以及四肢下端的特定穴与头、胸、腹、背腧穴的关系。

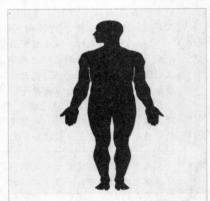

◎ "标本"："标"代表人体头面胸背部，"本"代表人体四肢末端。

经络腧穴上下内外的对应关系

标本	"标本"一词在这里是以树梢（标）和树根（本）来比喻经脉腧穴分布的上下对应关系。"标"代表人体头面胸背部，"本"代表人体四肢末端。十二经脉皆有"标"部与"本"部。还有就是病人的疾病与医生的治疗主次关系。《素问·汤液醪醴论》："病为本，工为标，标本不得，邪气不服。"王冰注："言医与病不相得也……此皆谓工病不相得，邪气不宾服也。岂惟针艾之有恶哉，药石亦有之矣。"
四海	"四海"即髓海、血海、气海、水谷之海的总称，是十二经脉气血从产生、分化到汇聚的四个部位。"海"是百川归聚之所。经络学认为，十二经脉内流动的气血像大地上的水流一样，如百川归海。四海的部位与气街类似。髓海位于头部，气海位于胸部，水谷之海位于上腹部，血海位于下腹部，各部之间相互联系。
气街	"气街"是经气聚集通行的共同通路。《灵枢·卫气》指出："胸气有街，腹气有街，头气有街，胫气有街。"气街分为胸、腹、头、胫四部，其结构以横向为主，呈网络结构，将人体的脏腑、经络、腧穴、器官紧密联系起来，构成气街网络结构。
根结	"根结"指经气的所起与所归。"根"指根本、开始，即四肢末端的井穴；"结"指结聚、归结，即头、胸、腹部。四肢末端和头、胸、腹又称为"四根三结"。

❤ 灸刺之道，气穴为宝——经络养生常用办法 ❤

❶ 大医智慧

黄帝问曰：四时之气，各不同形，百病之起，皆有所生。灸刺之道，何者为宝？岐伯对曰：四时之气，各有所在，灸刺之道，气穴为宝。故春刺络脉诸荥大经分肉之间，甚者深取之，间者浅取之。

——《针灸甲乙经》

❷ 精彩解读

皇甫谧在《针灸甲乙经》中记述了很多穴位，并说明了各部穴位的操作方法。这里归纳总结起来，供大家参考。

针灸疗法。这是通过经络治病最

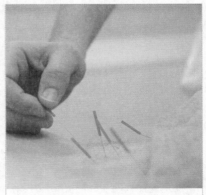

◎针灸比较专业，普通人做不了，需要专业医生的帮助才能施行。

针灸的作用

疏通经络	疏通经络可使瘀阻的经络通畅而发挥其正常的生理作用，是针灸最基本、最直接的治疗的作用。经络"内属于脏腑，外络于肢节"，运行气血是其主要的生理功能之一。经络不通，气血运行受阻，临床上表现为疼痛、麻木、肿胀、瘀斑等症状。选择相应的腧穴和针刺手法就可使经络通畅，气血运行正常。
调和阴阳	针灸可使机体从阴阳失衡的状态向平衡状态转化，是针灸治疗最终要达到的目的。疾病发生的机理是复杂的，但从总体上可归纳为阴阳失衡。针灸调和阴阳的作用是通过经络阴阳属性、经穴配伍和针刺手法完成的。
扶正祛邪	针灸可以扶助机体正气及祛除病邪。疾病的发生发展及转化的过程，实质上就是正邪相争的过程。针灸治病，就在于能发挥其扶正祛邪的作用。

直接的办法，通过刺激体表穴位，疏通经气，调节人体脏腑的气血功能。针灸比较专业，普通人做不了，需要专业医生才能施行。

按摩法。针灸疗法比较难，但利用一些简单且容易操作的按摩手法来保健养生和治疗常见病，我们每个人都能做，而且效果非常好。

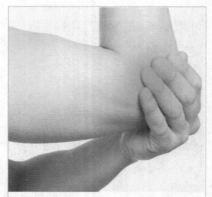

◎利用一些简单易操作的按摩手法来保健养生和治疗常见病，我们每个人都能做。

简单有效的方法

按摩手法

点揉穴位：用手指指腹按压穴位。不管何时何地，只要能空出一只手来就可以操作。

推拨经络：推法又包括直推法、旋推法和分推法。所谓直推法就是用拇指指腹或食指、中指指腹在皮肤上做直线推动；旋推法是用拇指指腹在皮肤上做螺旋形推动，而分推法是用双手拇指指腹在穴位中点向两侧方向推动。比如走路多了，双腿发沉，这时取坐姿，把手自然分开，放在腿上，由上往下推，拇指和中指的位置推的就是脾经和胃经。脾主肌肉，推脾胃经可以疏通这两条经的经气，从而起到放松肌肉的效果。

敲揉经络：敲法即借助保健锤等工具刺激经络的方法；用指端或大鱼际或掌根，按于一定部位或穴位上，做顺时针或逆时针方向旋转揉动，即为揉法，这种方法相对推拨来说刺激量要大些。

续表

灸法
灸法主要应用于慢性病的治疗上。 　　准备：首先将艾绒放置在手掌中，并将它捻成细长状，然后在其尖端部分2～3厘米处摘下，制成大约米粒一半大小的金字塔形灸炷。 　　实施：先用一点水把皮肤蘸湿，在穴位上放上灸炷，如此艾炷才容易立起来。然后点燃线香，引燃灸炷，在感到灼热时更换新的灸炷。若没有特殊状况，一个穴位1次灸2壮（烧完1个艾炷，称1"壮"）。 　　线香灸：除了直接燃烧艾炷，最简单的灸法是线香灸。准备一根线香，点燃，将线香头靠近穴位，一旦感到灼热便撤离。一个穴位反复5～10次。

❸ 健康锦囊

　　下面，再为大家介绍一些简单实用的穴位疗法。

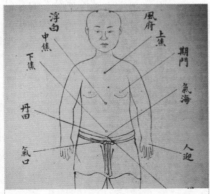

◎身体有异常时，穴位上便会出现各种反应，例如压痛，用手一压，便会有痛感。

简单实用的穴位疗法

找准穴位

　　穴位在经络图上密密麻麻，就像夜晚的星星，似乎很难找准。其实，我们只要学会一些技巧，就会变得很容易。

　　（1）找反应点。身体有异常时，穴位上便会出现各种反应，这些反应包括：

　　压痛，用手一压，会有痛感。硬结，用手指触摸，有硬结。感觉敏感，稍微一刺激，皮肤便会发痒。色素沉淀，出现黑痣、斑点。温度变化，和周围皮肤有温度差，比如发凉或者发烫。

　　在找穴位之前，先压压、捏捏皮肤，如果有以上反应，就说明找对地方了。

　　（2）记分寸。大拇指的指间关节宽度是1寸，把四指并拢，第2关节的宽度就是3寸。比如，"足三里"这个穴位，找的时候只要从外膝眼处往下四横指，然后再往外一横拇指就找到了。

学会利用身边的器物

　　找准穴位之后，要按摩刺激它。

　　把五六支牙签用橡皮条绑好，用尖端部分连续扎刺穴位，感觉刺激过强时，则用圆头部分，此法可取得和针灸疗法相同的效果。

　　不喜欢针灸的患者，可以用吹风机的暖风对准穴位吹，借以刺激穴位，这算是温灸的一种。

　　体质虚弱的幼儿，肌肤较容易过敏，再小的刺激往往也受不了，此时可利用旧牙刷以按摩的方式来刺激穴位。

　　以手指做按压的时候，想省劲一些的话，可以用圆珠笔头压住穴位。此法压住穴位部分的面积广，刺激较缓和。

　　脊椎骨的两侧有许多重要的穴位，可惜一个人自己无法有效地刺激它们。如果手边有网球，就可轻易地达到目的。方法是仰卧，将球放在背部穴位的位置，借助身体的重量和网球适度的弹性，使穴位获得充分的刺激。

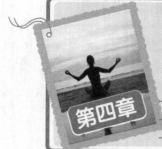

第四章

葛洪：世间虽无神仙术，医行大道寿百年

◎葛洪，字稚川，自号抱朴子，东晋丹阳句容（今属江苏）人。约生于283年，卒于363年，道教理论家、著名炼丹家、医药学家、养生学家。

♥ 远离六害，不伤为本——葛洪的养生观

❶ 大医智慧

且夫善养生者，先除六害，然后可延驻于百年。何者是也？一曰薄名利，二曰禁声色，三曰廉货财，四曰捐滋味，五曰除佞妄，六曰去沮嫉。六者不除，修身之道徒设耳……多思则神散，多念则心劳，多笑则脏腑上翻，多言则气海虚脱，多喜则膀胱纳客风，多怒则腠理奔血，多乐则心神邪荡，多愁则头鬓焦枯，多好则志气倾溢，多恶则精爽奔腾，多事则筋脉干急，多急则智虑沉迷。斯乃伐人之生，甚于斤斧，损人之命，猛于豺狼。

——《抱朴子》

❷ 精彩解读

葛洪是晋代的道教理论家和医药学家，也是一个著名的养生家。他16岁时候开始读《孝经》《论语》《诗》《易》等儒家经典，尤喜"神仙导养之法"，自称"少好方术，负步请问，不惮险远。每以异闻，则以为喜。虽见毁笑，不以为戚。"后从郑隐学炼丹秘术，颇受器重，谓"弟子五十余人，唯余见受金丹之经及《三皇内文》《枕中五行记》，其余人乃有不得一观此书之首题者"。其实早在年轻时，他就对世上那种追逐名利的风气深恶痛绝。他热衷于修性养心，同时爱好体育锻炼，精通刀、枪、剑、戟、射等武艺，又喜钻研医道和养生之学。在深悟老子《道德经》的基础上，他又撰写了《抱朴子》《神仙传》

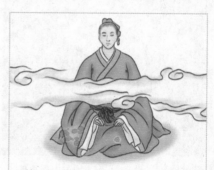

◎养生的关键在于精神专一、情致静寂。世俗的权势及物欲，都会妨碍人们延年益寿。

等书。

葛洪的一生可谓精彩，而且颇具传奇色彩，他的聪慧睿智帮助他在临床急症医学方面做出了突出的贡献。

葛洪的养生之道大致可归纳为以下几点：

1. 重视身心锻炼

葛洪指出，世上有许多人一方面热衷于追求富贵荣华、声色犬马，一方面又想着可以长生不老、修道成仙，实际上，这完全是不可能实现的。他认为，求长生，修至道，关键在于精神专一、情致静寂，世俗的权势及物欲，都会妨碍人们延年益寿。所以，最根本的"学仙之道"法门不外乎以下两句话，即"欲得恬愉淡泊，须涤除嗜欲，内视返听，尸居无心"。这些心法归根结底就是要求人们不得驰心于外，要收敛精神，专心地修养性情。

由此可见，葛洪十分重视身心的修炼，他曾提出"先讲治身，后谈养生"的著名观点，并用一个生动的例子加以说明。他说，人之身，犹如国家。人的胸腹就是宫室，四肢好比是郊区，骨节好比是百官，肌肉是城市中的街道，精神犹如统帅一个国家的君主，血液好比臣子，真气就如众民。善于养生者，关键在于保护身心，就像领袖会治国、会爱民。民众有弊，国家就会灭亡；人之气衰，身体就会凋谢。因此，善养生者必须注重预防，要禁绝一切不良的嗜好，抛却名利权势，这就是治身之道。一个人只要做到心胸开阔，精神安闲，必

◎善养生者必须注重预防，要禁绝一切不良的嗜好，抛却名利权势，这就是治身之道。

可益寿延年。为此，葛洪还指出有"六害"会妨碍人们延年益寿的努力：一是名利，二是声色，三是货财，四是滋味，五是佞妄，六是诅嫉。因此，人们必须薄名利，禁声色，远货财，少吃厚味，除佞妄，去嫉妒，这才是最好的修身之道。

2. 养生以不伤为本

葛洪的养生理念是建立在调节日常生活之上的。他从预防的角度，首先提出了"养生以不伤为本"的观点，并指出了伤身的13个日常行为，即"才所不逮，而困思之，伤也；力所不胜，而强举之，伤也；悲哀憔悴，伤也；喜乐过差，伤也；汲汲所欲，伤也；久谈言笑，伤也；寝息失时，伤也；挽弓引弩，伤也；沉醉呕吐，伤也；饱食即卧，伤也；跳走喘乏，伤也；欢呼哭泣，伤也；阴阳不交，伤也"。这13个方面的任何一个方面，如果伤之太久，都会影响寿命。所以，他进一步指出，"凡言伤者，亦不便觉而，谓久则寿损耳"，

"积伤至尽则早亡"。

葛洪针对这不知不觉而容易产生的"十三伤",制定了30条"不伤身"的"养生之方",其内容如下:唾不及远,行不及步,耳不及听,目不久视,坐不至久,久卧不及疲,先寒而衣,先热而解,不欲极饥而食,不欲极渴而饮,食不过饱,饮不过多。凡食过则结积聚,饮过则成痰癖。不欲甚劳甚逸,不欲起晚,不欲汗流,不欲多睡,不欲奔车走马,不欲极目远望,不欲多啖生冷,不欲饮酒当风,不欲数数沐浴,不欲广志远愿,不欲规造异巧,冬不欲极温,夏不欲窃凉,不露卧星下,不眠中见肩,大寒、大热、大风、大雾皆不欲冒之,五味入口,不欲偏多,酸多伤脾,苦多伤肺,辛多伤肝,咸多伤心,甘多伤肾。

这些措施,看似烦琐,实乃简易,都是日常生活中的问题。只要稍加注意,养成良好的习惯,就会习以为常,这样便可寓养生于日常生活之中,但这些生活琐事,往往又为人们所忽视。所以,葛洪强调指出"不可以小益为不平而不修,不可以小损为无伤而不防""若能爱之于微"就必然会"成之于著",从而达到延年益寿之目的。

3. 动静双修

葛洪不仅重视精神性情上的静修,同时也提倡和推崇肢体五官的动养,强调人们应当动静双修,这样方可收全面之效果,有利于延年益寿。

曾有一修道者因牙齿动摇,渐趋脱落,就去向葛洪询问防治之法。葛洪回答:经常用如泉水一般清澈的口水洗刷灌溉(即吞咽口水),然后坚持每天清晨叩齿300下,这样就能保持牙齿的坚固了。

又有人问葛洪,如何才能使自己的耳朵听觉正常,不失灵敏?葛洪回答:要坚持做好"龙导、虎引、熊经、龟咽、燕飞、蛇曲、鸟伸、猿踞、兔惊、天俯、地仰"等各种肢体的锻炼,每天需锻炼1200下,这样长期坚持,人的听觉自然能恢复正常。

还有人问葛洪,怎样才能使自己的眼睛保持明亮?葛洪回答:可引三焦升腾之阳火,导之归元于丹田,并坚持用"石决明水"洗目,用两手的手心对搓,产生热量后熨烫双目,如此人的眼睛必能明亮。据说远古之人曾用此法炼目,后在深夜无烛之时亦能写字。

又有人问葛洪,怎样才能做到登山不累、远行不疲?葛洪答:要想登山不累、远行不疲,仅靠饮食和营养是远远不够的,还必须导引行气,坚持性命双修,使精气达到大周天、任督通,此为服食"大药",然后人便可神气充盈,身轻如燕,即使攀登崇山峻岭、远行各地,也可神情自若,毫无疲惫之态。

葛洪的某些说法在当今看来也许值得商榷,但他的绝大部分观点还是有着很高的价值的,值得今日的养生爱好者借鉴。

❸ 健康锦囊

在大自然中，还有6种对我们的健康构成危害的因素，它们是风、寒、暑、湿、燥、火，我们称之为"六邪"。六邪致病，与季节气候和居住环境有关。六邪既可单独侵犯人体，也可夹杂其他致病因素一同侵犯人体。在发病过程中，六邪的危害相互影响，相互转化。人体肌表、口鼻则是六邪入侵的途径。

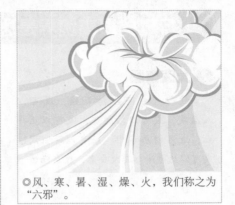

◎风、寒、暑、湿、燥、火，我们称之为"六邪"。

六邪与疾病的关系

风邪性质及致病特点	（1）风邪动而不居，具有向上、向外的特点，属阳邪；常侵犯人体上部（头面）、体表、阳经，使汗孔开张，从而出现头痛、出汗、恶风等症状。 （2）风邪行无定处，变化无常，故致时病位游移不定，病情复杂多变，如由风邪引起的风湿性关节炎，其关节的疼痛是游走不定的。 （3）风邪是六邪的主要致病因素，寒、湿、燥、热多依附风邪侵犯人体，如风寒、风湿等。
暑邪性质及致病特点	（1）暑属阳邪，性质炎热，侵犯人体后多出现大热、大汗出、面红等一系列阳热症状。 （2）暑使汗孔开张，如果汗出过多，损失津液，同时又会导致气虚，故说暑邪易耗气伤津。 （3）夏季除了天气炎热外，还多雨潮湿，故暑邪致病时常夹杂湿邪，除了烦渴、发热外，还见四肢困倦、胸闷呕恶等湿邪困倦症状。
寒邪性质及致病特点	（1）寒为阴气盛的表现，性属阴，容易损失阳气。 （2）寒邪侵袭，阳气受损，则人体的气血津液运行受阻，故说寒性凝结、阻滞不通。 （3）寒邪侵袭，使汗孔收缩，出汗不畅，并使经络、筋脉收缩痉挛而引起疼痛、屈伸不利。
湿邪性质及致病特点	（1）湿为阴邪，侵袭的病位多在下部，阴邪容易损失阳气，阻遏气血的运行。 （2）湿性重浊，其性质如同水液一样，容易停留在人体的某部位而出现病变。 （3）湿性黏腻，是指病症黏腻不爽，如分泌物滞而不畅；或是指病程长，疾病易反复发作。
火邪性质及致病特点	（1）火热为阳邪，其性炎上。 （2）火为阳邪，易损伤人体津液，耗损正气。 （3）火邪可令血液运行加速，迫血妄行，导致各种出血症状；另外还可形成疮痈。
燥邪性质及致病特点	（1）燥邪干湿，容易损失人体津液，可见口鼻干燥、咽干口渴、皮肤干燥等。 （2）燥邪多从口鼻而入，而肺开窍于鼻，与外界相通，故燥邪最易伤肺，见干咳少痰等。

行气的最高境界是达到胎息状态

❶ 大医智慧

　　故行气或可以治百病，或可以入瘟疫，或可以禁蛇虎，或可以止疮血，或可以居水中，或可以辟饥渴，或可以延年命。其大要者，胎息而已。
　　　　　　　　——《抱朴子》

❷ 精彩解读

　　行气即今日之气功。葛洪在《抱朴子·内篇》中总结了历代气功家练功的基本方法，并身体力行，加以实践。他指出，行气的要妙在于胎息。在气功锻炼中经过长期坚持不懈的练习，就能逐渐达到胎息状态。

　　那么，什么叫胎息呢？当炼气达到相当深的程度，此时神入气中，气包神外，二者打成一片，鼻息微微，若有若无，而大脉齐通，遍身舒适，如胎儿在母腹中，只有内气潜行。胎息又称"脐呼吸""丹田呼吸"，指像婴儿一样用脐呼吸。《抱朴子·释滞》曰："得胎息者，能不以口鼻嘘吸，如在胞胎之中。"就是说不用口和鼻子呼吸，如在孕胎之中，即呼吸之息氤氲布满身中，一开一阖，遍体七窍与之相应，而鼻口反不觉气之出入，直到呼吸全止、开阖俱停的太定境界。

　　葛洪认为，魏晋道教中流传的行

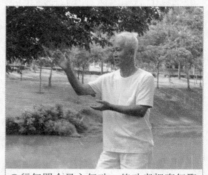
◎行气即今日之气功。练功者把真气聚于人的脐下2寸，谓之气沉丹田。

气法虽有多种，但以胎息为代表。据当时的气功理论，认为婴儿初生时以脐和母体相连，故脐是人体的生身受命之处，所以练功便把真气聚于人的脐下2寸，谓之气沉丹田。更进一步，又模仿胎儿以脐呼吸，如在胞胎之中，这就是道教返元归根的思想。气功家认为，人若能返回婴儿的先天呼吸状态，真气自然旺盛，便能与道合为一体，体真成仙了。

　　许多人认为胎息与龟息是两种不同的呼吸方法，其实龟息功与胎息功是同一功法，只是名称不同而已。

　　葛洪详细地阐述了胎息气功循序渐进的修炼方法："初学行气，鼻中引气而闭之，阴以心数至一百二十，乃以口微吐之，及引之，皆不欲令己耳闻其气出入之声，常令入多出少，以鸿毛著鼻口之上，吐气而鸿毛不动为候也。渐习转增其心数，久久可以至千。至千则老者更少，日还一日矣。"并强调练功应选择合适的时刻："夫行气当以生气之时，勿以死气之时也。故曰仙人服六气，此之谓也。一日一夜有十二时，其从半夜以至日中六时为生气，从日中至夜半六时为死气。死气之时，行气无益也。"（《释滞》）

这种以吐纳行气、数息闭气、锻炼呼吸机能为特点的静功法，于汉晋时期十分流行。葛洪的从祖葛玄、老师郑隐皆精此道，《释滞》记"予从祖仙公，每大醉及夏天盛热，辄入深渊之底，一日许乃出者，正以能闭气胎息故耳"。《登涉》谓"郑君（郑隐）言但习闭气至千息，久则能居水中一日许"。

同时，葛洪还介绍了以胎息法行气时的注意事项。例如：行气当以生气之时，勿以死气之时；练功前要节制食欲，"不欲多食，及食生菜肥鲜之物，令人气强难闭"。还要保持和谐的情绪和开阔的心胸，要安静少躁，"又禁恚怒，多恚怒则气乱，既不得溢，或令人发欬，故鲜有能为者也"（《释滞》）。这些宝贵的经验之谈，至今仍被练功者奉为必须遵循的法则。

❸ 健康锦囊

中医学中的整体观念、辨证论治、阴阳五行、子午流注、四气五

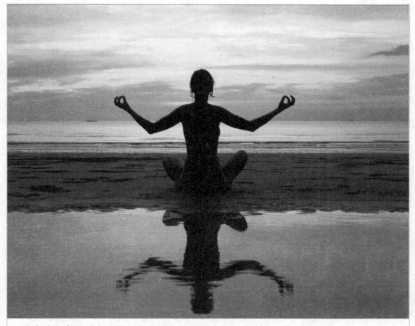

◎胎息法在今天看来还是一种上乘气功，即现代气功中的"体呼吸"法。

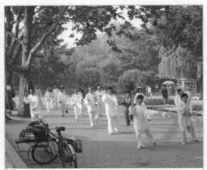

◎气功对于防病抗衰，保持身体健康也有着不可忽视的重要价值。

味、升降浮沉等，在气功中也同样起着重要的理论指导作用。即使是从现代医学的角度来看，气功对于防病抗衰，保持身体健康也有着不可忽视的重要价值。气功发源地是中国，气功在中国有着悠久的历史，有关气功的内容在古代通常分为吐纳、行气、布气、服气、导引、坐禅等。中国古典的气功理论是建立在中医的养身健身理论上的，自上古时代即在流传。

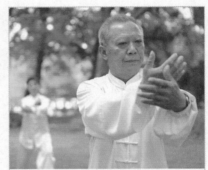

◎练习气功能够达到呼吸、形体、心理锻炼的有机结合。

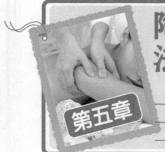

第五章

陶弘景：养性延命遵古法，导引食诫顺天求

◎陶弘景，生于456年，卒于536年，字通明，号华阳隐居，南朝齐、梁时期的道教思想家、医药学家、炼丹家、文学家，卒谥"贞白先生"。

♥ 常练"六字行气功"，调养五脏，百病不生

❶ 大医智慧

上自农、黄以来，下及魏、晋之际，但有益于养生及招损于后患，诸本先皆记录，今略取要法，删弃繁芜，类聚篇题，分为上下两卷，卷有三篇，号为《养性延命录》，拟补助于有缘，冀凭缘以济物耳。

内气有一，吐气有六。内气一者，谓吸也；吐气六者，谓吹、呼、唏、呵、嘘、呬，皆出气也。凡人之息，一呼一吸，元有此数。欲为长息吐气之法，时寒可吹，温可呼，委曲治病，吹以去热，呼以去风，唏以去烦，呵以下气，嘘以散滞，呬以解极……凡病之来，不离于五脏，事须识相。若不识者，勿为之耳。心藏病者，体有冷热，呼吸二气出之；肺藏病者，胸膈胀满，嘘出之；脾藏病者，体上游风习习，身痒疼闷，唏气出之。肝藏病者，眼疼，愁忧不乐，呵气出之。

——《养性延命录》

❷ 精彩解读

《养性延命录》二卷，采撷前人养生要语，加以删弃繁芜，归纳提要而成。上卷叙教诫、食诫、杂诫、祈禳等项，下卷述服气疗病、导引按摩、房中术及养性延命的理论与方法。书中引用《大有经》《小有经》《服气经》《黄庭经》及嵇康注《老子养生篇》、河上公注《道德经》等古籍30余种，对道教的养生理论和方法作了较系统的论述，特别强调"我命在我不在天"，即通过发挥人的主体能动性，可以延年益寿乃至长生。

六字功是一种吐故纳新的功法，它是通过"吹""呼""唏""呵""嘘""呬"六个字的不同发音口形，唇齿喉舌的用力不同，以牵动脏腑经络气血的运行。陶弘景在《养性延命录》中对"六字功"有详细的介绍。他认为按照"六字功"进行呼吸调适，可以养五脏、治百病。

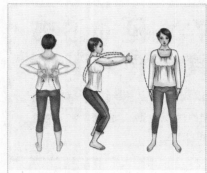

◎ "吹"对应肾，常练习此功，可以补肾气，对腰膝酸软等有很好的疗效。

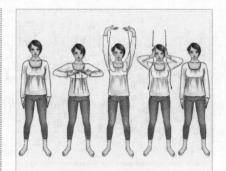

◎ "嘻"对应三焦，常练习此功，可理三焦之气，对耳鸣、耳聋、腋下肿痛等有很好的疗效。

六字功

『吹』字功	在人体器官中，"吹"对应肾，常练习此功，可以补肾气，对腰膝酸软、盗汗遗精、阳痿早泄、子宫虚寒等肾经疾患有很好的疗效。 　　练习方法：舌向里，微上翘，气由两边出。足跟着力，五趾抓地，足心空起，两臂自体侧提起，绕长强、肾俞向前划弧并经体前抬至锁骨平，两臂撑圆如抱球，两手指尖相对。身体下蹲，两臂随之下落，呼气尽时两手落于膝盖上部。下蹲时要做到身体正直。呼气尽，随吸气之势慢慢站起，两臂自然下落垂于身体两侧。共做6次，调息。
『呼』字功	在人体器官中，"呼"对应脾，常练习此功，可以培养脾气，对腹胀、腹泻、四肢疲乏、食欲不振、肌肉萎缩、皮肤水肿等脾经疾患有很好的疗效。 　　练习方法：撮口如管状，唇圆如筒，舌放平，向上微卷，用力前伸。足大拇趾轻轻点地，两手自小腹前抬起，手心朝上，至脐部，左手外旋上托至头顶，同时右手内旋下按至小腹前。呼气尽吸气时，左臂内旋变为掌心向里，从面前下落，同时右臂回旋，掌心向里上穿，两手在胸前交叉，左手在外，右手在里，两手内旋下按至腹前，自然垂于体侧。再以同样要领，右手上托，左手下按，做第2次。如此交替共做6次为1遍，调息。
『嘻』字功	在人体器官中，"嘻"对应三焦，常练习此功，可理三焦之气。对由于三焦气机失调所致的耳鸣、耳聋、腋下肿痛、齿痛、喉痹症、胸腹胀闷、小便不利等症有很好的疗效。 　　练习方法：两唇微启，舌平伸而微有缩意，舌尖向下，用力向外呼气。足第4、5趾点地。两手自体侧抬起如捧物状，过腹至两乳平，两臂外旋翻转手心向外，并向头部托举，两手心转向上，指尖相对。吸气时五指分开，由头部循身体两侧缓缓落下，并以意引气至足四趾端。重复6次，调息。

续表

"呵"字功	在人体器官中，"呵"对应心，常练习此功，可以补心气，对心神不宁、心悸怔忡、失眠多梦、健忘、口舌糜烂等症有一定疗效。 　　练习方法：练功时，足大拇趾轻轻点地；两手掌心向里由小腹前抬起，经体前至胸部两乳中间位置向外翻掌，上托至眼部。呼气尽吸气时，翻转手心向面部，经面前、胸腹缓缓下落，垂于体侧，再行第2次吐气。应注意念"呵"字时口形为口半张，腮用力，舌抵下腭，舌边顶齿。连做6次，然后调息。
"嘘"字功	在人体器官中，"嘘"对应肝，常练习此功，可以平肝气，对肝郁或肝阳上亢所致的目疾、头痛以及肝风内动引起的面肌抽搐、口眼歪斜等有一定疗效。 　　练习方法：两手相叠于丹田，男左手在下，女相反；两踵着力，足大拇趾稍用力，提肛缩肾。当念"嘘"字时，上下唇微合，舌向前伸而内抽，牙齿横向用力。两手自小腹前缓缓抬起，手背相对，经胁肋至与肩平，两臂如鸟张翼向上、向左右分开，手心斜向上。两眼反观内照，随呼气之势尽力瞪圆。呼气尽吸气时，屈臂两手经面前、胸腹前缓缓下落，垂于体侧。吸气尽后，稍事休息，再念"嘘"字，并连做6次。
"呬"字功	在人体器官中，"呬"对应肺，常练习此功，可以补肺气，对于肺病咳嗽、喘息等症有一定疗效。 　　练习方法：两唇微向后收，上下齿相对，舌尖微出，由齿缝向外发音。两手从小腹前抬起，逐渐转掌心向上，至两乳平，两臂外旋，翻转手心向外成立掌，指尖对喉，然后左右展臂、宽胸、推掌如鸟张翼。呼气尽，随吸气之势两臂自然下落，垂于体侧。重复6次，调息。 　　这套功法简便易行效果好，做一遍大约需10～15分钟。若能持之以恒，定能收到不错的效果。

❸ 健康锦囊

　　音乐可以陶冶情操，也可以养生治病，这在中国由来已久，很早以前《黄帝内经》就探讨了音乐与人体生理、病理、养生益寿及防病治病的关系。天有五音，人有五脏；天有六律，人有六腑，《黄帝内经》中便记述了"宫、商、角、徵、羽"这5种不同的音阶，并进一步将它落实到五脏，就出现了"脾在音为宫，肺在音为商，肝在音为角，心在音为徵，肾在音为羽"。所以在我国古代就有"以戏代药"的疗法，即用音乐治疗病痛。

　　听音乐是简单有效的养生法，所以，我们在闲暇之时不妨多听听音乐，在享受艺术的同时也换来健康的身心。比如：

　　无法入睡时，可选一些轻松、舒缓的摇篮曲、小夜曲等。

　　疲劳时，可选一些轻松欢快的乐曲、舞曲等。

　　情绪焦躁不安时，可以选一些抒情优美、深沉含蓄的乐曲。

　　忧郁时，可以选一些欢快的、热情奔放的乐曲、舞曲等。

　　灰心丧气时，可以选一些欢快的、热情奔放的乐曲。

音乐不仅可以陶冶一个人的情操，抚慰一个人的灵魂，使人忘记疲劳与烦恼，还能引起情感上的共鸣，从而达到养生的目的。

听音乐要注意的事项

听音乐要适时适地	在早晚起床或就寝时，可以播放一些养生音乐，亦可在闭目养神时静心体味音乐。在欣赏音乐时，最好离开音响设备2米左右，并且置身于音响的正前方，这样可以比较好地接收音乐声波且左右均衡，对听觉最有利。
音量一定要适当	如果声音大到脏腑有感觉的话，人的耳朵会吃不消的。所以，应以最佳听觉感受来收听音乐。
睡眠音乐一定要慎重选择	睡眠音乐要注意旋律的美感，最好选择音量、节奏、情绪柔缓的曲子，这样可使催眠的效果更好。睡眠音乐应在入睡前播放，播放时间酌情而定，长短不拘，但音量一定要适中，不可戴着耳机入眠。

🤍 热手摩身体，最简便的肌肤保养窍门

① 大医智慧

又法，摩手令热，以摩面，从上至下，去邪气，令人面上有光彩。又法，摩手令热，摩身体，从上至下，名曰干浴，令人胜风寒、时气热，头痛、百病皆除。夜欲卧时，常以两手揩摩身体，名曰干浴，辟风邪。峻坐，以左手托头，仰，右手向上尽势托，以身并振动三，右手托头振动亦三，除人睡闷。平旦日未出前，面向南峻坐，两手托裰，尽势振动三，令人面有光泽生。

——《养性延命录》

② 精彩解读

按摩是人类在同疾病与死亡斗争中产生并发展起来的一种保健方法，在我国有悠久的历史，是中华民族的宝贵财富。保健按摩不论过去、现在还是将来，对于人们在强身健体、延

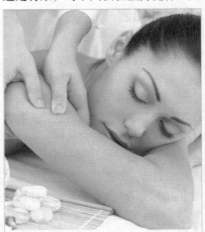

◎按摩是人类在同疾病与死亡斗争中产生并发展起来的一种保健方法。

年益寿方面都有很大作用。

常用的按摩手法有表面按摩法、揉捏法、棉布摩擦法、拍打法、四肢抽抖法等。它动作轻柔，运用灵活，便于操作，使用范围甚广，不论男女老幼、体质强弱、有无病症，均可采用不同的手法进行保健按摩。

美容按摩，即用手在人体皮肤、肌肉、穴位上进行按摩，从而达到美容、保健的目的。美容按摩能通畅气血，去瘀化滞，调节身体机能，还能改善面部皮肤的营养状况，及时清除衰老萎缩的细胞，增加皮肤的光泽和肌肉的弹性，进而延展和消除皱纹，达到美容养颜的目的。

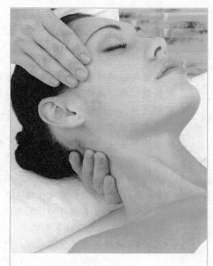

◎美容按摩，即用手在人体皮肤、肌肉、穴位上施行各种按摩手法。

按摩护肤法

面部按摩	在颜面及五官的皮肤上施用适当的手法，可达到润泽皮肤、除皱祛斑、保持弹性、明目醒神的目的。 　　取仰卧位，用食、中二指以快速轻柔的运法或抹法在面部操作5分钟。操作顺序为从下向上、从外向里。具体顺序可按：下额（可连及颈部皮肤一起操作）→两颌→口周→两面颊→两颧→鼻周→两颞→两眼周→额。 　　用轻快的一指禅推法分别在嘴角周围、鼻唇沟、两眼外眦周围、额等皱纹多发部位操作5分钟。操作方向宜与皱纹方向垂直，只可自下向上单一方向操作，不可往返。 　　用大鱼际揉法在两侧颜面部操作3分钟。 　　用食、中二指指腹在颜面部轻轻敲打1～2分钟，操作顺序仍自下向上，自外向里。
眼部按摩	经常按摩眼部，不仅可以增强眼睛的神韵，减少眼周围的皱纹，防止眼睛皮肤松弛，起到良好的美容效果，还可防止各种眼病。同时，也能使脸部肌肉变得柔软，表情显得生动。 　　取仰卧位，用两拇指面从两眉头向两旁分推至眉梢7～10次。 　　两手互相搓摩至热，熨目3～5遍。 　　用两拇指轻压眼球30秒后，快速抬起，反复2～3遍（以按压后感到舒适而无眼球疼痛及视物不清为度）。 　　点按睛明、攒竹、鱼腰、丝竹空、太阳、承泣、瞳子髎、印堂、合谷各穴半分钟。 　　用中指在两眼眶做轻柔的向外旋转推法10～20次（推时不宜触及上、下眼睑）。

续表

颈部按摩	颈部按摩对颈部的骨组织及关节、肌肉及韧带、皮肤及皮下组织都有积极的保健作用。通过手法调整椎间关系，可减少不合理的软骨受压，从而延缓软骨的退变，延缓骨赘的形成或发展；通过手法缓解肌肉韧带的痉挛，可减轻疼痛，使颈椎的内外平衡趋于一致，达到防病治病的目的；通过手法控制颈部的脂肪堆积及皱纹早现，可达到延缓衰老，使颈项显得修长健美的目的。 　　取坐姿： 　　（1）用振法或指揉法在颈后部及颈两侧操作5分钟。 　　（2）用一指禅推法或指揉法在颈后棘突间及两侧肌肉处操作5分钟。 　　（3）用拿法在颈部的后面及两侧各操作3～5遍。在拿颈两侧时，不可按压两侧颈动脉，以免引起头部缺血。 　　（4）点按风池穴、肩井穴、天宗穴、曲池穴各半分钟。 　　（5）分别将头颈向两侧斜扳各2～3次。一手压肩部，一手压头侧面，两手向相反方向用力按压。 　　（6）用轻摇法在颈部两侧操作3～5次。 　　取仰卧位： 　　（1）用一指禅推法在颈前方操作3～5分钟。操作顺序为：从颌下起沿喉甲状软骨→环状软骨→胸肌上。手法要轻快柔和，不可粗暴，一般以操作后感觉喉部清爽为宜。 　　（2）用较轻的拿法在喉及气管部往返操作2～3次。 　　（3）按天突穴半分钟，继而轻揉20次。

❸ 健康锦囊

　　按摩补益方法甚多，其目的不外乎调整阴阳，调和气血及调补脏腑的功能。在使用按摩补益时要辨证施补，分清阴虚还是阳虚，气虚还是血虚，要辨清病在哪个脏腑。肾虚者则采用益肾固本的方法，脾胃虚弱则采用健脾和胃之法。

　　此外，不同的季节也要有所侧重。春天的按摩补益要采用疏肝利

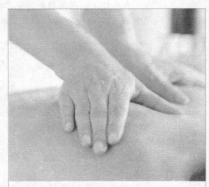

◎全身按摩时应注意操作方向，要顺着血液和淋巴液回流的方向进行。

胆、养血柔肝之法；秋天的按摩补益，则要用补益肺气、滋阴润燥之法。在辨证施补时，要把各方面的因素综合起来考虑，有选择性地进行。

按摩虽然操作起来很方便，但也需要一些基础的知识，按摩之前先要了解以下注意事项：

注意事项

双手	按摩者的双手应保持清洁、温暖，指甲应修剪，指上不戴任何装饰品，以免损伤皮肤。
被按摩者	为了按摩顺利进行，并取得良好的效果，按摩者的体位应便于操作，被按摩者的肌肉应充分放松。
环境	无论是自我按摩，还是家庭成员间的互助按摩，都要注意选择温暖无风的舒适环境。
操作方向	全身按摩时应注意操作方向，要顺着血液和淋巴液回流的方向进行。
顺序	按摩时，要注意顺序，用力要由轻到重，再逐渐减轻而结束。
按摩的禁忌证	急性软组织损伤早期不能按摩患部，各种急性传染病，各种恶性肿瘤的局部，各种溃疡性皮肤病，烧、烫伤，各种感染、化脓性疾病及结核性关节炎，月经期、妊娠期妇女的腹部，严重的心肺功能不全，各种血液病，如血小板减少、血友病、白血病，骨折及关节脱位，胃及十二指肠溃疡或急性穿孔，凡在极度疲劳或醉酒的情况下及精神病患者不能配合者，也不能按摩；年老体衰的危重病人及经不起按摩者。

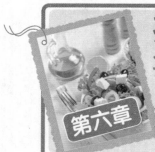

孙思邈：每天一点小功法，一生健康永相随

第六章

◎孙思邈，唐代伟大的医药学家，杰出的养生学专家，被后世尊称为"药王"。

♥ 节护精气，"啬"者长生——孙思邈的养生总论

① 大医智慧

凡人不终眉寿或致夭殁者，皆由不自爱惜，竭情尽意，邀名射利，聚毒攻神，内伤骨髓，外贩筋肉，血气将亡，经络便壅，皮里空疏，惟招蠹疾。正气日衰，邪气日盛，不异举沧波以注爝火，颓华岳而断涓流。语其易也，又甚于此。

——《千金翼方》

② 精彩解读

孙思邈的养生思想大体概括为两点：一是"不肯低头适卿相"，二是坚持一个"啬"字。前者主要是从养心的角度来说的，其核心理念是"养生首重在养心，而养心莫善于寡欲"，认为养生要摒弃私心杂念，不要慕求浮荣，不要患得患失，要有"不为利回，不为义疚"的精神。后者主要是从日常修养的角度来说的，下面为大家详细介绍其义。

孙思邈认为，人的精神气血有限，必须处处注意摄养爱护，要尽量减少对它的消耗。他的这一思想是在《老子》"五色令人目盲，五音令人耳聋，五味令人口爽，驰骋田猎令人心发狂"的启示下，认识到如果对声色犬马这类嗜好不知道节制，必然会耗伤精神气血，进而"损年寿"。孙思邈主"啬"的养生思想，实际上也是师法老子"治人事天莫若啬"的观点。《韩非子·解老》篇说："书之所谓治人者，适动静之节，省思虑之费也。所谓事天者，不极聪明之力，不尽智识之任。苟极尽，

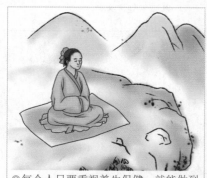

◎每个人只要重视养生保健，就能做到"正气存内，邪不可干"，防止出现不利长寿的情况。

则费神多；费神多，则盲聋悖狂之祸至。是以啬之。"孙思邈深通其微言要旨，故重视保护精神气血，从而郑重提出"人之寿夭，在于撙节（即节约）"的告诫。

孙思邈论述养生有10个"大要"，即"一曰啬神，二曰爱气，三曰养形，四曰导引，五曰言论，六曰饮食，七曰房室（事），八曰反俗，九曰医药，十曰禁忌"。其中，除啬神、爱气、养形、禁忌等都明显寓有"啬"的思想外，其余言论、饮食、房事等内容也可以从《养性篇》的全面论述中归纳出其主要精神。如"众人大言而我小语，众人多繁而我小记"，即在言论时念念不忘一个"啬"字，这正符合中医所说"言多伤气"的理论。

有关饮食、房事的问题，孙思邈也同样强调撙节。比如，"非其食不食。非其食者，所谓猪豚、鸡鱼、蒜鲙、生肉、生菜、白酒、大醋大咸也。常学淡食"。他主张饮食"常宜轻清甜淡之物，大小麦面粳米等为佳"，认为饮食不宜多，最好在"不饥不饱之间"，提倡饱中饥、饥中饱

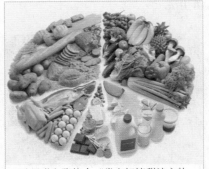

◎孙思邈主张饮食"常宜轻清甜淡之物，大小麦面粳米等为佳"。

的饮食法。他还列举所见闻的事实，用以证明饮食宜从俭啬，提出菹酱可延年而珍馐能损寿之论。他说："关中土地，俗好俭啬，厨膳肴馐，不过酱菹而已，其人少病而寿。江南岭表，其处饶足，海陆鲑肴，无所不备，土俗多病而民早夭。北方士子，游宦至彼，遇其丰赡，以为福祐所臻，是以尊卑长幼，恣口食噉，夜常醉饱，四体热闷，赤露眠卧，宿食不消，未逾期月，大小皆病……以至于死。凡如此者，比肩皆是，惟云不习水土，不知病之所由，静言思之，可为太息者也。"虽然孙思邈所倡导的饮食主张有不少内容是与现代营养学相抵触的，但这是他在饮食方面的长寿秘诀，又是调查观察的社会实录，应当引起我们的深思。另外，孙思邈论述"房室"，同样突出一个"啬"字，他提倡节欲，力主秘啬精气。如他引述彭祖之说："上士别床，中士异被，服药百裹，不如独卧。"

孙思邈的养生方法中还有许多注意事项，如防止6个"久"（久立、久行、久坐、久卧、久视、久听），提出10个"莫"（莫强食、莫强酒、莫强举重、莫忧思、莫大怒、莫悲愁、莫大惧、莫跳踉、莫多言、莫大笑），倡导12个"少"（少思、少念、少欲、少事、少语、少笑、少愁、少乐、少喜、少怒、少好、少恶），反对12个"多"（即与12"少"相反的事）等。所有这些，总的指导思想是要将精气神的损耗降到最低限度，就是把一个"啬"字全面贯彻和具体实施到生活的各个方

面了。

忧愁易伤身而娱乐可健身，这是人所共知的常识，孙思邈却认为不管喜怒哀乐，一概以少为佳，"多笑则伤脏，多乐则意溢""忍怒以全阴，抑喜以养阳"。他对心理与生理、病理各个环节之间的密切关系，有颇为深切的了解，所以主张什么事都不能太过，过则必有所伤，"凡言伤者，亦不即觉也，谓久则损寿耳"。孙氏对于养生之道，可谓探究入微，而其关键仍在"啬"字上下功夫。

顺时而食，五脏俱养——孙思邈的食养十二论

❶ 大医智慧

正月肾气受病，肺脏气微。宜减咸酸增辛味，助肾补肺，安养胃气。勿冒冰冻，勿极温暖，早起夜卧，以缓形神。勿食生葱，损人津血。勿食生蓼，必为症痼，面起游风。勿食蛰藏之物，减折人寿。勿食虎豹狸肉，令人神魂不安。此月四日，宜拔白发，七日宜静念思真，斋戒增福，八日宜沐浴，其日忌远行。

二月肾气微，肝当正王。宜减酸增辛，助肾补肝，宜静膈去痰水，小泄皮肤微汗，以散玄冬蕴伏之气。勿食黄花菜、陈醋、茝，发痼疾。勿食大小蒜，令人气壅，关膈不通。勿食葵及鸡子，滞人血气，迮精。勿食兔及狐貉肉，令人神魂不安。此月八日，宜拔白发，九日忌食一切鱼，仙家大畏。十四日不宜远行。仲春气正，宜节酒保全真性。

三月肾气已息，心气渐临，木气正王。宜减甘增辛，补精益气，慎避西风，散体缓形，便性安泰。勿专杀伐，以顺天道。勿吃黄花菜、陈醋、茝，发症痼，起瘟疫。勿食生葵，令人气胀，化为水疾。勿食诸脾，脾神当王。勿食鸡子，令人终身昏乱。此月三日，忌食

五脏及百草心，食之天地遗殃。六日宜沐浴，十二日宜拔白发，二十七日忌远行，宜斋戒，念静思真。

……

十二月土当王，水气不行。宜减甘增苦，补心助肺，调理肾脏。勿冒霜露，勿泄津液及汗。勿食葵，化为水病。勿食薤，多发痼疾。勿食鼋鳖。

——孙思邈《摄生论》

❷ 精彩解读

药王孙思邈对食养极为注重，在《千金方》中设有"食治篇"，而且还专门写了一篇《摄生论》。下面，就为大家详细解读一下孙思邈的饮食养生法。

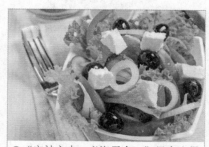

◎ "安神之本，必资于食。"只有吃得好，才能强身防病。

孙思邈饮食养生法

正月饮食要点	正月是（农历）一年的第一个月，天地的生气都逐渐开始复苏，因此称之为"发阳"。孙思邈在其《摄生论》中说，正月肾气受病，因此肺气会显得很微弱，这个时候应该少吃一些咸、酸的食物，多吃些辛辣的食物，这样才可以助肾补肺，安养胃气。 　　另外，春季为万物生发之始，阳气发越之季，故应少食油腻之物，以免助阳外泄，否则肝木生发太过，则克伤脾土。孙思邈在《千金方》中也说："春七十二日，省酸增甘，以养脾气。"强调正月饮食也应少吃酸味，多吃甜味，以养脾脏之气。可选择韭菜、香椿、百合、茼蒿、荠菜、豌豆苗、春笋、山药、藕、萝卜、荸荠、甘蔗、芋头等。
二月饮食要点	孙思邈在《摄生论》中指出，人在二月里肾气微弱，肝气旺盛，因此在饮食方面最好戒酸增辛，这样才能达到助肾补肝的目的。孙思邈还强调，二月不宜多吃黄花菜、陈醋及腌菜，否则会生痼疾；也要少食蒜，因为蒜辛辣，易使人气壅、胸闷，火毒内蕴，痹阻不通。还不能吃葵花籽、鸡蛋等，否则会导致血气滞留；也不要吃兔肉、狸肉等，否则会令人神魂不安。 　　中国传统的中医调养认为，二月养生应注意益精养肝，可选食一些科学的养肝补肾食品，如鸡肝、鸭血、猪肝、菠菜、木耳、首乌等，都是补益肝肾的上好食品，可适当多食。
三月饮食要点	孙思邈认为，三月肾气逐渐转息，心火渐渐临近，木气旺，故应减少食用甘味食物，多食辛味食物，可补益精气，使身体安康。在三月里，尤其不能吃黄花菜、陈醋及莒等，否则会发痼疾，起瘟疫；同时也不能吃生葵花，生葵花多湿多热，有毒，生食会生疮，或导致腹胀作泄。各种动物的脾、鸡蛋等，也都不可吃。 　　三月，气候还比较寒冷，人体为御寒是要消耗一定能量来维持基础体温的，营养调养还是应以高热量饮食为主，除谷类制品外，还应选用黄豆、芝麻、花生、核桃等食物，以及时补充身体所需的能量。同时，三月还需要补充优质的蛋白质食品，如鸡蛋、鱼类、虾、牛肉、鸡肉、兔肉和豆制品等。这些食物中都含有丰富的蛋氨酸，而蛋氨酸具有增强人体耐寒能力的功能。
四月饮食要点	《摄生论》中认为："四月，肝脏已病，心火渐壮。宜增酸减苦，补肾强肝，调养胃气，固密精，益筋骨……"这段话的意思也就是说，在四月初夏，应通过饮食对肝、肾、脾、胃进行补益，以达到养护心脏的目的。由于此时天气逐渐转热，人们着衣单薄，故应谨防外感，患病后不可轻易运用发汗之剂，以免汗多伤心。在饮食方面，《摄养论》中认为，四月忌吃生蒜，否则会令人多涕唾，发痰水；忌吃雏鸡肉，否则会令人生痈疽，逆元气；另外鳝鱼也不能吃，吃后损害健康。
五月饮食要点	《摄生论》中认为，到了五月，人的肝脏开始转平，而心火转旺，此时在饮食调养方面要注意减少酸味食物，多食苦味食物，因为苦味入心，可泻心火，如苦瓜、莴笋、丝瓜、苦菜、芹菜、菊花、百合、荷叶等。另外，咖啡、巧克力等，也都是比较适合在这个季节吃的食物，可达到益肝补肾、增强食欲、促进消化和清凉去火的作用。

续表

六月饮食要点	《摄生论》中认为，六月肝气微弱，而脾气旺盛，此时调养应节制饮食。饮食应适当减苦增咸，少食肥腻食品。此时，阴气内伏，暑毒外蒸，因此调养时要注意不要用凉水洗手足，不要对着风口睡觉，不要夜里纳凉，睡觉时也要盖好腹部，以免着凉，引起暴泄疾患。在饮食方面，要以温软食物为主，切记不要吃得太饱，可适当进食小米粥，对脾胃有益。
七月饮食要点	孙思邈的《摄生论》中认为，到了七月，人的肝、心二脏少气，而肺气却很旺盛，要注意多食咸味食物，少食辛辣食物，这样才可以助气补筋，滋养脾胃。《摄生论》中还认为，七月不宜吃茱萸，否则会导致气壅；不宜多吃猪肉，否则会损人神气。 在高温时期，养生要顺应夏季阳盛于外的特点，注意保护阳气，着眼于一个"长"字。饮食调养，宜清淡，不宜肥甘厚味，同时注意多食杂粮以寒其体，不可多食热性食物，以免助热。还要注意，少食冷食及瓜果，否则会损伤脾胃；而厚味肥腻之品也要少食，以免化热生风，激发疔疮之疾。 此外，七月天热，人出汗较多，因此随汗液流失的钾离子也比较多，因此要注意补充钾，如各种新鲜蔬菜和水果，蔬菜包括大葱、芹菜、毛豆等，水果则包括草莓、杏、荔枝、桃、李子等；茶叶中也含有较多的钾，故热天多饮茶，既可消暑，又能补钾，是一举两得的养生调养方法。
八月饮食要点	《摄生论》中认为，八月宜少吃苦味食品，适当进食辛味食品，以助筋补血，调养心、肝、脾、胃。同时，注意少食葱、蒜，以免伤及神气，使魂魄不安；不宜食猪肚，否则易致咳嗽；不宜食雏鸡肉，否则会伤神气。 另外，八月金秋燥气当令，易伤津液，故饮食应多以滋阴润肺为宜。《饮膳正要》中说："秋气燥，宜食麻以润其燥，禁寒饮。"还有人主张八月宜食生地粥，可以滋阴润燥。总之，八月时节，可适当进食芝麻、糯米、粳米、蜂蜜、枇杷、菠萝、乳品等柔润食物，以益胃生津。
九月饮食要点	《摄生论》中认为，进入九月，人的阳气已衰，而阴气大盛，因此饮食方面宜减苦而增甘，以补益肝肾，滋养滋味，助生元气。 九月入秋，气候开始凉爽，饮食原则应以"甘平为主"，即多吃一些有益于清肝作用的食物，少食酸性及苦味食物。中医认为，秋季多吃酸苦食物则克脾，易引起五脏不调；而多食甘平类的食物，则可增强脾胃的活动，使肝脾活动协调。诸如茭白、南瓜、莲子、桂圆、黑芝麻、红枣、核桃等，都是九月宜食的食物。茭白可降低血脂，解热毒，利二便；南瓜可润肺益气；莲子则可益脾养心，开胃安神；桂圆能治贫血、神经衰弱；黑芝麻则可补肺助脾，润肠通便；等等。注意不食姜蒜，否则会损人神气；不食葵花籽，否则会化为水病；不食狗肉，宜伤身；等等。

续表

十月饮食要点	十月，已经开始入冬，此时人的心、肺都逐渐气弱，而肾气则逐渐开始强盛，因此《摄生论》中认为，十月在饮食调养方面应注意少食辛辣食物而多吃苦味食物，以安养肾脏，强壮筋骨。 为避免血液黏稠，十月还应多食保护心脑血管的食品，如丹参、山楂、黑木耳、芹菜、红心萝卜、苦瓜、玉米、荞麦等。同时这个季节还宜多吃温补性食物和益肾食品，如羊肉、牛肉、鸡肉、狗肉、鹿茸等，以滋阴养肾。
十一月饮食要点	《摄生论》中认为，进入十一月份后，人的肾脏正旺，而心、肺开始衰微，因此此时调养，应注意补心养肺，多食对心、肺有补益功效的食物，如苦味食物，但要注意少食咸味食物，否则对心、肺不利。 从中医养生学的角度看，十一月已经进入"进补"的大好时节。按照传统的中医理论，十一月的滋补通常需补气、补血、补阴和补阳。补气食品主要指具有益气健脾功效的食物，如大米、糯米、花生、山药、胡萝卜、豆浆、鸡肉等；补血食品主要指对血虚证者有补益作用的食品，如动物肝脏、龙眼肉、荔枝肉、桑葚、黑木耳、胡萝卜、猪肉、海参、鱼类等，都有一定的补血作用；补阳食品主要指具有补阳助火、增强性功能的食物，如狗肉、羊肉、虾类、鹿肉、核桃仁、韭菜、枸杞子、鳝鱼、淡菜等；补阴食品主要指具有滋养阴液、生津润燥功效的食品，如银耳、木耳、牛奶、鸡蛋、葡萄、白菜等。同时注意不食螺蚌蟹鳖，否则会损人元气，长尸虫；不食经夏醋，否则会发头风，成水病；不食生菜，以免致人心痛。
十二月饮食宜忌	进入十二月，一年中最冷的季节，身体调养也更加重要。《摄生论》中认为，十二月，人的土气较胜，而水气衰弱，故应增补水气，少甘多苦，以补心助肺，调理肾脏。 在十二月调养应以增加热量为主，比如适当多摄入一些富含碳水化合物和脂肪的食物。当然，蛋白质也不可缺，应多食一些以优质蛋白质为主的食物，如瘦肉、鸡蛋、鱼类、乳类、豆类及其制品等。尽管冬天蔬菜较少，但也应适当进食，比如甘薯、马铃薯、圆白菜、萝卜、黄豆芽、绿豆芽、油菜等。同时，还应注意多食一些富含钾、钙、钠、铁等元素的食物，如虾皮、芝麻酱、猪肝、香蕉等，以保证身体所需的营养平衡。另外，《摄生论》中指出，十二月的饮食应注意不食葵花籽，否则会化为水病；不食薤，否则会生发痼疾；鼋鳖也不宜食用。

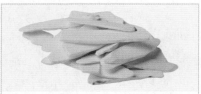

◎山药性味甘平，能补脾胃、益肺肾，尤其适用于脾肾气虚者。

❸ 健康锦囊

　　冬季是各种疾病的多发季节，因此，保健就显得至关重要，喝粥是既方便又有营养的选择。下面介绍几种可防病御寒的保健粥。

保健粥

腊八粥	取粳米和各种豆类、干果、坚果同煮。豆类中含有很多优质植物蛋白，干果则浓缩了鲜果中的营养物质，坚果含有丰富的蛋白质、维生素E和多种微量元素，可提高人体免疫力、延缓衰老。
桂圆粟米粥	桂圆肉15克，粟米100～200克。将桂圆肉洗净与粟米同煮。先用大火煮开，再用文火熬成粥。桂圆肉性味甘温，能补益心脾，养血安神，适合中老年人食用。
决明子粥	炒决明子（中药店有售）10克，大米60克，冰糖适量。先将决明子加水煎煮取汁，然后用其汁和大米同煮，成粥后加入冰糖即可。该粥清肝、明目、通便，对于目赤红肿、高血压、高血脂、习惯性便秘等症有显著效果。
鸡肉皮蛋粥	鸡肉200克，皮蛋2个，粳米200～300克，姜、葱、盐等调味品适量。先将鸡肉切成小块，加水煲成浓汁，用浓汁与粳米同煮。待粥将熟时加入切好的皮蛋和煲好的鸡肉，加适量的调味品稍煮即可。此粥有补益气血、滋养五脏、开胃生津的作用，适用于气血亏损的人。
羊肉粥	选精羊肉200克，切片，粳米或糯米200克左右，姜、葱、盐适量，同煮成羊肉粥，早晚均可食用。此粥可益气养肾、暖脾护胃。
山药栗子粥	山药15～30克，栗子50克，大枣数枚，粳米100克。栗子去壳后，与山药、大枣、粳米同煮成粥。山药性味甘平，能补脾胃、益肺肾，尤其适用于脾肾气虚者；但一次不宜多食，否则容易导致消化不良。

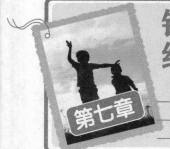

钱乙：小儿护理要仔细，百草良药把病医

◎钱乙，字仲阳，祖籍北宋浙江钱塘，后祖父北迁，遂为东平郓州（今山东郓城县）人。以儿科著名，著有《伤寒论发微》《婴孺论》《小儿药证直诀》。

第七章

❤ 孩子生病不表达，父母就得早观察

❶ 大医智慧

左腮为肝，右腮为肺，额上为心，鼻为脾，颏为肾。赤者，热也，随证治之……赤者，心热，导赤散主之……（眼睛）淡红者，心虚热，生犀散主之。青者，肝热，泻青丸主之。浅淡者补之。黄者，脾热，泻黄散主之。无精光者，肾虚，地黄丸主之。

——《小儿药证直诀》

❷ 精彩解读

钱乙的"小儿养生"法，被后代证实是科学而有实效的养生方法。钱乙曾说过："欲得小儿安，常要三分饥与寒。"就是说，小儿脏腑娇嫩，消化吸收功能还不健全，保持七分饱，脏腑就不容易受损。孩子不愿意吃饭，不必追着喂饭，孩子饿了，自然有吃的意愿。小儿元阳充足，天性好动，如果衣服过暖，容易出汗受凉，导致伤风感冒，因此，让小儿处于"七分暖"的环境中，不容易患咳嗽、哮喘等病。

钱乙在行医过程中认识到儿童的病最难诊治。他说："脉难以消息求，证不可言语取者，襁褓之婴，孩提之童，尤甚焉。"儿童脏腑柔弱，易虚易实，易寒易热，用药稍有不当，就可能使病情复杂化；另外，儿童的语言表达能力欠缺，大多数时候不能清晰地描述自己的病情，凭问诊了解情况非常难，只能靠观察。

古代医家称小儿科为哑科，认为

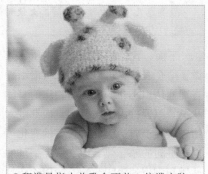

◎积滞是指小儿乳食不节，停滞中脘，食积不化所致的一种脾胃病证。

治小儿病最难。因幼小儿童还不能语言，即使能语言的儿童，亦往往词不达意。钱乙通过40余年的医疗实践，总结出了小儿的生理特点，并逐步摸索出一整套诊治方法。钱乙在实践中认识到，小儿的生理特点是"脏腑柔弱""五脏六腑，成而未全，全而未壮"，其病理特征是"易虚易实，易寒易热"。所以，要攻克小儿病这道难关，必须对小儿的生理、病理有正确而全面的认识。

一般来说，小儿早期生病的信号可从面相、精神、饮食等多方面发现。

观察小儿的面色

鼻	小儿鼻根有青筋，多为积滞。积滞是指小儿乳食不节，停滞中脘，食积不化所致的一种脾胃病证。临床以不思乳食、食而不化、腹部胀满、大便不调等为特征。 小儿乳食不知自节，或喂养不当，乳食无度，或过食肥腻生冷不消化食物，皆可损伤脾胃。胃主受纳，为水谷之海；脾主运化，为气血生化之源。若脾胃受伤，受纳运化失职，升降失调，乳食停滞，积而不消，乃成积滞。病后体虚，脾胃虚弱，也可导致乳食不化，夹滞成疾。 积滞与伤食、疳证关系密切。伤于乳食，日久不消，可变成积；积久不化，郁而生热，耗伤津液可转化成疳，故有"积为疳之母""无积不成疳"之说。有些小儿虽然年龄不大，但鼻根部却"青筋暴露"，这种情况说明其可能患有积滞或惊风之证。这类孩子多有食欲不佳、腹胀、大便不调、俯卧睡眠、夜睡不安、手脚心热、出汗、咬牙等症状。父母可帮孩子按摩四缝穴，达到消积导滞的目的。
脸色	小儿脸色土黄时，多是脾胃虚弱。脸色土黄的孩子一般有懒动、偏食、厌食、大便不调等症状，父母应注意给孩子健益脾胃，而捏脊可以督一身之气、调理脏腑、疏通经络，对于改善孩子的脾胃功能有很好的效果。
白斑	小儿脸部多白斑，多是脾胃虚弱的缘故。小儿脸部出现淡白色的粗糙斑块，许多家长或医生会误认为这是一种"癣"，其实对于儿童来讲多是由于脾胃虚弱所致。 孩子脸部以红润有光泽为佳，可是有些儿童却脸色整体发白无光泽。此类患儿多有出汗、虚胖、大便稀等症状，这也主要是肺脾气虚所致，应从健脾补肺上给予治疗。

下面，我们根据钱乙书中所述，做了一个表格，可以让大家更清晰、直观地认识小儿的舌苔与相应的身体状况。因舌苔由胃气所生，而五脏六腑皆禀气于胃，因此，舌苔的变化可反映脏腑的寒、热、虚、实，病邪的性质和病位的深浅。舌苔的望诊包括望苔色、望苔质两个部分。

苔色，即舌苔的颜色。病态的苔色主要有白苔、黄苔、灰黑苔，有时也可发生绿苔(多由白苔转化而来，常见于瘟疫、湿瘟，为湿热郁熏之征)、霉酱苔（红中发黑又兼黄色的舌苔，常见于夹食中暑或内热久郁，主湿热病日久者）。

舌苔异常预示的问题及应对措施

舌苔状况	说明的问题	应对措施
舌苔较厚	小儿的舌苔如果是厚厚的一层，表明他的肠胃有积食。	多给孩子吃些蔬菜和水果，以帮助调理肠胃。而且要少食甜腻厚味的食品，避免导致腹胀或食欲减退。
没有舌苔	说明小儿抵抗力较差、体质弱、食欲不好、消化力差、因此易容患感冒、支气管炎或腹泻等疾病。	父母要多带孩子参加一些户外活动，增强机体抵抗力，同时还要注意科学合理的膳食，使孩子能够均衡、全面地摄取所需营养。
舌苔发白	说明小儿体内可能有寒湿，而且通常伴有身寒肢冷、手足不温等现象。	注意保暖，多让孩子食用偏温性的食物，例如清淡的牛肉汤、羊肉汤、红萝卜、洋葱等，也可以吃一些如苹果、蜜橘之类性偏温性的水果。
舌苔呈黄色	表明小儿体内有食火。	需要调理孩子的饮食结构，让孩子多吃清淡食物，不要吃油腻的食品，同时一定要让孩子多喝菊花水、绿豆汤等。

听孩子的哭声

本能	一般来说，小儿哭闹有3种原因。一是本能地哭。本能地哭通常是小儿，特别是三岁以下的小儿睡醒之后的"工作"，嗓音不嘶不哑，有节奏并充满力量。此时，小儿呼吸正常，面色红润，无痛苦表情，精神和饮食也没有异常。这种哭对小儿的肺泡膨胀和呼吸肌的运动很有好处，父母可轻轻地拍拍他，和他说说话，或将他抱起来逗玩，小儿的哭声会慢慢停止。
有病哭闹	二是有病哭闹。小儿患病了当然也会哭，病症不同，哭声往往也不一样。 口腔炎、鹅口疮、口腔溃疡等引起的哭泣往往是小儿边吃奶边哭，有时还会拒绝吃奶。以鹅口疮为例，应检查小儿口腔黏膜是否出现乳白色，如微微高起的斑膜，周围无炎症反应，形似奶块，无痛感，擦去斑膜后，可见下方有不出血的红色创面，斑膜面积大小不等，可出现在舌、颊、腭或唇内黏膜上，白色的斑块不易用棉棒或湿纱布擦掉。 肠套叠等外科急症往往会使小儿突然啼哭，哭声紧迫，声调高亢，脸色苍白，表情痛苦，有时伴有出汗、呕吐、便血等症状，且隔几分钟又再哭，这时，需要马上将小儿送医院救治。 功能性腹痛引起的哭泣多发生在傍晚，小儿往往烦躁不安，严重时哭声剧烈，但几分钟后可能停止，这可能是腹中有了胀气所致。 急性咽喉炎也能引起小儿哭泣，但哭声往往嘶哑。 胸部有疾病时会引起小儿尖声短促的哭闹，并伴有两眼发呆。 颅脑有疾病时会引起小儿尖叫，并伴有喷射状呕吐。

续表

无病哭闹	三是无病哭闹。小儿哭闹还可能是要求没有得到满足时向父母发出的信号，例如肚子饿了、尿布湿了、口渴了等。

观察小儿的睡眠

撩衣蹬被	入睡后撩衣蹬被，并伴有两颧及口唇发红、口渴喜饮或手足心发热等症状，中医认为是阴虚肺热所致。
面朝下，屁股高抬	入睡后面朝下，屁股高抬，并伴有口腔溃疡、烦躁、惊恐不安等症状。中医认为"心经热则伏卧"，这常常是小儿患各种急性热病后余热未净所致。
翻来覆去，反复折腾	入睡后翻来覆去，反复折腾，常伴有口臭气促、腹部胀满、口干、口唇发红、舌苔黄厚、大便干燥等症状。中医认为这是胃有宿食的缘故，治疗原则应以消食导滞为主。
四肢抖动，一惊一乍	入睡后四肢抖动，一惊一乍，则多是白天过于疲劳或精神受了过强的刺激所引起的。
哭闹不停，时常摇头，用手抓耳	睡眠时哭闹不停，时常摇头，用手抓耳，有时还伴有发烧，可能是小儿患有外耳道炎、湿疹或是中耳炎。
用手搔抓屁股	入睡后用手去搔抓屁股，多由于小儿患有蛲虫病。
仰卧睡眠时，鼾声不止，张口呼吸	熟睡时，特别是仰卧睡眠时，鼾声不止，张口呼吸，这是因为小儿增殖体、扁桃体肥大影响呼吸所致。

细心的父母要及时发现孩子睡态的异常，防止疾病的发生。

观察小儿的精神状况

疾病	一般来说，健康的小儿精神饱满，两眼有神，容易适应陌生环境，而生病的孩子情绪往往也会出现异常，如烦躁不安、面色发红、口唇干燥，表示发热；目光呆滞、两眼直视、两手握拳，常是惊厥预兆。哭声无力或一声不哭，往往表示疾病严重。
观察	孩子年龄小，很多时候不能清楚地表达自己的情绪，这就需要父母平时多观察孩子，弄清楚孩子为什么哭、为什么闹、为什么脸色苍白、为什么舌苔发白等，从生活的点点滴滴关心帮助孩子，保证他们的健康。

小儿大小便异常所预示的问题

大小便状况	所预示的问题
小便次数多，量少，小便时哭闹。	可能尿道有炎症。
小便金黄色或橘黄色。	可能受B族维生素、小檗碱、呋喃唑酮等药物的影响。
小便啤酒色或尿色发红	多见于肾炎，本病多见于3~8岁的小儿，2岁以下少见，有的新生儿可由于尿酸盐结晶将尿布染红，不算病态。
小便棕黄色或浓茶色，黄色沾在便盆上，泡沫也发黄。	多见于黄疸型肝炎。
小便乳白混浊。	如加热后变清则为正常现象，加热后变得更加混浊则不正常。
小便放置片刻有白色沉淀。	如果孩子一切正常，尿检查除盐类结晶外，无其他异常，不属病态。多喝水，少吃蔬菜、水果等含无机盐多的食物，沉淀即会消失。
大便灰白色，同时伴有眼珠发白和皮肤黄色。	可能为胆道梗阻或胆汁黏稠或肝炎。
大便黑色。	可能是胃或肠道上部出血或用于防治贫血的铁剂药物所致。
大便带鲜红血丝。	可能是大便干燥，肛门周围皮肤破裂。
大便小豆汤样。	可能为出血性小肠炎，这种情况多发生于早产儿。
大便淡黄色，呈糊状，外观油润，内含较多的奶瓣和脂肪小滴，漂在水面上，大便量和排便次数多。	为脂肪消化不良。
大便黄褐色稀水样，有奶瓣，有刺鼻的臭鸡蛋味。	为蛋白质消化不良。
大便蛋花汤样，泡沫多，酸味重，量多。	为碳水化合物消化不良。
大便次数多，量少，绿色或黄绿色，带有透明丝状黏液；孩子有饥饿表现。	为奶量不足，饥饿所致。

③ 健康锦囊

在中医名著《黄帝内经》中有这样的论述："五脏化液，心为汗，肺为涕，肝为泪，脾为涎，肾为唾。"也就是说，如果一个人出汗异常可以从心脏上找毛病，鼻涕多了要看肺是不是出现了问题，眼泪不正常要从肝上找根源，口水和唾沫多了就要从脾肾上找原因。

在生活中，很多小儿特别爱流口水，如果年龄很小那是正常现象，但是假如已经七八岁了还在流口水，就说明孩子脾虚，因为脾主肉。因为脾虚，所以嘴角不紧，不能抑制口水外流，这时候家长就应抓紧时间给孩子补脾。

补脾的食物有番茄、红萝卜、白萝卜、莲藕、甘蓝等。

番茄：又名西红柿。味甘酸，性微寒，有健脾开胃、生津止渴之功，用于食欲不振、热病、口渴等。

红萝卜：味甘，性平微凉，有健脾化湿、润肠通便之效，用于便秘、久痢、肠胃不适、消化不良等。

白萝卜：又名莱菔。味辛甘，性凉。有宽中下气、消食化痰之功。用于食积不消、脘腹胀痛等。

莲藕：味甘，熟用性微温，有补益脾胃、止泻之功，用于脾胃虚弱、食欲不振、呕吐反胃、腹泻等。

甘蓝：又名蓝菜、包心菜。味甘，性平，能益脾和胃、缓急止痛，用于脾胃不和、脘腹拘急疼痛、胃及十二指肠溃疡。

小儿口水多了不好，那么口水少了是不是就健康呢？答案是否定的。如果小儿的嘴里总是干干的，就说明小儿的津液不足，这是内燥的表现。这时候家长应该让孩子多喝水，多吃酸味的食物和水果，如苹果、梨、葡萄等都是不错的选择。

另外，如果小儿的唾液特别多、很黏稠，而且口中还伴有苦味，则说明是脾热，这时候父母一定不要让孩子吃辛辣的食物，牛羊肉也要尽量少吃，但可以给孩子吃一些清脾热的药物，如栀子、连翘等。

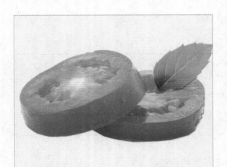
◎西红柿有健脾开胃、生津止渴之功，用于食欲不振、热病、口渴等。

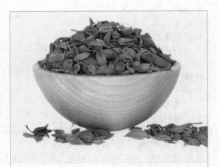
◎脾热可以给孩子吃一些清脾热的药物，如栀子、连翘等。

小儿进补辨虚实，蛮补无异于"拔苗助长"

① 大医智慧

更当别虚实证。假如肺病又见肝证，切牙多呵欠者，易治，肝虚不能胜肺故也。若目直，大叫哭，项急烦闷者，难治。盖肺病久则虚冷，肝强实而反胜肺，视病之邪久虚实，虚则补母，实则泻子……热证疏利或解化后，无虚证，勿温补，热必随生。

——《小儿药证直诀》

② 精彩解读

钱乙结合小儿得病后"易虚易实，易寒易热"的病理特点，强调以"柔润"为原则，呵护小儿正气，侧重小儿脾胃和肾脏的调养，反对"痛击""蛮补"。

然而，现在的家长却对此一无所知，一旦孩子生病了就给孩子大补特补。曾有这样一个例子：一位年轻妈妈因为2岁的孩子经常生病，就用东北人参炖鸡，想让孩子补一补。没想到，孩子吃下去3小时后就大哭大闹，

还出现呕吐和出鼻血的症状，送到医院才知道孩子是人参中毒，抢救了半天才捡回一条命。

一棵小树，因为它长不高就拼命给它施肥，那么它可能连生命都会受到威胁；一粒种子，因为它不能很快发芽就不停地给它浇水，那么它可能因涝而亡；同样，一个孩子因为体弱、厌食、长不高等原因就给他盲目进补，那么他原本健康的身体可能由此变糟。

中医所说的"补"是对"虚"而言的。对于身体健康的儿童来说，则没有进补的必要。

每个儿童都有自己的生长规律，"蛮补"的效果无异于"拔苗助长"。此外，还有一些家长平时也喜欢给孩子补各式各样的营养，对处于生长期的儿童来说，只要吃得科学合理，就有利于机体和智力的成长发育。但现在的儿童却存在补之过甚的问题，大部分家长还不知道，儿童"过补"也容易产生一系列儿童病症。

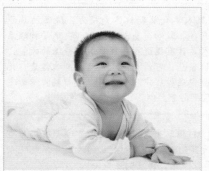

◎中医所说的"补"是对"虚"而言的，对于身体健康的儿童来说，则没有进补的必要。

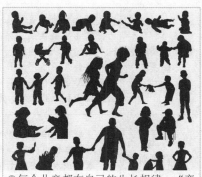

◎每个儿童都有自己的生长规律，"蛮补"的效果无异于"拔苗助长"。

"过补"易产生的病症

补钙过多易患低血压	如今，"补钙"已经被口号化了，似乎中国人个个都缺钙，这就造成了补钙过量。钙在自然界普遍存在，在食物中含量丰富，是地球上排名第五的元素，只要正常饮食，正常沐浴阳光，一般不会缺钙。 缺钙的儿童应该在医生指导下合理补钙，不宜补得过多。因为医学研究认为，儿童补钙过多易患低血压，并且日后有患心脏病的危险。
补锌过多易出现锌中毒	锌存在于众多的酶系中，如碳酸酐酶、呼吸酶、乳酸脱氢酶、超氧化物歧化酶、碱性磷酸酶、DNA和RNA聚中酶，为核酸、蛋白质、碳水化合物的合成和维生素A的利用所必需。锌具有促进生长发育、改善味觉的作用。锌缺乏时会出现味觉、嗅觉差，厌食，生长与智力发育低于正常水平。 儿童补锌必须有医生的检查指导，才能确保安全。因为补锌过量会造成锌中毒，其表现为食欲减退、上腹疼痛、精神不振，甚至造成急性肾衰竭。
吃糖过多易患"儿童嗜糖精神烦躁症"	此症表现为情绪不稳定，爱哭闹，好发脾气，易冲动，睡眠差，常在梦中惊醒，注意力不集中，学习成绩下降、面色苍白，抵抗力降低，易患感冒、肺炎等病。此外还会引起腹泻、腹胀、厌食、呕吐、消化不良、水肿、肥胖症、糖尿病、心血管疾病、龋齿等。
吃鸡蛋过多易致腹泻和维生素D缺乏症	鸡蛋营养丰富，但并不是吃得越多越好。其实儿童每天吃1个鸡蛋就足够了，过量肠胃便难以负担，导致消化吸收功能的障碍，引起消化不良与营养不良。此外，鸡蛋还有发酵特性，如儿童皮肤生疮化脓，吃了鸡蛋会使化脓加剧。一两岁的儿童，体内各器官都很娇嫩、脆弱，尤其是消化器官，更经不起刺激，故不宜多吃鸡蛋。
滥用人参影响身心健康	身体健康的儿童如果滥服人参会削弱机体免疫力，降低抗病能力，容易感染疾病，并出现兴奋、激动、易怒、烦躁、失眠等神经系统亢奋的症状。同时，由于人参具有促进人体性腺激素分泌的效能，又可导致儿童性早熟和引起性骚乱，可严重影响儿童的身心健康。儿童如服参过量，还会引起大脑皮层神经中枢的麻痹，使心脏收缩力减弱，血压和血糖降低，严重危及儿童生命。
补鱼肝油过多易得高钙血症	鱼肝油内含丰富的维生素D和维生素A。如果儿童过量服用维生素D，机体钙吸收增加会导致高钙血症，这种症状的表现是不想吃东西，表情淡漠，皮肤干燥，多饮多尿，体重明显减轻。

❸ 健康锦囊

有如下状况的小儿可以考虑进补：

（1）4周岁以上体虚的小儿；

（2）呼吸道反复感染，包括经常感冒、咳嗽，多次罹患支气管炎、肺炎的患儿；

（3）支气管哮喘反复发作的患儿；

（4）形瘦面黄、食欲不振、身材矮小、大便溏薄的患儿；

（5）患有过敏性疾病、汗症、遗尿和生长发育迟缓的患儿；

（6）患急性病或慢性病后体质虚弱，如患过肾病、心肌炎之后的小儿。

其实，对于儿童来说，三餐营养的科学合理搭配才是最重要的。俗话说："药补不如食补。"因此，冬天可以多食用红枣、莲子、糯米、山药、龙眼肉和藕等；鸡、鸭、鱼、肉、蛋和奶等都是高蛋白、高脂肪的食物，适当食用可以增加热量；还有香菇、木耳(黑、白)、鸽肉、黄鳝、大豆和板栗等。同时，做到荤素搭配，宜多吃蔬菜和水果以及维生素、纤维素丰富的粮食、淀粉之类的食品。用红枣、太子参和桂圆汤等来调补是最适合小儿的。

同时，冬令进补必须根据体质，因病因人对症用药，才能收到良好的效果。对易患感冒、咳嗽的儿童，可以用黄芪、百合、胡桃仁和甜杏仁熬粥，有补气益肺的作用；对于厌食的儿童，可用山药、粳米等熬粥，有健脾开胃的作用；食用鸽肉、虾米有强身健肾的作用；儿童在冬季适量吃些硬壳类食品，如胡桃、栗子和松子仁，有益智健脑的作用。

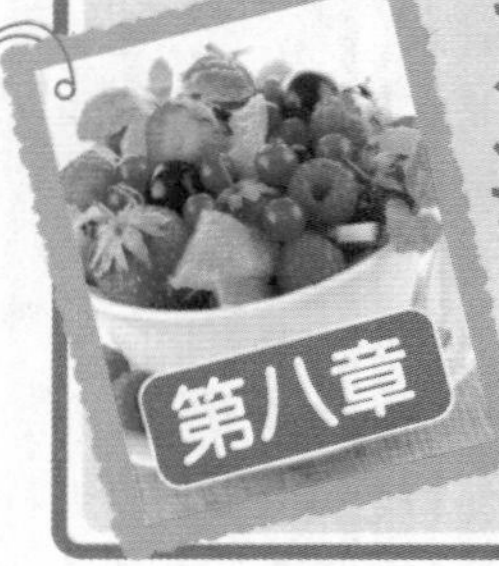

第八章

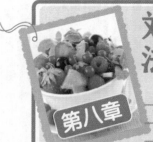

刘完素：老幼青壮养有法，三消诸病治有方

◎刘完素，字守真，号守真子，别号通玄处士，约生活于1110—1209年，因长年居于河间（今河北省河间市），人称“河间先生”或“刘河间”。

“养、治、保、延”四位一体，益寿延年保一生平安

❶ 大医智慧

六岁至十六岁者，和气如春，日渐滋长，内无思想之患，外无爱慕之劳，血气未成，不胜寒暑，和之违也。肤腠疏薄，易受感冒，和之伤也。父母爱之，食饮过伤，其治之道：节饮食，适寒暑，宜防微杜渐，行巡尉之法，用养性之药，以全其真……七十岁至百岁者，和气如冬，五脏空洞，犹蜕之蝉，精神浮荡，筋骨沮弛，和之违也。触物易伤，衣饮浓薄，和之伤也，大寒震栗，大暑煎燔。其治之道：餐精华，处奥庭，行相传之道，燮理阴阳，周流和气，宜延年之药，以全其真。夫如是则调御中节，治疗得宜，阴阳协和，荣卫流畅，凡厥有生，同跻寿域矣乎。

——《素问病机气宜保命集》

❷ 精彩解读

养生，不是一朝一夕的事情，不是一蹴而就的事情。没有持之以恒的精神，没有未雨绸缪的打算，在年高岁晚、身体素质大幅下降的情况下，希望能够亡羊补牢，这是不切实际的。养生只能而且必须从少年起，从“未病”时起，为身体打好健康的基础，提高自身与病魔抗衡的实力，才能事半功倍，健康长寿。

在人的一生中，各种因素都会影响最终寿限，因此，养生必须贯穿人生的始终。中国古代养生家非常重视整体养生法，刘完素就提出了人一生“养、治、保、延”的摄生思想。

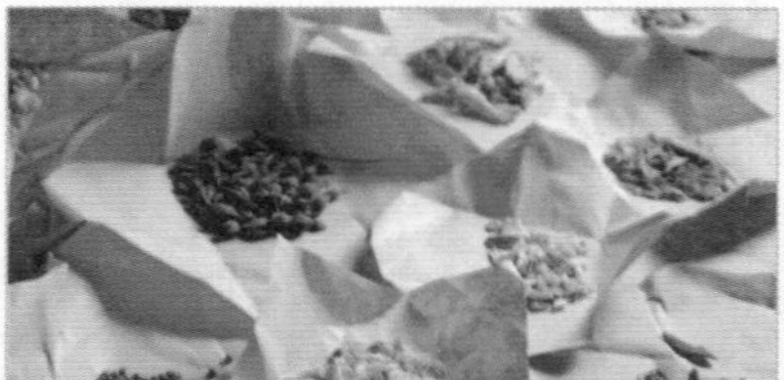

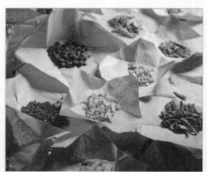

◎刘完素治疗疾病时善用寒凉之药，一改宋代滥用温燥药物之偏弊，自成一家。

刘完素在《素问病机气宜保命集》中指出："人欲抗御早衰，尽终天年，应从小入手，苟能注重摄养，可收防微杜渐之功。"他根据人生各个时期的身体状况，采取相应的养真保命措施，提出了少年宜养、青壮年宜治、老年宜保、耄年宜延四位一体的综合益寿法。

综合益寿法

少年宜养	刘完素认为："六岁至十六岁，和气如春，日渐滋长。"也就是说少年如春，生机旺盛，成长迅速。但由于"少年血气未成，不胜寒暑，和之伤也，父母爱之，食欲过伤"，意思是少年时期，脏腑娇嫩，气血还不够充盈，加上因年龄阅历的原因少不更事，寒暖不能够自己把握调度，饮食不能够做到自我节制，再加上父母对孩子的溺爱，难免会发生饮食过量的情况，所以少年时期的疾病特点多是"外感六淫"和"内伤饮食"所致。为此，刘完素提出"其治之道：节饮食，适寒暑，宜防微杜渐，用养性之药，以全其真"。
青壮年宜治	人的成年时期是一生中的兴旺阶段，对于"二十岁至五十岁"的青壮年，刘完素认为"和气如夏，精神鼎盛"，在这一时期身体的各个方面发育已经成熟，脏腑组织功能活动也处于较高的水平。但刘完素又提醒道，青壮年往往"内有思想之患，外有爱慕之劳，血气方刚，不畏寒暑……劳伤筋骨，冒犯八邪……以酒为浆，醉以入房"。意思是说人至青壮年，虽然机体壮盛，但如果喜怒无节、劳累过度、不避外邪、肆意饮酒、醉以入房，就会引起体内阴阳气血的失调、脏腑功能的紊乱，损精耗气，导致早衰。为此，他提出"其治之道：辨八邪，分劳佚……宜治病之药，当减其毒，以全其真"。就是说：人在青壮年时期应该注意外避八邪，内调精神，劳逸有度，饮食有节，惜精爱气，以防疾病的发生。如果不慎患病，用药治病也须顾及真气，不宜服用过于猛烈或有毒副作用的药品，以达到祛疾全真、保命益寿的目的。
老年宜保	对于"五十岁至七十岁"的老年人，这时候由于"和气如秋，精耗血衰，血气凝泣"，人体脏腑组织功能下降，机体开始衰退，"形体伤惫……百骸疏漏，风邪易乘，和之伤也"，"风雨晦明"，"饮食迟进"，"思虑无穷"，以致气血运行受阻，精、气、神都呈现出衰弱现象。为此，刘完素提出"其治之道：顺神养精，调腑和脏，行内恤外护，宜保命之药，以全其真"。推究其意，就是说在日常生活中饮食起居方面要做到内养精、气、神，以抚恤疲惫衰老的躯体；外护皮、肤、骨，以避免风雨晦明之邪的侵袭。对于疾病的治疗更应该慎用攻伐之品，即便要用药品，也要用养真保命之药，以求全真益寿。
耄年宜延	对于"七十岁至百岁"的耄耋之人来说，这个时间段由于"和气如冬，五脏空洞，犹蜕之蝉，精神浮荡，筋骨沮弛"，不管是内在还是外在，都呈现出一派风烛残年、噤若寒蝉的生机闲残的现象，这主要是由于人体内的脏腑空虚，精神浮散，才会致使机体对内外环境的适应能力明显下降，导致"触物易伤，衣饮厚薄，和之伤也，大寒震栗，大暑煎燔"的现象。为此，刘完素提出了"其治之道：餐精华，处奥庭，变理阴阳，周流和气，宜延年之药，以全其真"。他主张这个时候的高年之人，在日常生活当中饮食要做到精细而富有营养，居住的地方要幽静而安全，再加上日常能够调息精气，酌服益寿之药，协调阴阳，这样就可使高岁之人能够尽享天年了。

阴阳调和，五脏俱荣——刘完素推荐的补养良方

❶ 大医智慧

诸寒收引，皆属于肾。肾者，少阴也，少阴者，至阴也，至者，为极也。少阴者，冬脉所旺，居北而属水，为寒，为归藏，为周密。寒中收引拘缩，寒之用也……阴阳停则和，偏则病。如阳气暴绝，阴气独胜，则为寒证；阴气暴绝，阳气独胜，则为热证。经曰：阳胜阴虚，汗之而死；阴胜阳虚，下之而死。

——《黄帝素问宣明论方》

❷ 精彩解读

中医认为，"虚者补之"。适当进补对人体或脏器在受到损伤或发生病变的情况下，具有某种程度的代偿和增益作用。刘完素认为，进补就是用药物来调和阴阳，以达到身心健康目的的一种方法。在他的《黄帝素问宣明论方》中，记录了很多进补的方子，下面选择几种介绍给大家。

进补方

内固丹	【组成】肉苁蓉（酒浸）、茴香（炒）各一两，补骨脂、葫芦巴（炒）、巴戟（去心）、黑附子（炮）、川楝子、胡桃仁（面炒）各四两。 【用法】上为末，研胡桃仁为膏，余药末和匀，酒、面糊为丸，如桐子大，每服十九至三十九，温酒、盐汤下，食前。虚者加至五六十九。 【功效】补养肾气，调和脾脏。寿高者常服，筋骨劲健，浑如壮士。此药明目补肾乌发，进美食，空心。
金丹	【组成】龙骨（水飞）、菟丝子各一两，补骨脂、韭子、泽泻、牡蛎各半两，麝香少许。 【用法】上为末，酒、面糊为丸，如桐子大，每服三十九，温酒下，空心食前，日三服。 【功效】治男子本脏虚冷，夜梦鬼交者。
调中丸	【组成】青皮、红皮各一两，大黄二两，牵牛三两。 【用法】上为细末，滴水和丸，如桐子大，每服三二十九，温水下，空心食前。 【功效】治脾胃虚，止呕吐，宽利胸膈。
水中金丹	【组成】阳起石（研）、木香、乳香（研）、青盐各二分，茴香（炒）、骨碎补（炒）、杜仲（去皮，以生姜汁炙汁尽）各半两，白龙骨（紧者，捶碎，绢袋盛，大豆蒸熟，取出，焙干）一两，黄犬肾（酒一升，煮熟，切作片子，焙，入白茯苓一两，与肾为末）一对。 【用法】上为细末，酒、面糊和丸，如皂子大，每服二九，温酒下，空心。忌房事。 【功效】治元脏气虚不足，梦寐阴人，走失精气。

续表

丁香附子散	【组成】附子一两，母丁香四十九个，生姜半斤（取自然汁半碗）。 【用法】上用附子开孔四十九，以丁香置上而填内，将生姜汁用文武火熬尽，又用大萝卜一个，取一穴子，入附子，又填内，将萝卜盖之，又用文武桑柴火烧，香熟为度。取出，切附子作片子，焙干，捣为细末。每服一钱，米汤一盏调下，日进三服。 【功效】治脾胃虚弱，胸膈痞结，吐逆不止。
何首乌丸	【组成】何首乌半斤，肉苁蓉六两，牛膝四两。 【用法】上将何首乌半斤，用枣一层隔何首乌，瓶内蒸枣软用，切、焙，同为末，枣肉和丸，如桐子大，每服五七丸，嚼马楝子服，酒送，食前，一服加一丸，日三服。至四十九即止，却减丸数。 【功效】治男子元脏虚损，填精，发白再黑。
煨肾丸	【组成】川楝子、马楝花、补骨脂、葫芦巴、茴香（炒）各等份。 【组成】上除茴香外，四味酒浸，同为末，煮面糊为丸，如桐子大，每服十九至二十九，温酒下，空心食前。 【组成】治男子腰膝痛，夜多小便者。
神仙楮实丸	【组成】楮实子（淅去泥，微炒）一升，官桂（去皮）四两，牛膝（酒浸三日）半斤，干姜（炮）三两。 【用法】上为末，酒、面糊为丸，如桐子大，每服二十九，温酒，空心食前，盐汤亦得。 【功效】治积冷气冲心胸及背，有蛔虫疼痛，痔癣气块，心腹胀满，两肋气急，食不消化，上逆气奔于心，并疝气下坠，饮食不得，吐水呕逆，上气咳嗽，眼花少力，心虚健忘等疾。坐则思睡，起则头眩，男子冷气，腰痛膝痛，冷痹风顽，阴汗盗汗，夜多小便，泻痢，阳道衰弱，妇人月水不通，小便冷痛，赤白带下，一切冷疾，无问大小。能明目，益力轻身，补髓益精。

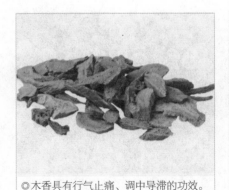
◎木香具有行气止痛、调中导滞的功效。

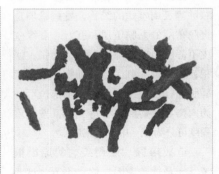
◎肉苁蓉具有补肾阳、益精血、润肠通便的功效。

张从正：根治疮痈肿痛，身边处处是良方

◎张从正著作《儒门事亲》一书，共十五卷，所载内容包括内、外、妇、儿、五官、针灸等各科。

♥ 痔疮、肛漏、肛裂，张从正给您推荐痔漏四方

① 大医智慧

夫痔漏肿痛，《黄帝内经》曰：因而大饱，筋脉横解，肠澼为痔。痔而不愈，变而为漏，同治湿法而治之。可先用导水丸、禹功散；泻讫，次服枳壳丸、木香槟榔丸；更加以葵羹、菠菜、猪羊血等，通利肠胃。大忌房室，鸡、鱼、酒、醋等物勿食之。

——《儒门事亲》

② 精彩解读

痔漏是痔疮、肛漏、肛裂、肛周脓肿等肛周疾病的统称，发病机理是直肠末端的黏膜下层和肛管、肛缘壁皮下静脉血回流障碍，形成曲张、瘀积，慢性炎症刺激组织细胞，形成像静脉瘤样团块组织。按发生部位可分为内痔、外痔和混合痔三种，按轻重程度可分为轻、中、重三度。

造成痔漏、肛周疾病的原因很多，一是饮食原因，饮食不节，过多食用辛辣等刺激性食物；二是长期便秘，大便不畅，久泻，久痢等；三是长期负重行走，久坐，久站等；四是女性妊娠、分娩导致肛周静脉曲张等。痔漏肛周疾病虽说不是危及生命的重病、大病，但长期及反复性感冒给人们带来了极大的痛苦，还会严重影响人们的身心健康。

对于本病，"金元四大家"之一的张从正有导水丸、禹功散、枳壳丸、木香槟榔丸四个方子进行调治。他认为："痔而不愈，变而为漏，同治湿法而治之。可先用导水丸、禹功

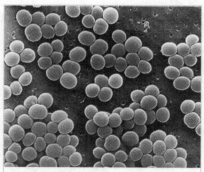

◎痈疮是指葡萄球菌侵害多个毛囊和皮脂腺而发生的感染。

散；泻讫，次服枳壳丸、木香槟榔丸。"除了服用汤药之外，张从正认为食疗及日常保健也很重要。他认为："葵羹、菠菜、猪羊血等，通利肠胃。大忌房室，鸡、鱼、酒、醋等物勿食之。"有些好的方子在其专著《儒门事亲》中有记载，下面介绍给大家。

痔漏四方

导水丸	【组成】大黄二两，黄芩二两，滑石四两，黑牵牛（另取头末）四两。 【用法】上为细末，滴水丸梧桐子大。每服五十丸，或加至百丸，临卧温水下。
禹功散	【组成】黑牵牛（头末）四两，茴香（炒，或加木香一两）一两。 【用法】上为细末。以生姜自然汁调一二钱，临卧服。
枳壳丸	【组成】商枳壳（麸炒）一两，牵牛（头末）四两。 【用法】上为细末，水丸如桐子大。每服三十丸，食前，温酒或生姜汤下。
木香槟榔丸	【组成】木香、槟榔、青皮、陈皮、广术（烧）、黄连（麸炒）各一两，黄柏、大黄各三两，香附子（炒）、牵牛各四两。 【用法】上为细末，水丸如小豆大。每服三十丸，食后，生姜汤送下。

❸ 健康锦囊

痔漏是指痔疮合并肛漏者。明代医学家方贤《奇效良方》卷五十一："初生肛边成，不破者曰痔，破溃而出脓血、黄水，浸淫淋沥而久不止者曰漏也。"证治可参见痔及肛漏条。

痔与漏为见于肛门内外的两种不同性状的疾患。凡肛门内外生有小肉突起为痔。凡孔窍内生管，出水不止者为漏；生于肛门部的为肛漏，又名痔瘘。

痔漏的成因：痔多由饮食炙煿，饮酒过量，外感六淫，内伤情志，以致阴阳失调，脏腑本虚，气血亏损。所谓"因而饱食，筋脉横解，肠澼为痔"。漏则由"陷脉为瘘，留连肉腠，因疮穿脓汁不尽，复感七情四气而成"。

对治痔漏，民间也有许多奇效方，选录几则，仅供大家学习与参考。

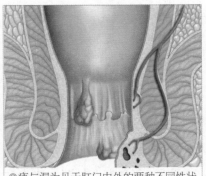

◎痔与漏为见于肛门内外的两种不同性状的疾患。

民间奇效方

痔漏疼痛	用田螺1枚，针刺破后，加入白矾末，埋藏一夜，取出，以螺内汁水涂患处，立能止痛。
肠风痔漏、脱肛泻血，长期不愈	用萆薢、贯众（去土）各等份为末。每服三钱，空腹服，温酒送下。此方名"如圣散"。
治痔漏脱肛	用丝瓜烧灰，多年石灰、雄黄各五钱，共研为末，以猪胆、鸡蛋清及香油调药敷贴，直至脱肠收上。
痔漏肿痛	用荆芥煮汤，每日洗痛处。
年久痔漏	用乌龟2～3个，煮取肉，加茴香、葱、酱，常吃，忌食糟、醋等热物。
痫疽痔漏	用蛴螬研末敷涂。每天1次。
诸毒痔漏，久不结痂	用生姜连皮切成大片，涂白矾末，炙焦，研细，敷患处。
痈前痔漏的治疗便方	用水煮白棘根汁洗搽。
神茧散（古方）治诸痔有神效	蚕茧内，入男子指甲，以满为度，外面用童子发缚裹，烧存性，蜜调敷之，仍于腊月八日，取黑牛胆，入槐角子，以满为度，百日开用，空心酒吞十余粒，极妙。

❤ 藏用丸内服，阳起石散外敷，解除背痈之痛

❶ 大医智慧

夫背疮初发，便可用藏用丸、玉烛散，大作剂料，下脏腑一二十行；次以针于肿处乱刺血出，如此者三；后以阳起石散敷之。不可便服内托散，内犯官桂，更用酒煎。男子以背为阳，更以热投热，无乃太热乎？如疮少愈，或疮口未合，疮痂未敛，风痒时作，可服内托散，以辟风邪耳！

——《儒门事亲》

❷ 精彩解读

背疽，又称为"背痈"，是发生于背部的感染性疾患，因患者用手反搭，可触摸到病灶，故名"搭背"，俗称"背花"，又称"搭手"，现代医学统称化脓性感染。

现代医学认为，背痈的发病原因是抗病能力低下，或糖尿病日久失治，或金黄色葡萄球菌乘虚侵入毛囊，沿皮下脂肪柱蔓延至皮下组织，受感染的毛囊与皮质腺相互融合，进而形成痈毒。

祖国医学认为，是因湿热内生、肾水亏损、阴虚火盛、内蕴火毒、荣卫不从、逆于肉理，素体阴虚、过食厚味，阳气清浮、热盛则肉腐成脓。

背痈的典型症状是，未溃者背部病灶处红肿高大，质地较硬、边缘

清楚、疼痛剧烈、壮热畏寒、口渴、恶心呕吐、神志恍惚、食后即吐、咳嗽、胸痛。已溃者先渗黄白稠脓，次流桃花色脓，再出淡红色水液，有热象，疼痛随脓出而减，四周硬块渐消、腐肉日脱、新肉渐出。

对于背痛的治疗，张从正认为："夫背疮初发，便可用藏用丸、玉烛散，大作剂料，下脏腑一二十行；次以针于肿痛处乱刺血出，如此者三；后以阳起石散敷之。不可便服内托散，内犯官桂，更用酒煎。男子以背为阳，更以热投热，无乃太热乎？如疮少愈，或疮口未合，疮痂未敛，风痒时作，可服内托散，以辟风邪耳！"张从正所说几个方子，在《儒门事亲》中都有记载，下面介绍给大家。

❸ 健康锦囊

对于背痈的防治，在日常生活中可从以下几个方面着手。

治背疽方

藏用丸
【组成】大黄、黄芩各二两，滑石、黑牵牛各四两。
【用法】上为末，水丸，桐子大。每服五七十丸，食后温水下。

内托散
【组成】大黄、牡蛎各半两，甘草三钱，瓜蒌二个。
【用法】上为末，水一大盏，煎三五沸。去滓，露冷服。

玉烛散
【组成】四物汤、承气汤、朴硝各等分。
【用法】水煎，去滓，食前服之。

阳起石散
【组成】阳起石（烧）。
【用法】上研末，新水调涂肿痛处。

背痛的防治

坚持运动	虽然背很疼，但还是要坚持运动，只不过需要小心一点。这样疼痛的部位就可以保持血液畅通，这是使受损伤的部位康复的先决条件。
冷敷	将冰块包裹在一条潮湿的浴巾或毛巾之中，然后将之敷在疼痛的部位上，每隔2小时重复一次。这种治疗方法对急性剧痛有较好的疗效，冷敷可以促进血液循环，从而使肌肉放松，消除痉挛。
床上治疗	虽然运动是缓解背痛的最好方法，但在静卧时，通过一些小工具，也可以缓解疼痛。你可以采取下列方法：在平卧时把两脚翘高，小腿平放并用几个垫子垫高，在颈下垫上一块卷起来的毛巾，在腋窝下面垫上一个折叠起来的被单，这种姿势有助于缓解背部肌肉的紧张感。

续表

热敷	对于慢性背部疼痛，热敷比冷敷疗效更佳。你可以在洗澡时，利用淋浴喷头喷出的热水，将其对准疼痛部位；如果你家中有浴缸，也可泡个热水澡，这些都是治疗慢性背痛的妙方。此外，你也可使用红外线灯来照射患处，它也可以促进局部的血液循环，从而缓解和消除背痛。
按摩	对于缓解背部的疼痛，可采用从轻到重的按摩方法。你可以用一个网球沿着疼痛部位滚动，这样就能使肌肉得到放松。按摩可以激活皮肤感受器，立即给神经系统发出消除疼痛的信号。 　　用手的不同部位着力，紧贴在皮肤上，作来回直线的摩动为擦法，具有温经通络、行气活血、镇静止痛、提高皮肤温度、增强关节韧带的柔韧性等作用。轻擦法多用于按摩开始和结束时，以减轻疼痛或不适感，重擦法多用于其他手法之间。 　　此外，使用含有薰衣草精华的按摩油按摩患部，也可以收到异曲同工的效果。
注意保养软组织	身体中的软组织，也就是医学上说的结缔组织，对于机体的新陈代谢有着重要的作用，它负责将养分输送给骨骼、肌肉和椎间盘，所以结缔组织的好坏，对于背部的健康也有着重要的作用。在日常生活中要多饮水、多吃富含维生素的食物，因为这样可以加速代谢废物的排出，从而有助于保持结缔组织的健康。其次，还要注意避免过多酸性食物的摄入，如肉类、酒精和糖，因为它们会使结缔组织变得没有弹性并容易引发炎症。
正确呼吸	正确呼吸法，也是自主放松背部肌肉的妙方。自然的深吸气和深呼气有助于缓解和消除背部疼痛。深呼吸时，将手放在肚子上，通过肚子的起伏来感觉呼吸的深度，当感觉背部肌肉有抻拉且稍有疼痛的感觉就可以了。
切勿长时间卧床	因背痛而卧床休息的时间最好不要超过2天。长时间卧床只能使背痛变得更加严重，背部肌肉会变得更加僵硬，使人体力衰退，精神不振。最好的方法是尽快重新恢复正常的活动，使一天的生活规律化。

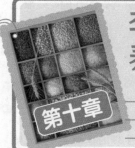

李东垣：后天之本，养胃健脾有良方

◎李东垣非常重视脾胃，一生致力于探讨脾胃内伤病的病因病机，他强调，脾胃气虚、元气不足、阴火内盛、升降失常是产生多种内伤病症的病机。

脾胃若伤，百病由生——李东垣的日常调摄养生观

❶ 大医智慧

安于淡薄，少思寡欲，省语以养气，不妄作劳以养形，虚心以维神，寿夭得失，安之于数，得丧既轻，血气自然谐和，邪无所容，病安增剧？苟能持此，亦庶几于道，可谓得其真趣矣……气乃神之祖，精乃气之子。气者，精神之根蒂也。大矣哉！积气以成精，积精以全神，必清必静，御之以道，可以为天人矣。有道者能之，予何人哉，切宜省言而已。

——《脾胃论》

❷ 精彩解读

李东垣晚年自称东垣老人，是金元时期四大名医之一，著名的医学家，也是养生学家。他对脾胃的生理、病理、诊断、治疗诸方面，形成了个人独成一家的系统理论，故后世称其为"补土派"。他在所著的《脾胃论》中提出如下观点："内伤脾胃，百病由生。"即许多疾病的根源，都在于饮食不利，损伤脾胃之气，使之不能运化水谷精微来营养经脉，滋养脏腑和护身抗病。因此，避免脾胃损伤，是维护人体健康长寿的关键。

人身精气的转输升降，依赖于脾胃的升降来完成。脾胃的升降作用对人体十分重要。因此，如果脾胃的升降失常，将会出现多种病症。

"胃主受纳，脾主运化"，即强调脾胃在人体调养中的重要性。因饮食水谷全靠脾胃的作用，才能转化为人体加以利用的营养物质。因此，

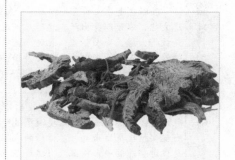

◎升麻具有解毒、利咽、消肿的功效。

人的饮食必须营养合理，饮食调和，脾胃消化吸收功能正常，身体才能健壮。

"食助药力，药不妨食"，即食物与药物，应相互起到协调作用，必须要有合适的食物来滋养脾胃，才能使药物发挥疗效。否则，若脾胃功能不好或伤及脾胃，即使最好的药物，也难起到应有的作用。因此，"用药时时顾及保护脾胃，治疗则处处兼顾脾胃"。

除此之外，李东垣关于日常生活诸方面的摄养方法也是围绕"调脾胃、养元气"这个原则而制定的，内容多而且很具体。

综观李东垣先生的养生之道，完全建立在医学生理的基础上，从远嗜欲、节饮食，到适寒温及日常生活细

日常生活摄养方法

要预防外邪侵袭	李东垣认为，外来的邪气如风、寒、暑、湿、燥、火等都能损伤脾胃，导致疾病。因此在日常生活中一定要慎起居、适寒温，防止外邪侵袭，其具体方法如下： （1）遇到天气突然变化，转冷或起风、下雨、下雪等，应当避其邪气，居于暖温之地。如在外突然遇到寒流，气温下降，而衣服单薄而不能御寒，在这种情况下要努力振作起来，鼓起全身的劲，就能有效地抵御寒邪。 （2）如穿衣单薄，因而感到气短不连续的，应当赶快增加衣服，并转移到无风且温暖的处所。如还气短，须用沸水一碗，以其热蒸汽熏口鼻。这个方法对于因住处较高或天寒阴湿所引起的气短都很有效。因穿着较厚或居处不通风而引起气短，就应当减少衣服，并到通风的地方去，当然要记住用手摩擦周身汗孔令其闭合，以免受风邪入侵。如大热天居处寒凉而引起气短的，应多到户外活动，见见阳光。 （3）风寒之邪总是从汗孔而入，因此预防风寒感冒的方法之一是不要汗出当风，特别是淋浴后汗孔开启，津津汗出，此时当风最易感冒风寒，要先摩擦汗孔使其闭合才可当风，这样就不会感冒了。
要保证良好的睡眠	睡眠也是养生的重要方面。一般睡眠不安稳有4种常见的原因：一是被子太厚太热，以致周身出汗，这时应当适当减少被褥，并将汗擦干，才能安睡；二是被褥太薄，冷而不安，此时加盖被褥以保暖，必能安然入睡；三是肚中饥肠辘辘无法入睡，当少吃些东西再睡；四是吃得太饱以致寝卧不安，则应稍事活动，或散步，或坐会儿，待食消胀除，再行入寝。
要节劳	即注意劳逸结合。李东垣提出"不妄作劳以养形"，他认为过度的劳作会伤耗元气，损害健康，因此要避免过劳。这是针对当时人们深受繁重劳役之苦这一现实情况提出来的。身体弱的人不耐劳，过劳就会出现气短疲乏现象，这就是过劳伤气的一个例证。当然现在应当辩证地看待这个问题，正确的方法是既不过劳，也不过逸。

续表

省言	李东垣的养生方法中，还有一个比较特殊但简而易行的方法，叫作"省言"，就是少说废话。李东垣根据他自身的体验，认为多语伤气，少言能养气。李东垣一生诊务繁忙，愈到老年，病人愈多，接诊既多，言语更繁，以致感到中气不足，究其原因之一，便是语多伤气。于是李东垣就有意识地避免多说话，以省言作为养气养生的重要手段。为了身体力行，李东垣撰写《省言箴》一篇作为座右铭，既以励己，又以示人。《箴》曰： 　　"气乃神之祖，精乃气之子，气者，精神之根蒂也，大矣哉!积气以成精，积精以全神，必清必静，御之以道，可以为天人矣。有道者能之。予何人哉，切宜省言而已矣。" 　　大意是，气是人的根本，也是精和神的基础。养生之道在于养气，积气可以成精，积精可以全神，有道行之人清静虚无，才能做到这一点。我是一个普通的人，不能脱离凡尘，只要能做到少说废话，对于保气养生也就足够了。

节的调摄，都贯彻了重脾胃、保元气这一医学思想，其方法既无气功导引的深奥，也无灵丹仙药的玄虚，而是实实在在为普通人所设，因而人人都可做到，其可贵之处也正在这里。他的理论学说诞生后，得到其弟子王好古、罗天益等人的继承发展。王好古大量吸收东垣的药物学理论，重视其临床应用。罗天益则比较全面地吸收了东垣的脾胃学说，在脾胃内伤病纲目分类及其临床应用经验的认识上，进一步丰富了东垣的脾胃学说。

❤ 吃饭有讲究，养脾胃益健康——李东垣的饮食护脾养胃法

❶ 大医智慧

　　《四十九难》曰：饮食劳倦则伤脾。又云：饮食自倍，肠胃乃伤。肠为痔。夫脾者，行胃津液，磨胃中之谷，主五味也。胃既伤，则饮食不化，口不知味，四肢倦困，心腹痞满，兀兀欲吐而恶食，或为飧泄，或为肠，此胃伤脾亦伤明矣。大抵伤饮伤食，其治不同。伤饮者，无形之气也。宜发汗，利小便，以导其湿。伤食者，有形之物也。轻则消化，或损其谷，此最为妙也，重则方可吐下。今立数方，区分类析，以列于后。

　　　　　　　　　　——《脾胃论》

❷ 精彩解读

　　李东垣是一位养脾胃大家，他认为有胃气则生，无胃气则死，他的脾胃养生理论一直影响着后来人，无论是医学界人士还是普通老百姓都深受其益。

　　他认为，饮食劳倦则伤脾，"饮食自倍，肠胃乃伤"。他提倡饮食不能过饱，否则会伤脾胃。现代医学研究表明：经常饮食过饱，不仅会使消化系统长期超负荷运转，导致内脏器官过早衰老，免疫功能下降，而且过剩的热量还会引起体内脂肪堆积，引发"富贵病"和"文明病"。人的进

食方式应该像羊吃草那样，饿了就吃一点，每次吃不多，胃肠总保持不饥不饱的状态。我国著名营养学家李瑞芬教授总结的秘诀是："一日多餐，餐餐不饱，饿了就吃，吃得很少。"只有这样，才能延缓衰老，延年益寿。

另外，李东垣特别强调人要多吃五谷杂粮，尤其是豆类。他曾说过："白粥、粳米、绿豆、小豆之类，皆渗利小便。"现代医学认为五谷杂粮里面含有大量的膳食纤维，可帮助肠道蠕动，排除毒素，预防便秘。在这里要提醒大家的是，吃五谷杂粮要以新鲜者为好，一方面新鲜粗粮营养物质含量较丰富，另一方面新鲜粗粮不易被黄曲霉素所污染。久置的粗粮易霉变，不但不能清洁肠道，其中的黄曲霉素还有可能诱发肝癌。

李东垣还告诫人们，饮食不要过

咸。他说："忌大咸，助火邪而泻肾水真阴，及大辛味，蒜、五辣、醋、大料物、官桂、干姜之类，皆伤元气。"清淡饮食的好处似乎大家都知道，但在这里要强调一点，清淡饮食的前提条件是：食物应该多样化，主食以谷类为主；多吃蔬菜水果；经常吃奶类、豆类和适量的鱼、禽、蛋、瘦肉。只有这样，才能保证饮食中的蛋白质、脂肪等营养素满足人体基本的需要。在此基础上，再提倡清淡少盐，对脂肪和食盐的摄入量加以控制，才能真正地促进健康。

最后，李东垣提示，不要喝太多的酒，他说："夫酒者大热有毒，气味俱阳，乃无形之毒物也。"现代医学认为，长期嗜酒会引发多种疾病，如高血压、糖尿病、胃炎、胆囊炎，甚至导致人的智力下降。

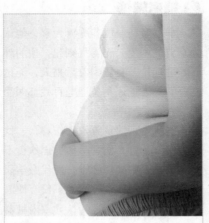

◎经常饮食过饱，会使消化系统长期超负荷运转，导致内脏器官过早衰老，免疫功能下降。

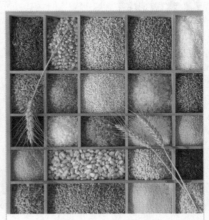

◎现代医学认为，五谷杂粮里面含有大量的膳食纤维，可帮助肠道蠕动，排除毒素，预防便秘。

❷ 健康锦囊

脾功能不佳者，宜吃具有补脾气作用的食物，宜吃性平味甘或甘温之物，宜吃营养丰富、容易消化的平补食品。忌吃性质寒凉、易损伤脾气的食品，忌吃味厚滋腻、容易阻碍脾气运化功能的食品。

养脾四法

醒脾法	以糖醋少许拌食生蒜泥10克，有醒脾健胃的功效。
健脾法	用莲子、白扁豆、薏米煮粥食，或用银耳、百合、糯米煮粥食，可健脾祛湿。
护脾法	仰卧于床，以脐为中心，沿顺时针方向用手掌旋转按摩20次，可使食欲增加、气血畅通。
暖脾法	用较厚的纱布袋装炒热的食盐100克置于脐上三横指处，有温中散寒止痛的功效。

三餐参考膳食

早餐	粳米、莲子、鹅肉粥。
午餐	粳米饭、煮玉米、青椒炒羊肚、清炒胡萝卜丝。
晚餐	南瓜饭、山药炖牛肉、马铃薯胡萝卜汤。

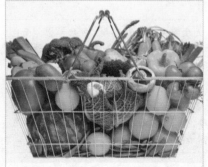

◎主食以谷类为主，多吃蔬菜水果，经常吃奶类、豆类和适量的鱼、禽、蛋、瘦肉。

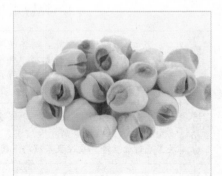

◎莲子具有清心醒脾、补脾止泻、养心安神明目、补中养神、健脾补胃、滋补元气的功效。

寒热温凉皆可伤，补虚益损选对方——李东垣治脾胃虚损四方

❶ 大医智慧

《黄帝内经》说内伤者，其气口脉反大于人迎一倍二倍三倍，分经用药……若依分经用药，其所伤之物，寒热温凉，生硬柔软，所伤不一，难立定一法，只随所伤之物不同，各立治法，临时加减用之……更有或先饮酒，而后伤寒冷之食，及伤热食、冷水与水，如此不等，皆当验其节次所伤之物，约量寒热之剂分数，各各对证与之，无不取效。自忖所定药方，未敢便谓能尽药性之理，姑用指迷辨惑耳！

——《兰室秘藏》

❷ 精彩解读

中医认为，脾气主升，能把饮食中的精气、津液上输于肺，然后再输布于其他脏腑以化生血气。我们通常所说的脾有益气作用的"气"，就是指人体机能的动力，而这种动力的产生，则有赖于脾发挥正常的运化能力。如果脾虚，就不能行气，反而引起气滞腹胀。

在中医理论中，脾胃虚损可以分为脾胃气虚、脾胃阳虚、脾胃阴虚三大类型。

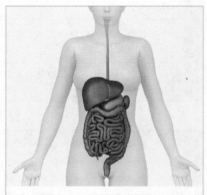

◎脾气主升，能把饮食中的精气、津液上输于肺，然后再输布于其他脏腑，以化生血气。

脾胃虚损的类型

脾胃气虚	饮食减少，食后腹胀，肢体浮肿，大便溏泻，体倦无力，气短懒言，面色萎黄，舌质淡，苔白，脉细弱。脾气下陷，则出现脱肛、阴挺、胃下垂等症。常因病后，或因饮食不节，内伤脾胃所致。如果脾不统血，还可出现便血、崩漏、皮下出血等症。
脾胃阳虚	饮食减少，口泛清水，腹中冷痛，喜温欲按，四肢不温，久泻，久痢。妇女白带清稀，小腹冷痛。舌质淡，苔白，脉沉迟无力。此由脾胃气虚继续发展，或过食生冷，或过服寒凉泻下药，损伤脾胃之阳气所致。
脾胃阴虚	口燥咽干，不思饮食，低热，盗汗，手足心热，大便干，舌质红，少苔或无苔，脉细数，此多因热病之后津液损伤所致。

在《兰室秘藏》中，李东垣针对不同类型的脾胃虚损制定了相应的方子，下面我们就来一一认识一下。

脾胃虚损对症方

三黄枳术丸	【组成】枳实（麸炒）五钱，黄连（去须，酒洗）、大黄（湿纸裹煨）、神曲（炒）、橘皮、白术各一两，黄芩二两。 【用法】上为极细末，汤浸（食正）饼为丸，如绿豆一倍大，每服五十丸，白汤下。临时量所伤多少，加减服之。 【功效】治伤肉、湿面、辛辣、味厚之物，填塞闷乱不快。
巴豆三棱丸	【组成】巴豆霜五分，木香二钱，升麻、柴胡各三钱，草豆蔻（面裹煨热，用仁）、香附子（炒）各五钱，神曲（炒黄色）、石三棱（去皮，煨）、京三棱（煨）各一两。 【用法】上为细末，汤浸（食正）饼为丸，如绿豆一倍大，每服一二十丸，温白汤下。量所伤多少，加减服之。 【功效】治伤风冷硬物，心腹满闷疼痛。
白术丸	【组成】白矾（枯）三钱，黄芩五钱，橘皮七钱，神曲（炒黄色）、半夏（汤洗七次）、白术各一两，枳实（麸炒黄色）一两一钱。 【用法】上为极细末，汤浸（食正）饼为丸，如绿豆大，每服三五十丸，白汤下。素食多用干姜，故加黄芩以泻之。 【功效】治伤豆粉、湿面、油腻之物。

❸ 健康锦囊

一些日常的食物也有很好的补气作用，平时可适量吃一些。

补气食物

马铃薯	马铃薯，又名土豆，茄科茄属植物，多年生草本，地下块茎可供食用，是重要的粮食、蔬菜兼用作物。味甘、性平，能够补气健脾，宜于脾虚体弱、食欲不振、消化不良之人食用。土豆富有营养，是抗衰老的食物。它含有丰富的维生素B$_1$、维生素B$_2$、维生素B$_6$和泛酸等B族维生素及大量的优质纤维素，还含有微量元素、氨基酸、蛋白质、脂肪和优质淀粉等营养元素。经常吃土豆的人身体健康，老得慢。不过我们要注意，发芽的马铃薯芽与皮有毒，不能食用。
香菇	香菇，又名冬菇、香蕈、北菇、厚菇、薄菇、花菇、椎茸，是一种食用真菌，富含高蛋白、低脂肪、多糖、多种氨基酸和多种维生素。香菇中的碳水化合物以半纤维素居多，主要成分是甘露醇、海藻糖和菌糖、葡萄糖、戊聚糖、甲基戊聚糖等。味甘、性平，宜于脾胃虚弱、食欲不振、倦怠乏力之人食用。但香菇属于发物，如果得了麻疹和皮肤病、过敏性疾病，就要忌口。

续表

鸡肉	鸡肉中蛋白质的含量比例较高，种类多，而且很容易被人体吸收利用，有增强体力、强壮身体的作用。祖国医学认为，鸡肉有温中益气、补虚填精、健脾胃、活血脉、强筋骨的功效，宜于脾胃虚弱、疲乏、纳食不香、慢性泄泻之人食用。
兔肉	兔肉含有丰富的卵磷脂，是儿童、少年、青年大脑和其他器官发育不可缺少的物质，有健脑益智的功效。味甘、性凉，补中益气，凉血解毒。宜于脾虚食少、血热便血、胃热呕吐反胃、肠燥便秘之人食用。不过兔肉性凉，容易拉肚子的人要少吃。

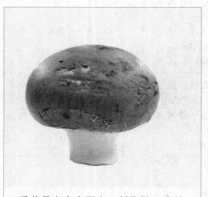

◎香菇是富含高蛋白、低脂肪、多糖、多种氨基酸和多种维生素的菌类食物。

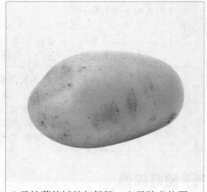

◎马铃薯能够补气健脾，宜于脾虚体弱、食欲不振、消化不良之人食用。

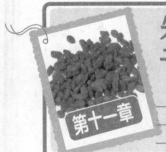

朱震亨："滋阴"用于健康计划之中

第十一章

◎朱震亨，字彦修，因其家住义乌丹溪镇，故世称"丹溪翁"或"朱丹溪"，他生于1281年，卒于1358年，享年87岁。他的养生理念在中国传统养生史上占有重要地位。

阳常有余，阴常不足——时刻警惕"阴不足"的信号

❶ 大医智慧

人受天地之气以生，天之阳气为气，地之阴气为血，故气常有余，血常不足。何以言之？天地为万物之父母。天，大也，为阳，而运于地之外；地居天之中，为阴，天之大气举之。日，实也，亦属阳，而运于月之外；月，缺也，属阴，禀日之光以为明者也。人身之阴气，其消长视月之盈缺，故人之生也，男子十六岁而精通，女子十四岁而经行。是有形之后，犹有待于乳哺水谷以养，阴气始成，而可与阳气为配，以能成人而为人之父母。古人必近二十而后嫁娶，可见阴气之难于成，而古人之善于摄养也。

——《格致余论·阳有余阴不足论》

❷ 精彩解读

"阳常有余、阴常不足"是朱丹溪对人体阴阳认识的基本观点，也是丹溪学术思想最核心的内容，在中国传统养生史上占有重要地位。此观点是他运用"天人相应"的理论，通过分析天地、日月的状况，人体生命发生发展的过程和生理特点以及情欲无涯的一般倾向而得出的结论。

朱丹溪认为，世界万物都有阴、阳两面，天为阳，地为阴，日为阳，月为阴。天大于地，太阳始终如一，而月亮却有阴晴圆缺，从这个自然界来说，就是"阳盛阴衰"的体现，人是自然界的一部分，当然也存在着这种状况。

朱丹溪还认为，在人的生命过程中，只有青壮年时期阴精相对充盛，但青壮年时期在人生之中十分短促，故人之一生多处于阳有余阴不足的状态。阴气难成，因为只有在男子十六、女子十四精成经通后阴气才形成，阴气易亏，"四十阴气自半"，男六十四、女四十九，便精绝经断，从这个时候开始，人的阴精也就越来越少，所以，"阴气之成，止供给得三十年之视听言动已先亏矣"，这是时间上相对的"阴不足"。

不仅如此，人往往还受到外界诸多因素的影响，如相火妄动可引起疾病，而情欲过度，饮食厚味，都可引起相火妄动，损耗阴精。他在《色欲箴》中指出："昫昧彼者，徇情纵欲，唯恐不及……阳既太过，阴必重伤，精血难继，于身有损……血气几何？而不自惜！我之所生，翻为我贼。"这是从量的对比上理解"阴不足"。丹溪感叹，"中古以下，世风日偷，资禀日薄"的社会风气，强调无涯情欲的"阳"与难成易亏的生殖物质的"阴"存在着这种难以平衡的"供求"关系。

以下症状都是阴虚的表现，我们要对其提高警惕，及时把握消耗阴精的度。

阴虚症状表现

爱吃味道浓的东西	现在社会上有越来越多的"吃辣一族"，很多人没有辣椒就吃不下饭。这在中医上怎么解释呢？一般有两个原因：一是人的脾胃功能越来越弱了，对味道的感觉也越来越弱，所以要用味浓的东西来把自己的肾精调出来，帮助自己调元气上来，以助运化，说明元气已经大伤，肾精已经不足。另外一个原因就是，现代人压力太大，心情太郁闷，而味厚的东西有通窜力，吃辣椒和大蒜能让人心胸里的淤滞散开一些。总而言之，朱丹溪认为，一个人只要爱吃味道浓的东西，就表示身体虚了。
老年人小便时头部打激灵	小孩和老人小便时有一个现象，就是有时头部会打一下激灵。但是老人的打激灵和小孩的打激灵是不一样的。小孩子是肾气不足以用，肾气、肾精还没有完全调出来，所以小便时气一往下走，下边一用力，上边就有点空，就会激灵一下；而老人是肾气不足了，气血虚，下边一使劲，上边也就空了。所以，老年人小便时一定要咬住后槽牙，以收敛住自己的肾气，不让它外泄。
下午5—7点发低烧	有些人认为发高烧不好，实际上发高烧反而是气血充足的表现，只有气血特别足，才有可能发高烧。小孩子动不动体温就可以达到很高的热度，是因为小孩子的气血特别足。人到成年之后发高烧的可能性就不大了，所以，发低烧实际上是气血水平很低的表现，特别在下午5—7点的时候发低烧，这实际上表示肾气大伤了。
年纪轻轻头发就白了	走在大街上我们会发现，好多人年纪轻轻的就已经有了白头发，这是怎么回事呢？中医认为，发为肾之华。华，就像花朵一样，头发是肾的外现，是肾的花朵。头发的根在肾，如果你的头发花白了，就说明你的肾精不足，也就是肾虚了，这时候就要补肾气了。
成年人胸无大志，容易满足现状	在日常生活中，有些人刚刚三四十岁就已经没有什么远大的志向了，只想多赚钱维持生计，再比别人过得好一点就可以了，这实际上是肾精不足的表现。中医理论认为，肾不仅可以主"仁、义、礼、智、信"中的"智"，还可以主生气的"志"，肾的神就是"志"。一个人的志气大不大、智力高不高，实际上都跟肾精足不足有关。小孩子肾精充足，所以他们的志气就特别高远。而人到老年，很多人会说，我活着就行了，什么也不求了，这其实就表明他的精气快绝了。

续表

坐着时总是不自觉地抖腿	有些人坐着的时候总是不自觉地抖腿，你也许会认为这是个很不好的毛病，是没有修养的表现，其实这说明这个人的肾精不足。中国古代相书上说"男抖穷"，意思是男人如果坐在那儿没事就抖腿，就说明他肾精不足。肾精不足就会影响到他的思维；思维有问题，做事肯定就有问题；做事有问题，就不会成功；做事总是不成功，就会导致他的穷困。
眼睛总是迎风流泪	很多人都有迎风流泪的毛病，但因不影响生活，也就不太在意。在中医里，肝对应泪，如果总是迎风流泪的话，那就说明肝有问题了。肝在中医里属厥阴，迎风流泪就说明厥阴不收敛，长时间下去，就会造成肝阴虚，所以遇到这种情况要及时调理，以免延误病情。
成年人还总流口水	我们知道，小孩子特别爱流口水。中医认为，涎从脾来，脾液为"涎"，也就是口水。脾属于后天，小孩脾胃发育尚弱，因此爱流口水。但是如果成年人还总是流口水，那就是脾虚的象了，需要对身体进行调养。
春天了手脚还是冰凉的	有很多人到了春季手脚还是冰凉的，这主要是由于人体在冬天精气养得不足造成的。我们知道，春季是万物生发的季节，连树枝都长出新芽来了，人的身体也处于生发的阶段，但是人体肾经循行的路线是很长的，人的手脚又处于身体的末端，如果冬天肾精藏得不够的话，那么供给身体生发的力量就少了，精气到不了四肢，就会出现四肢冰冷的症状。这时，就需要我们补肾了。
睡觉时总出汗	睡觉爱出汗在医学上称为"盗汗"。中医认为，汗为心液，盗汗多由于气阴两虚、不能收敛固摄汗液而引起。若盗汗日久不愈，则更加耗伤气阴而危害身体健康。尤其是中青年人群，面临工作、家庭压力较大，体力、精力透支明显，极有可能导致人体植物性神经紊乱，若在日常生活中不注意补"阴"，则必然受到盗汗症的"垂青"。
	以上所说的这些现象，都是阴不足的表现，都是在警告我们要对身体状态做出改变，否则情况就会进一步恶化，疾病也就会乘虚而入了。

❸ 健康锦囊

　　产后女性，食物补阴有着不可代替的作用，可根据自己的需要进行食补，比如补肾阴，有乌鸡、鳖甲、龟板、枸杞子。更重要的是，要做到生活有规律、心情舒畅、积极参加户外锻炼。

　　山茱萸性微温，味酸，微甘涩。功能补益肝肾，收敛固涩，是标本兼顾的保健药。中医认为，山茱萸能

"补肾气，兴阳道，坚阴茎，添精髓，疗耳鸣，止老人尿不节"。常用量为3～9克。入汤、丸、膏剂。与熟地、山药、茯苓、泽泻、丹皮等配伍，名六味地黄丸，久服此丸可抗衰老，益寿延年。

　　百合性平，味甘，微苦。功能润肺止咳，清心安神，补虚强身，可治体虚肺弱之咳嗽、咯血等症。可用百合30克配乌药9克煎汤，名百合汤，可治惊悸，安五脏，益气，除风湿痹，

久服令人润泽美色，耳目聪明。痰多、便溏、泄泻、呕吐者忌用。

朱丹溪特别推荐下面两款滋阴粥，有助于产后女性恢复原来的健康活力和青春靓丽。

女性产后滋阴粥

养血补津粥	适合于面色灰暗、虚劳燥咳、心悸、脾虚的阴虚者。 主要成分：红花10克，当归10克，丹参15克，糯米100克。
滋阴补气粥	适用于气短、体虚、神经衰弱、目昏不明的阴虚者。 主要成分：猪肘600克，枸杞子18克，人参10克，生姜15克，白糖5克。

除了产后女性需要滋阴外，阴虚性缺铁症的女性也要着重滋阴，下面两款滋补粥能有效改善女性阴虚性缺铁症。

女性阴虚性缺铁症滋补粥

益气养阴粥	适用于身倦、乏力、气短等，如疲劳综合征、贫血。 主要成分：黄芪20克，山药10克，黄精20克，白芍10克，优质大米100克。
养血补阴粥	适用于面色苍白、舌质淡红、脉细无力、手足麻痛、心烦易怒、月经不调者。 主要成分：何首乌20克，肉苁蓉15克，北沙参15克，桑叶3克，莲子肉10克，优质大米100克。

朱丹溪教给我们的养阴智慧——顺四时而养阴

① 大医智慧

肾水常借肺金为母，以补助其不足，故《黄帝内经》谆谆然滋其化源也。古人以夏月必独宿而淡味，兢兢业业于爱谨，保养金、水二脏，正嫌火、土之旺尔。《黄帝内经》又曰：藏精者，春不病温。十月属亥，十一月属子，正大气潜伏闭藏，以养其本然之真，而为来春升动发生之本。

若于此时，不恣欲以自戕，至春升之际，根本壮实，气不轻浮，焉有温热之病？夫夏月火，土之旺，冬月大气之伏，此论一年之虚耳。

——《格致余论·阳有余阴不足论》

② 精彩解读

津液对人体如此重要，所以，对于极易出现阴虚的现代人来说，一定要注意随时随地养护自己的津液，这样才能健康快乐地度过生命中的每一天。一年中有春、夏、秋、冬四个季节，每个季节的气候都不一样，对人体的影响也就不一样，所以，滋阴、养阴的方法也要因时而异、顺四时而变。下面就向大家分别介绍一下春、夏、秋、冬四季的津液养生之道，供大家参考。

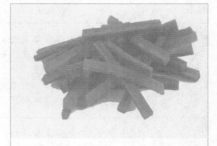

◎春天应多吃胡萝卜，它具有补肝明目、清热解毒的功效。

春季养生注意事项

时节特点	根据中国传统节气的说法，从立春开始到立夏前为"春三月"，此时"阳气上升"，天气逐渐变暖，自然界进入"万物生发"的季节。春季风多且干燥，人们很容易因此出现各种上火症状，继而出现其他健康隐患，因此，春季要注意清热养阴祛火。
益气养阴	具体来说，应常吞口中津液，并保证水分的足量摄入；多吃一些益气养阴的食品，如胡萝卜、豆腐、莲藕、荸荠、百合、银耳、蘑菇、鸭蛋等；多吃具有清理胃肠湿热功效的低脂肪、高纤维素、高矿物质的食物，如新鲜的荠菜、韭菜、芹菜、菠菜和香椿等；另外，绿豆芽、黄豆芽、黑豆芽、蚕豆芽、豌豆芽等豆类食品对肝气疏通、健脾和胃有较大的益处，日常可以坚持食用。另外，还可以熬些胡萝卜粥、山药粥、菊花粥、枸杞粥、番茄鸡蛋汤食用，同样能达到春季养肝的目的。

夏季养生注意事项

时节特点	夏季天气炎热，出汗多，所以人们最易受暑湿之邪的伤害，也就是人特别容易在这时候耗气伤阴，而且病程绵延难愈，这也正是人在夏季感冒或拉肚子、痢疾的时候总是时好时坏、难以痊愈的原因所在。
保津	那我们该如何养阴呢？就是要养护自己的津液，如多喝一些菊花茶、黄芪茶，这些茶都有清火、明目、除烦、消暑的作用；多吃西瓜，西瓜95%是水分，中医更是把西瓜看作"天然的白虎汤"，大有清热解暑、保肝利尿的作用，也有补充电解质的效果；适当多吃酸味食物，如番茄、柠檬、草莓、乌梅、葡萄、山楂、菠萝、芒果、猕猴桃之类，它们的酸味能敛汗止泻祛湿，可预防流汗过多而耗气伤阴，又能生津解渴，健胃消食。若在菜肴中加点醋，醋酸还可杀菌消毒，防止胃肠道疾病发生。

续表

养阴熄火	夏季人体散热大大减少，所以要少吃高脂肪、高热量的食物，应清淡饮食、适当节食。如多吃含糖分少的生菜、黄瓜、苦瓜、丝瓜以及野菜等；少食烹、炸、煎、炒的油腻菜；多吃清淡的汤菜，如传统豆腐汤、豆芽汤、丝瓜汤、紫菜汤、豌豆黄瓜汤等，既补充了水分、盐分和营养，还有利尿、排除废物毒物的作用。
造凉	"阴"总是与冷和凉连在一起的，盛夏我们必须创造阴凉环境，呵护人体的"阴"本，以维持阴平阳秘。所以，如果觉得天气太热了就开空调、电扇，只要注意温度不太低、不长时间吹就可以了；节假日到山中、郊外避暑也很不错；有时间还可以去游泳，游泳不仅可带走体内过多的热量，有降温除暑之效，还可消耗过剩营养，降低血脂血糖，减少脂肪储存，有强身健美之功。 总之，炎炎夏日人要学会养阴护液、避暑养生。阴不衰，阳难亢，即使环境似火，体内依然阴阳平衡，脏腑调达，气血和谐，神情旺盛，人自然就身心健康了！

秋季养生注意事项

时节特点	秋季气候处于"阳消阴长"的过渡阶段。秋分之后，雨水渐少，秋燥便成为主要特征，也极容易耗损津液，所以，秋季养阴也是非常重要的。
起居与饮食	首先要早睡早起，收神"蓄阴"，保持人体阴阳调和。 其次饮食要清润，宜吃清热生津、养阴润肺的食物，如梨、番茄、时令瓜果和新鲜蔬菜以及蜂蜜、乳品等；少吃辛辣、燥热之品和动物肝脏；早餐多吃一些适合自己的粥，如百合红枣糯米粥滋阴养胃，扁豆粥健脾和中，生姜粥御寒止呕，胡桃粥润肺防燥，菊花粥明目养神，山楂粥化痰消食，山药粥健脾固肠，甘菊枸杞粥滋补肝肾。
适量运动	适量运动可以达到内敛"护阴"的效果，但切忌剧烈运动，以免过度消耗体力，耗伤阴津。所以，不论跑步、爬山、练功，都应以温和平缓的动作或中低运动量为宜，身有微热、小汗即止，只要坚持不懈，收效甚佳。
适当秋冻	适当秋冻可以增强机体的抗寒防病能力。即使晚秋，穿衣也要有所控制，以免过早多穿衣而导致体热多汗，汗液蒸发致阳气外泄。但秋季气候冷暖多变，因此，秋冻应根据自身情况适度掌握，如果当添衣时不添衣，勉强挨冻，就违背"秋冻"健身之本意了。

冬季养生注意事项

时节特点	冬季阴长阳消，顺应这个趋势养阴，效果最佳。这好比一株干渴的鲜花，春夏养阴犹如中午浇花，浇下去的水分会被蒸发掉一大半，而秋冬养阴就好比傍晚浇花，同样多的水分不但不会被蒸发，还可兼得晨露的滋养。但冬季天气寒冷，当以固护阴精为本，宜少泄津液，故冬季"去寒就温"，预防寒冷侵袭是必要的。但不可暴暖，尤忌厚衣重裘，向火醉酒，烘烤腹背，暴暖大汗，这样反而会损耗津液而伤身。
饮食与运动	冬天要多吃养阴之品，包括水生植物如水稻、藕等；越冬植物如大白菜、萝卜；背阴处的植物，如冬菇、蘑菇；冬季成熟的食物，如冬梨、冬枣。冬天要多喝井水、地下水养阴；吃体温偏低的动物如水鸭和鱼等等。再就是护阴。汗出过多就会损人体之"阴"，因此，防止汗过多是护阴之关键，在冬季锻炼身体，要防止运动过度，避免大汗淋漓。

❤ 调护气血，补虚疗损——滋补方十例

❶ 大医智慧

丹溪书并无补损专条，诸补阴药兼见于各症之下，杨氏类集于此，又取燥热兴阳诸方混于其间，殊不知丹溪之补乃滋阴益血之药，与燥烈壮阳之剂其意天壤悬隔，欲并去之而用者既久，今明白疏出，俾观者知其旨而自采择焉。

——《丹溪医集》

❷ 精彩解读

虚证是对人体正气虚弱、不足为主所产生的各种虚弱证候的总称。虚证为八纲之一，是人体精气、营血不足或脏腑虚证出现的虚弱证候。《素问·通评虚实论》曰："邪气盛则实，精气夺则虚。"症见精神萎靡，面色晄白，身倦无力，或五心烦热，形体消瘦，心悸气短，自汗盗汗，大便溏泄，小便频数或不禁，舌质胖淡或光绛，脉虚细无力等。治以补益滋养为主。虚证有阳虚、阴虚、气虚、血虚、心虚、肝虚、脾虚、肺虚、肾虚等区别。虚证反映人体正气虚弱、不足而邪气并不明显。

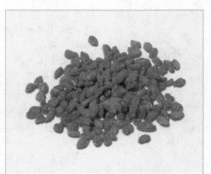

◎枸杞具有养肝、滋肾、润肺的功效。

人体正气包括阳气、阴液、精、血、津液、营、卫等，故阳虚、阴虚、气虚、血虚、津液亏虚、精髓亏虚、营虚、卫气虚等，都属于虚证的范畴。根据正气虚损的程度不同，临床又有不足、亏虚、虚弱、虚衰、亡脱等模糊定量描述。

朱丹溪认为，虚证的形成，可以由先天禀赋不足所导致，但主要是由后天饮食起居失调和疾病耗损所产生。如饮食失调，后天之本不固；七情劳倦，内伤脏腑气血；房事过度，耗伤肾脏元真之气；或久病失治误治，损伤正气等，均可成为虚证。

各种虚证的表现极不一致，很难用几个症状全面概括，各脏腑虚证的表现也各不相同。临床一般是久病、势缓者多虚证，耗损过多者多虚证，体质素弱者多虚证。

《丹溪先生心法》中选录的补虚益损方

大补丸	【组成】川黄柏（炒褐色）适量。 【用法】上以水丸服。气虚以补气药下，血虚以补血药下，不单用。 【功效】去肾经火，燥下焦湿，治筋骨软。
补阴丸一	【组成】侧柏、黄柏、乌药叶各二两，龟板（酒炙）五两，苦参三两，黄连半两，冬加干姜，夏加缩砂。 【用法】上为末，以地黄膏为丸，梧子大。 【功效】补阴。
补阴丸二	【组成】下甲二两，黄柏一两。 【用法】上细切，地黄以酒蒸熟，擂细丸。 【功效】补阴。
补阴丸三	【组成】龟板（酒炙）二两，黄柏七钱半，知母半两，人参三钱，牛膝一两。 【用法】上为末，酒糊丸。 【功效】补阴。
补天丸	【组成】紫河车适量。 【用法】紫河车洗净，用布绞干，同前补阴丸捣细，焙碾末，酒、米糊丸，夏加五味子半两。 【功效】治气血俱虚甚者，以此补之，多与补阴丸并行。若治虚劳发热者，又当以骨蒸药佐之。

续表

无比山药丸	【组成】赤石脂、茯苓各一两，山药三两，苁蓉（酒浸）四两，巴戟（去心）、牛膝（酒浸）、泽泻各一两，山茱萸肉一两，五味子二两，杜仲（炒去丝）、菟丝子、熟地黄各三两。 【用法】上为末，炼蜜丸梧子大。每服五十九，空心温酒下。 【功效】治诸虚百损、五劳七伤、机体消瘦、肤燥脉弱。
十全大补汤	【组成】人参、肉桂、川芎、地黄、茯苓、白术、甘草、黄芪、当归、白芍各等份。 【用法】上细锉。水煎，入姜三片、枣一个。 【功效】治男子妇人诸虚不足、五劳七伤。
五补汤	【组成】莲肉（去心）、枸杞、山药（炒）、锁阳各等份。 【用法】上为细末，沸汤调服。加酥油少许，白汤点服。 【功效】可补心、肝、脾、肺、肾诸虚。
补肾丸	【组成】干姜二钱，炒黄柏、龟板（酒炙）各一两半，牛膝一两，陈皮半两。 【用法】上为末，姜汁和丸，或酒糊丸，每服七十九，白汤下。 【功效】治瘘厥之重者，汤使与大补丸同。此冬令之正药，春夏去干姜。
肉苁蓉丸	【组成】山茱萸一两，苁蓉（酒浸）二两，楮实、枸杞、地肤子、狗脊（去毛）、五味子、覆盆子、菟丝子、山药、补骨脂（炒）、远志（去心）、石菖蒲、草薢、杜仲（去皮，炒）、熟地黄、石斛（去根）、白茯苓、牛膝（酒浸）、泽泻、柏子仁（炒）各一两。 【用法】上为末，酒糊丸，梧子大，每服六七十九，空心，温酒下。 【功效】壮元气，养精神。
秘真丸	【组成】莲蕊一两，白茯苓、砂仁各半两，益智仁一两，黄柏（酒炒）二两，甘草（炙）二两，半夏（泡）一两，猪苓二钱半。 【用法】上为末，水浸蒸饼丸梧子大。服五十九，空心酒下。 【功效】治肾水真阴本虚，心火狂阳过甚，心有所欲，速于感动，应之于肾，疾于施泄。此药秘固真元，降心火，益肾水。
延龄丹	【组成】牛膝（酒浸）、苁蓉（酒浸）、金铃子（去皮及子，麸炒）、补骨脂（炒）、川茴香各七钱半，鹿茸（去毛，酥炙）、益智仁、檀香、晚蚕蛾（炒）、没药（研）、丁香、青盐、沉香、香附（炒）、姜黄、山药、木香、巴戟（去心）、甘草（炙）各一两，乳香（研），白术、青皮各三钱，苍术（酒浸，炒；若用青盐炒，则去青盐不用）三两。 【用法】上为末，酒糊丸，梧子大。空腹服四十九，温酒下，茴香汤亦可。 【功效】治脾肾不足、真气伤惫、肢节困倦。其功不可具述。

❸ 健康锦囊

阿胶始制于秦汉，至今已有2000多年的历史了，为传统的滋补、补血上品，是以驴皮为主要原料，以阿井之水而制成（不以阿井水熬煮的胶为驴皮胶、驴胶）。

阿胶含有丰富的氮、明胶蛋白、钙、硫等矿物质和多种氨基酸，具有补血止血、滋阴润肺等功效，特别在补血方面的作用更加突出，在治疗各种原因的出血、心悸等症状方面更是效果卓著。

阿胶能养颜主要在于它有补血之功，女性气血充足，表现在容貌上，才能面若桃花、莹润有光泽。但是当今社会竞争压力的加剧，导致很多女性出现月经不调、痛经、肌肤暗淡无光、脸上长色斑等亚健康状况。只有从内部调理，通过补血理气，调整营养平衡来塑造靓丽女人。而补血理气的首选之材就是阿胶，因为阿胶能从根本上解决气血不足的问题，同时改善血红细胞的新陈代谢，加强真皮细胞的保水功能，实现女人自内而外的美丽。

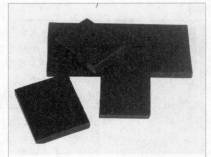

◎阿胶具有补血、止血、滋阴、润燥的功效。

不过，需要提醒是，我们在使用阿胶时，不要服用刚熬制的新阿胶，新阿胶应该在阴凉处放三年方可食用。此外要在确认阿胶是真品后才可食用，以防服用以假乱真的阿胶引起身体不适。

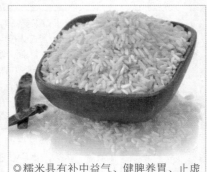

◎糯米具有补中益气、健脾养胃、止虚汗之功效。

阴虚体质的人养阴补阴方

阿胶粥	材料：阿胶30克，糯米30～50克。 制法：将阿胶捣碎，炒令黄，然后将糯米熬成粥，临熟时将阿胶末倒入搅匀即可，晨起或晚睡前食用。
口服阿胶粉	将阿胶粉碎成细粉，每次取阿胶粉一匙（3～4g）放入杯中，依个人口味加入热牛奶、豆浆等（80℃以上），边加边搅拌，使阿胶粉充分溶化后服用，口感香甜绵软，回味悠长。

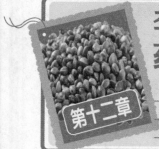

第十二章

李时珍：一草一木皆良药，健康就在本草中

◎李时珍，字东壁，晚年自号濒湖山人，生于明武宗正德十三年（1518年），卒于神宗万历二十二年（1593年），是我国伟大的医学家、药物学家。

❤ 大补元气靠人参，五脏安乐定气神

❶ 大医智慧

人参，亦名黄参、血参、人衔、鬼盖、神草、土精、地精、海腴、皱面还丹。味甘，微寒，无毒。能补五脏，安神定惊，除邪气，明目益智，久服可轻身长寿。

——《本草纲目》

❷ 精彩解读

人参是举世闻名的珍贵药材，中医认为它是能长精力、大补元气的要药，并认为多年生的野山参药用价值最高。据《本草纲目》记载：人参，亦名黄参、血参、人衔、鬼盖、神草、土精、地精、海腴、皱面还丹。味甘，微寒，无毒。能补五脏，安神定惊，除邪气，明目益智，久服可轻身长寿。故男女一切虚证，阴阳气血诸不足均可应用，为虚劳内伤第一要药。既能单用，又常与其他药物配伍。

我国食用人参的历史悠久，具体的食用方法也很有讲究，主要包括以下几种：

（1）炖服：将人参切成2毫米厚的薄片，放入瓷碗内，加满水，封密碗口，放置于锅内蒸炖4～5小时即可服用。

（2）嚼食：以2～3片人参含于口中细嚼，生津提神，甘凉可口，是最简单的服用方法。

（3）磨粉：将人参磨成细粉，每天吞服，用量视个人体质而定，一般每次1～1.5克。

（4）冲茶：将人参切成薄片，放在碗内或杯中，用开水冲泡，焖盖5分后即可服用。

（5）泡酒：将整根人参装入瓶内用50～60度的白酒浸泡，每日酌情服用。

（6）炖煮食品：人参在食用时常常伴有一定的苦味，如果将人参和瘦肉、仔鸡、鱼等一起烹炖，可消除苦味，滋补强身。

这里，详细为大家介绍一下人参酒。中医认为，用人参泡制的酒能

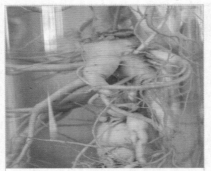

◎定时饮用适量人参酒有改善食欲和睡眠作用。

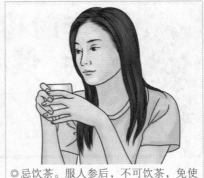

◎忌饮茶。服人参后，不可饮茶，免使人参的作用受损。

增强大脑皮质兴奋强度和灵活性，强壮人的身体，增强对多种致病因子的抗病力。定时适量饮用人参酒可以改善食欲和睡眠，并能降低血糖，可抗毒、抗癌，提高人体对缺氧的耐受能力。

由此可见，人参酒能够大补元气，对各种虚证都有疗效。脾虚的人就适合喝一点人参酒保养身体。另外，有下列虚证的人，人参酒也是对症良药，如经常腹泻、气喘、失眠多梦、惊悸、健忘、面色萎黄、神疲乏力、气短懒言、久病气虚、心慌、出虚汗、食欲不振、容易感冒，等等。

人参酒的配制方法

材料	人参30克，白酒1200毫升。
制法	将人参整根或者切片水洗后，泡入白酒中，室温遮光下浸泡3～5天（切片者）、2周（鲜参）或3～4周（干参），之后将酒倒入砂锅内，在微火上煮，煮至500～700毫升时，倒入瓶内，将其密封，冷却，存放备用。
注意事项	每瓶药酒中应不多于一根参，以免浓度过高，以淡淡的黄色、淡苦味为宜。 由于人参属于比较贵重的药材，当药味不明显后，还可以将人参捞出，分次煮食，以免浪费。配制人参酒时，用鲜参和干参均可，大小粗细亦无要求，只要无发霉、变质、虫蛀即可，表面有泥土者须洗净。 人参酒中的人参表皮应呈棕黄色或棕红色，酒的颜色呈棕黄色或淡黄色为佳。用人参浸渍时，若表皮颜色变深，这表明人参的有效成分人参皂苷未被浸出，待人参成分全部被浸出后，人参表皮会变成白色，浸渍的酒也没有颜色，这就表明酒已没有什么药效作用了。

人参酒的滋补效果很好，所以阳气旺者反而不宜服用，否则容易出现燥热、口干、咽喉肿痛、流鼻血症状等。而且每次饮用不要超过20毫升。

❸ 健康锦囊

现代医学研究及化验分析表明，人参含有一种叫人参皂苷的化学物质，它对调节人的中枢神经系统、强心、抗疲劳、调节物质代谢等有明显功效，所以对神经系统、心血管系统、内分泌系统及生殖系统的多种疾病有很好的治疗作用。

虽然人参是一种珍贵的药材，但

"是药三分毒"，在使用人参之前，须了解以下禁忌。

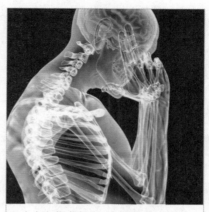

◎人参皂苷对调节人的中枢神经系统、强心、抗疲劳、调节物质代谢等有明显功效。

服用人参禁忌

服用后忌吃萝卜	古医书讲萝卜"下大气，消谷"。现代研究认为萝卜消食利尿，与古代观点相同。人参大补元气是其最主要的功能。这两者，一个大补气，一个大下气，正好抵消，故有此一忌。
忌与葡萄同吃	人参与葡萄同吃时营养会受损，因为葡萄中含有鞣酸，极易与人参中的蛋白质结合生成沉淀，影响吸收而降低药效。
忌饮茶	服人参后，不可饮茶，免使人参的作用受损。
忌用五金炊具	无论是煎服还是炖服，忌用五金炊具。
不可滥用	人参是一种补气药，如没有气虚的病症而随意服用，是不适宜的。体质壮实的人，并无虚弱现象，则不必进服补药，妄用本品。如误用或多用，反而导致闭气，出现胸闷腹胀等症。有些人认为人参是一种补品，以为吃了对身体总有好处，这是错误的想法。无论是红参或是生晒参在食用过程中一定要循序渐进，不可操之过急，过量服食。另外，秋冬季节天气凉爽，进食比较好；而夏季天气炎热，不宜食用。

宁可多日啖无肉，不可一日食无豆

① 大医智慧

豇豆，味甘、咸，平，无毒，理中益气，补肾健胃。治吐逆泻痢、小便频数。

豌豆，味甘、微辛，平，无毒。主治消渴、吐逆，止泻痢，利小便，下乳汁，消痈肿痘疮。

——《本草纲目》

② 精彩解读

有人把豆类与豆制品称为"人类的健康之友"，这一点儿也不夸张。我国传统饮食讲究"五谷宜为养，失豆则不良"，意思是说五谷是最有营养的，但没有豆类，营养就会失去平衡。现代营养学也证明，每天坚持食用豆类食品，人体就可以减少脂肪含

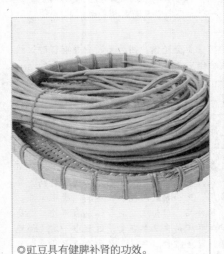

◎豇豆具有健脾补肾的功效。

量，增强免疫力，降低患病的概率。李时珍在《本草纲目》中对各种豆类及豆制品有详细介绍，其中关于豆腐，他写道：豆腐，益气和中、生津润燥、清热解毒、消温止痢、治赤眼、解硫黄、消酒毒。

民间自古就有"每天吃豆三钱，何需服药连年"的谚语，意思是说如果每天都能吃点豆类，可以有效地抵抗疾病。

现代医学揭示，大豆蛋白能降低人体血胆固醇含量，可减少患心脏病的危险。美国伊利诺伊大学的营养专家对数十名血胆固醇高的男性进行了试验，将他们日常的蛋白质摄入量的一半用大豆蛋白替代，结果发现受试者血胆固醇含量平均下降11.5%。豆制品中含有的大豆蛋白能大大降低人体血液中低密度脂蛋白的含量，因而有利于心脏的健康。

豆类的营养价值非常高，因此，很多营养学家呼吁，用豆类食品代替一定量的肉类等动物性食品，是解决现代人营养不良和营养过剩双重负担的最好办法。

豆子的种类非常多，每种所含的营养成分和食疗作用都各不相同。下面，我们根据《本草纲目》的记载，结合现代医学研究，为大家介绍几种。

不同豆子的营养成分和食疗作用

豇豆	豇豆也就是我们所说的长豆角，它除了有健脾和胃的作用外，最重要的是能够补肾。李时珍曾称赞它能够"理中益气，补肾健胃，和五脏，调营卫，生精髓"。所谓"营卫"，就是中医所说的营、卫二气，调整好了，可充分保证人的睡眠质量。此外，多吃豇豆还能治疗呕吐、打嗝等不适。小孩食积、气胀的时候，用生豇豆适量，细嚼后咽下，可以起到一定的缓解作用。
芸豆	芸豆又叫菜豆，味甘平、性温，有温中下气、利肠胃、止呃逆、益肾补元气等功效。 芸豆是一种难得的高钾、高镁、低钠食品，尤其适合心脏病、动脉硬化、高血脂、低血钾症和忌盐患者食用。吃芸豆对皮肤、头发大有好处，可以提高肌肤的新陈代谢，促进机体排毒，令肌肤常葆青春。想减肥者多吃芸豆一定会达到轻身的目的，但必须煮熟、煮透，否则会引起中毒。
毛豆	毛豆是未成熟的黄豆，营养丰富而且老少咸宜。毛豆含有的植物性蛋白质，营养价值足以与动物蛋白质媲美。毛豆中的皂素能排除血管壁上的脂肪，并能减少血液里胆固醇的含量。所以，常吃毛豆可使血脂降低，有利于健康。
蚕豆	蚕豆，又叫胡豆，性味甘平，特别适合脾虚腹泻者食用。蚕豆还可以作为低热量食物，对需要减肥，以及患高血脂、高血压和心血管系统疾病的人而言，是一种良好的食品。但蚕豆不可生吃，也不可多吃，以防腹胀。
绿豆	绿豆汤是防暑佳品，绿豆在清热解毒和消解嘴唇干燥、嘴部生疮、痱子、暗疮等方面特别有效，多食还可以使眼睛免遭病菌侵害，达到明目美眼的功效。
豆腐	常吃豆腐渣对防治糖尿病有益，因为豆腐渣中含有丰富的膳食纤维，常吃豆腐渣可使食物中的糖附着在膳食纤维上，使其吸收变慢，血糖含量相应降低。同时，膳食纤维本身还具有抑制胰高血糖素分泌的作用，亦可使血糖浓度降低。但因豆腐中含嘌呤较多，所以患嘌呤代谢失常的病人和血尿酸浓度增高的患者应慎食。

❸ 健康锦囊

黄豆又称大豆，是人们喜爱的食品，黄豆不仅味美，而且具有很高的营养价值。

中医认为黄豆能宽中、下气、利大肠、消水肿毒，具有补脾益气、消热解毒的功效，是食疗佳品。黄豆中含有丰富的维生素A、B族维生素、维生素D、维生素E和多种人体不能合成但又必需的氨基酸。常食黄豆，可以使皮肤细嫩、白皙、润泽，有效防止雀斑和皱纹的出现。黄豆中的蛋白质，可以营养肌肤、毛发，令肌体丰满结实，毛发乌黑亮泽，容颜不老。

以下黄豆食疗方为民间历代常用良方，选录于此，仅供参考。

黄豆对症食疗方

防治感冒	黄豆1把，加干芫荽3克，或加葱白3根、白萝卜3片，水煎温服，可防治感冒。
治疖肿疔疮	黄豆适量，放水中浸软，加白矾少许共捣烂如泥，外敷患处，治疖肿疔疮。
治腹泻	黄豆皮，烧炭研末，每服10克，一日2次，开水送服，治腹泻。
治便秘	黄豆皮120克，水煎分3次服，治大便秘结或习惯性便秘。
治体虚自汗、盗汗	黄豆100克，浮小麦50克，大枣5枚，水煎服，治体虚自汗、盗汗。
治贫血，面色萎黄，夜盲，营养不良等症	黄豆猪肝汤：黄豆100克煮至皮裂豆熟时，加入猪肝100克（切片）煮熟，分3次服食，连服3周。
治癫痫病	地龙60克，白胡椒30克，黄豆500克，清水2000毫升同煎，煎至水干后，晒干黄豆食用，每次食20~30粒，每日2次，有祛风、镇静、止痉作用，可用于癫痫病的辅助治疗。
治高血压、单纯性甲状腺肿、慢性颈淋巴结炎等症	黄豆150~200克，海藻、海带各30克，同煮汤，用食盐或白糖调味食用。有清热、降压、散结、软坚的作用。注意：体弱、胃寒怕冷及大便稀溏者忌食。

美容养颜用珍珠，珍重圆明显神奇

❶ 大医智慧

珍，珍重也；珠，圆明也。生南海，采老蚌剖珠充贡。无毒。主手足皮肤逆胪，镇心坠痰止泄。为粉点目中，主肤翳障膜，用绵裹塞耳主聋，敷面令润泽好颜色。

——《本草纲目》

❷ 精彩解读

珍珠是在某些软体动物中，由于在套膜里面或下面层层珍珠质围绕不附着于外壳的外来粒子聚合而形成的稠密凝结物，可做装饰或入药。

珍珠的美容作用经历代人们的使用被证实为真实有效，并有众多文字记载。三国时的医书《名医别录》、梁代的《本草经集》、唐代的《海药本草》、宋代的《开宝本草》、清代的《雷公药性赋》等19种医药典籍，都对珍珠的疗效有明确的记载。其中，李时珍在《本草纲目》中写道："珍，珍重也；珠，圆明也。生南海，采老蚌剖珠充贡。无毒。主手足皮肤逆胪，镇心坠痰止泄。为粉点目中，主肤翳障膜，用绵裹塞耳主聋，敷面令润泽好颜色。"从历代人们对珍珠美容功效的重视可以看出：珍珠粉具有的独特美容功效，是其经久不衰的一个重要原因。

珍珠为什么能美容呢？因为它是由海贝或河蚌用自己分泌的有机物将偶然进入的小沙砾包裹而成的，其成分中含有碳酸钙、亮氨酸、甘氨酸、蛋氨酸、丙氨酸、谷氨酸、天冬氨酸及一些微量元素如铅、铜、镁、锌、锰、钠、硒等。珍珠含有的微量元素中，硒有抗衰老作用；锌是多种酶的组成成分，参与人体内的免疫机制和新陈代谢，直接影响人体生理活动。据现代医学分析，珍珠的营养成分被人体吸收以后，能促进人体内酶的活力，调节血液的酸碱度，使细胞的生命力增强，从而延缓细胞的衰老，使皮肤皱纹减少，起到延年益寿和美容的效果。

珍珠美容方法

敷面祛斑	取一只小杯，先倒一些珍珠粉，再配以少量牛奶混合调匀。为了使敷在面上的珍珠粉不至于脱落，可在其中加一点蜂蜜，量不要太多。然后，用温水清洗面部，将调好的珍珠粉混合物均匀地敷在脸上，雀斑处多按摩一会儿。20分钟之后用温水洗掉，每晚临睡前做最好。
外用珍珠粉	解决黑头、面油、痘痘和死皮问题，美白皮肤，让皮肤光彩靓丽。具体地说，可以去黑头、控油、祛痘、除死皮，通过增强SOD的活性起到抗衰老的作用，让皮肤清爽柔滑、白晰可人。
珍珠营养霜	用温水清洁面部，然后倒适量珍珠粉与日常用的护肤品充分调和，均匀抹在脸上，轻轻按摩即可。这样可以在面部形成一层保护性滋润层，营养皮肤，隔离外界刺激，美白增白。
治过敏、祛痘	将4克珍珠粉与鸡蛋清搅和均匀，涂在脸上，尽量涂厚一点。15～20分钟后洗掉，可治过敏，并能祛痘。
珍珠芦荟面膜	将2匙芦荟汁、2匙面粉和1.5克珍珠粉搅拌成糊状，然后均匀涂于脸上、颈部，当开始干燥时，再涂第二层，20分钟后用清水洗净，能防止皮肤松弛，延缓皮肤衰老。
珍珠茶	珍珠粉、茶叶各等量，用沸水冲泡茶叶，以茶汁送服珍珠粉，有润肤、葆青春、美容颜等功效，适用于开始老化的皮肤。

续表

珍珠香蕉面膜	将一只剥了皮的香蕉捣烂，然后加入2匙奶油、2匙浓茶水和0.3克珍珠粉，调匀后涂抹于面部，10～20分钟后用清水洗净，可消除皱纹，保持肌肤光泽。
珍珠润肤水	临睡前彻底清洁皮肤，将0.3克珍珠粉与润肤水调和，轻拍于面上。可提供肌肤充足的养分，使皮肤得到完全放松的休息。

❸ 健康锦囊

珍珠以它温馨、雅洁、瑰丽的品质，一向为人们钟爱，被誉为珠宝皇后。珍珠中的有机质碳酸钙，化学稳定性差，可溶于酸碱中，日常生活中不适宜接触香水、油、盐、酒精、发乳和醋；更不能接触香蕉水等有机溶剂；夏天人体流汗多，也不宜戴珍珠项链，不用的时候用柔软微湿的干净棉布擦拭干净，风干保存，不可用任何清洁剂清洗；不可在太阳下暴晒或烘烤；收藏时不能与樟脑丸放在一起。珍珠的硬度较低，佩戴久了白色珍珠会泛黄，使光泽变差，可用1%～1.5%的过氧化氢漂白，要注意不可漂过了头，否则会失去光泽。

目前市场上有许多假珍珠，下面就再为大家介绍一些用肉眼识别珍珠的方法。

识别珍珠法

冰凉感	珍珠放在手上有冰凉的感觉，假珠则没有。
颜色	每一颗珍珠的颜色都略有不同，除了本身色彩之外还带有伴色，但假珠每一颗的颜色都相同，而且只有本色，没有伴色。一般来说，珍珠主要有白色、黄色和黑色。
钻孔	观察钻孔是否鲜明清晰，假珠的钻孔有颜料积聚。
磨擦	两颗珍珠互相轻轻摩擦，会有粗糙的感觉，而假珍珠则产生滑腻感觉。（珍珠的表层很薄及脆弱，一般不建议两颗珍珠进行摩擦，以免破坏珍珠的表皮。）
形状	珍珠的形状都是天然生成，并非正圆；但是假珠一般非常圆，是机器所成。
看光泽	光泽是珍珠的灵魂，无光、少光的珍珠就缺少了灵气。看光时，将珍珠平放在洁白的软布上，能看到珍珠流溢出的温润的光泽；迎着光线看，好的珍珠可以发出七彩的虹光，层次丰富，富于变幻，还可以看到如金属质感的球面，甚至可以映照出人的瞳孔。

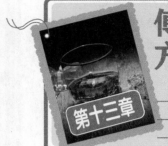

傅青主：调经止带有妙方，不孕产后不烦心

第十三章

◎《傅青主女科》是一部颇有建树的妇科专著，其内容体例及所用方药，与其他妇科书都大不相同。全书分为带下、血崩、鬼胎、调经、种子、妊娠、小产、难产、正产、产后等条目。

❤ 傅青主妙方五剂，对治"赤青黄白黑"五大带下病

❶ 大医智慧

夫带下俱是湿症。而以"带"名者，因带脉不能约束而有此病，故以名之。盖带脉通于任、肾，任、肾病而带脉始病。带脉者，所以约束胞胎之系也。带脉无力，则难以提系，必然胎胞不固，故曰带弱则胎易坠，带伤则胎不牢。然而带脉之伤，非独跌闪挫气已也，或行房而放纵，或饮酒而颠狂，虽无疼痛之苦，而有暗耗之害，则气不能化经水，而反变为带病矣。

——《傅青主女科》

❷ 精彩解读

带下的量明显增多，色、质、气味出现异常，或伴全身、局部症状者，称为"带下病"，又称"下白物""流秽物"，相当于西医学的阴道炎、子宫颈炎、盆腔炎、妇科肿瘤等疾病引起的带下增多。

正常女子自青春期开始，肾气充盛，脾气健运，任脉通调，带脉健固，阴道内即有少量白色或无色透明无臭的黏性液体，在经期前后、月经中期及妊娠期量增多，以润泽阴户，防御外邪，此为生理性带下。如《沈氏女科辑要》引王孟英说："带下，女子生而即有，津津常润，本非病也。"若带下量明显增多，或色、质、气味异常，即为带下病。《女科证治约旨》

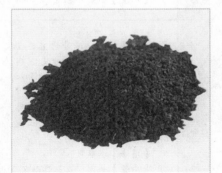

◎车前子具有清热利尿、渗湿止泻、明目、祛痰的功效。

说："若外感六淫，内伤七情，酝酿成病，致带脉纵弛，不能约束诸脉经，于是阴中有物，淋沥下降，绵绵不断，即所谓带下也。"

简单来说带下病是指带下的期、量、色、质、气味出现异常，并伴有局部或全身症状为特征的疾病。

女性带下绵绵不断，量多腥臭，色泽异常，质稀如水者，称之为"白带"，另外还有"黄带""黑带""赤带""青带"等。

不同症状的调治方法

白带病治验	傅青主指出，"妇人有终年累月下流白物，如涕如唾，不能禁止，甚则臭秽者"便是白带。他认为，白带是由于"湿盛而火衰，肝郁而气弱，则脾土受伤，湿土之气下陷，是以脾精不守，不能化荣血以为经水"造成的，故在治疗上当大补脾胃之气，稍佐以疏肝之品，使风木不闭塞于地中，处方用完带汤，其方如下： 【组成】白术（土炒）一两，山药（炒）一两，人参二钱，白芍（炒）五钱，车前子（酒炒）三钱，苍术（制）三钱，甘草一钱，陈皮五分，黑芥穗五分，柴胡六分。 【用法】水煎服。 【用量】二剂轻，四剂止，六剂则白带痊愈。
青带病治验	傅青主指出："妇人有带下而色青者，甚则绿如绿豆汁，稠黏不断，其气腥臭，所谓青带也。"他认为，青带是由于肝经湿热造成的，"肝属木，木色属青，带下流如绿豆汁，明明是肝木之病矣。"在治疗上，他主张解肝木之火，利膀胱之水，方用加减逍遥散，其方如下： 【组成】茯苓五钱，白芍（酒炒）五钱，甘草（生用）五钱，柴胡一钱，茵陈三钱，陈皮一钱，栀子（炒）三钱。 【用法】水煎服。 【用量】二剂而色淡，四剂而青绿之带绝，不必过剂矣。
赤带病治验	傅青主指出，赤带的主要症状表现为：妇人带下而色红者，似血非血，淋沥不断。他认为，赤带也是湿病，"湿是土之气，宜见黄白之色，今不见黄白而见赤者，火热故也"。对于本病，他认为当以清肝火而扶脾气为治，方用清肝止淋汤，其方如下： 【组成】白芍（醋炒）一两，当归（酒洗）一两，生地（酒炒）五钱，阿胶（白面炒）三钱，粉丹皮三钱，黄柏二钱，牛膝二钱，香附（酒炒）一钱，红枣十个，小黑豆一两。 【用法】水煎服。 【用量】一剂少止，二剂又少止，四剂痊愈，十剂不再发。

续表

黄带病治验	傅青主指出，黄带的症状表现为：妇人有带下而色黄者，宛如黄茶浓汁，其气腥秽。他认为，黄带是由于任脉湿热造成的，"带脉横生，通于任脉，任脉直上走于唇齿，唇齿之间原有不断之泉下贯于任脉以化精，使任脉无热气之绕，则口中之津液尽化为精，以入于肾矣。唯有热邪存于下焦之间，则津液不能化精，而反化湿也。夫湿者，土之气，实水之侵；热者，火之气，实木之生。水色本黑，火色本红，今湿与热合，欲化红而不能，欲返黑而不得，煎熬成汁，因变为黄色矣"。在治疗上，主张补任脉之虚，清肾火之炎，方用易黄汤，其方如下： 　　【组成】山药（炒）一两，芡实（炒）一两，黄柏（盐水炒）二钱，车前子（酒炒）一钱，白果（碎）十枚。 　　【用法】水煎。 　　【用量】连服四剂，无不痊愈。
黑带病治验	傅青主指出，女性黑带病的症状表现为：带下而色黑者，甚则如黑豆汁，其气亦腥，腹中疼痛，小便时如刀刺，阴门必发肿，面色必发红，日久必黄瘦，饮食必兼人，口中必热渴，饮以凉水，少觉宽快。他认为，黑带是由于患者体内火热之极而造成的，故在治疗上当以祛火为主，方用利火汤，其方如下： 　　【组成】大黄三钱，白术（土炒）五钱，茯苓三钱，车前子（酒炒）三钱，王不留行三钱，黄连三钱，栀子（炒）三钱，知母二钱，石膏（煅）五钱，刘寄奴三钱。 　　【用法】水煎服。 　　【用量】一剂小便疼止而通利，二剂黑带变为白，三剂白亦少减，再三剂痊愈矣。 　　【注意事项】病愈后当节饮食，戒辛热之物，调养脾土。若恃有此方，病发即服，必伤元气矣，慎之！

❸ 健康锦囊

　　在正常情况下，妇女都有少量白带。妇女怀孕后，体内雌激素随妊娠的进展而增多，而雌激素能促进子宫内膜腺体分泌，因而黏液量增加。白带随之增加，妊娠期白带增多若属于正常情况，则应为无臭味，无色透明，像蛋清样。

妊娠期白带增多应采取的措施

保持外阴清洁，每天用温开水清洗外阴2～3次。
为了防止交叉感染，必须准备专用的水盆及浴巾，以清洗外阴。
大便后要从前面向后面揩拭，避免将肛门周围的残留大便或脏物带入阴道内。
加强营养，多吃富含蛋白质、维生素、矿物质的食物，如瘦肉、蛋类、蔬菜、水果等，以增强体质。
勤换内衣、内裤，洗净的衣裤不要放在阴暗角落晾干，应放在太阳底下曝晒。

患有带下病的女性，除应针对病因 | 进行治疗外，饮食疗法也值得一试。

带下病的对症食疗方

白果豆腐煎	白果10个(去心)，豆腐100克，炖熟服食。
三仁汤	白果仁10个，薏米50克，冬瓜仁50克，水煎，取汤半碗，每天1剂。
藕汁鸡冠花汤	藕汁半碗，鸡冠花30克，水煎，调红糖服，每日服2次。
莲子枸杞汤	将30克莲子（去心）、30克枸杞洗净，加水800毫升，煮熟后食药饮汤，每日2次，一般7～10天见效，适用于白带增多。
鱼鳔炖猪蹄	鱼鳔20克，猪蹄1只，共放入砂锅内，加适量的水，慢火炖烂调味食，每日1次。
鸡肉白果煎	鸡肉200克(切块)，白果10克，党参30克，白术10克，怀山药30克，茯苓15克，黄芪30克，煮汤，去药渣，饮汤食肉，每日1剂。

♥ 月经失调分多种，辨清症状再施方

❶ 大医智慧

妇人有先期经来者，其经甚多，人以为血热之极也，谁知是肾中水火太旺乎！夫火太旺则血热，水太旺则血多，此有余之病，非不足之症也，似宜不药有喜。但过于有余，则子宫太热，亦难受孕，更恐有烁干男精之虑，过者损之，谓非既济之道乎！然而火不可任其有余，而水断不可使之不足。治之法但少清其热，不必泄其水也。

——《傅青主女科》

❷ 精彩解读

女子月经失调也称月经不调，为妇科常见病，表现为月经的周期、经期、经量、经色、经质等发生异常，病因可能是器质性病变或是功能失常，血液病、高血压、肝病、内分泌

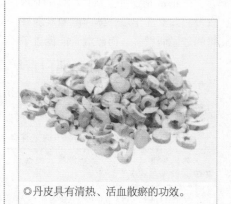
◎丹皮具有清热、活血散瘀的功效。

疾病、流产、宫外孕、葡萄胎、生殖道感染、肿瘤（如卵巢肿瘤、子宫肌瘤）等均可引起月经失调。在《傅青主女科》中，傅青主对各种类型的月经失调都给出了相应的解决方案。

月经失调解决方案

月经先期	傅青主将月经先期分为两种情况：一种是经量很多，一种是经量极少。他认为前者是由于肾中水火太旺造成的，只要稍清其热即可，方用清经散；后者是由于肾中火旺而阴水亏造成的，治法以补水即可，方用两地汤。 清经散：【组成】丹皮三钱，地骨皮五钱，白芍（酒炒）三钱，大熟地（九蒸）三钱，青蒿二钱，白茯苓一钱，黄柏（盐水浸炒）五分。 【用法】水煎服。【用量】二剂而火自平。 两地汤：【组成】大生地（酒炒）一两，玄参一两，白芍药（酒炒）五钱，麦冬肉五钱，地骨皮三钱，阿胶三钱。 【用法】水煎服。【用量】四剂而经调矣。
月经后期	傅青主指出，女性月经后期也分多少，来少为血寒而不足，来多为血寒而有余，虽然经多者为有余，但血既出则亦为不足，故治法皆宜为补中温散，方用温经摄血汤，其方如下： 【组成】大熟地（九蒸）一两，白芍（酒炒）一两，川芎（酒洗）五钱，白术（土炒）五钱，柴胡五分，五味子三分，续断一钱，肉桂（去粗，研）五分。 【用法】水煎服。 【用量】三剂而经调矣。 【加减】倘元气不足，加人参一二钱亦可。
月经先后无定期	傅青主认为，女性经来断续，或前或后无定期，是由于肝气郁结造成的。因此，治疗只需疏肝即可，方用定经汤，其方如下： 【组成】菟丝子（酒炒）一两，白芍（酒炒）一两，当归（酒洗）一两，大熟地（九蒸）五钱，山药（炒）五钱，白茯苓三钱，芥穗（炒黑）二钱，柴胡五分。 【用法】水煎服。 【用量】二剂而经水净，四剂而经期定矣。 【加减】有外感者宜加苏叶一钱，有内伤者宜加神曲（炒）二钱，有因肉食积滞者再加东山楂肉（炒）二钱，临症须酌用之。若肝气郁抑又当以逍遥散为主，有热加栀炭、丹皮即加味逍遥散。
月经量多	傅青主认为，女性月经量多是血虚而不归经造成的，故当以大补血而引之归经为治，方用加减四物汤，其方如下： 【组成】大熟地（九蒸）一两，白芍（酒炒）三钱，当归（酒洗）五钱，川芎（酒洗）二钱，白术（土炒）五钱，黑芥穗三钱，山萸（蒸）三钱，续断一钱，甘草一钱。 【用法】水煎服。 【用量】四剂而血归经矣。十剂之后，加人参三钱，再服十剂，下月行经，适可而止矣。

续表

经前腹痛	傅青主认为，女性经前腹痛是热极而火不化造成的，"夫肝属木，其中有火，舒则通畅，郁则不扬，经欲行而肝不应，则抑拂其气而痛生"。然而，在治疗上，他并不主张大泄肝火，而是要补肝血，泄肝郁，方用宣郁通经汤，其方为： 【组成】白芍（酒炒）五钱，当归（酒洗）五钱，丹皮五钱，山栀子（炒）三钱，白芥子（炒研）二钱，柴胡一钱，香附（酒炒）一钱，川郁金（醋炒）一钱，黄芩（酒炒）一钱，生甘草一钱。 【用法】水煎服。 【用量】连服四剂，下月断不先腹疼而后行经矣。
经后腹痛	傅青主认为，女性经后腹痛是由肾气之涸造成的，他说："肾水一虚则水不能生木，而肝木必克脾土，木土相争，则气必逆，故作疼。"在治疗上，他主张以疏肝气为主，兼顾补肾之味，方用调肝汤，其方如下： 【组成】山药（炒）五钱，阿胶（白面炒）三钱，当归（酒洗）三钱，白芍（酒炒）三钱，山萸肉（蒸熟）三钱，巴戟（盐水浸）一钱，甘草一钱。 【用法】水煎服。 【注意事项】经前经后腹痛用此方极妙，不可加减。若有别症亦宜此方为主，另加药味治之，原方不可减去一味。
闭经	所谓闭经，就是年纪尚轻而经水已断。傅青主认为，此症为心肝脾气之郁造成的，故治法"必须散心肝脾之郁，而大补其肾水，仍大补其心肝脾之气"，方用益经汤，其方如下： 【组成】大熟地（九蒸）一两，白术（土炒）一两，山药（炒）五钱，当归（酒洗）五钱，白芍（酒炒）三钱，生枣仁（捣碎）三钱，丹皮二钱，沙参三钱，柴胡一钱，杜仲（炒黑）一钱，人参二钱。 【用法】水煎服。 【用量】连服八剂而经通矣，服三十剂而经不再闭，兼可受孕。

❸ 健康锦囊

月经正常来潮是成熟女性身体健康的重要标志。许多妇女发生月经失调后，只是从子宫发育不全、急慢性盆腔炎、子宫肌瘤等妇科疾病去考虑，而忽视了在子宫之外去找原因。殊不知，许多不良习惯因素也可能导致月经失调。

导致月经失调的不良习惯

情绪异常	长期的精神压抑、生闷气或遭受重大精神刺激和心理创伤，都可导致月经失调或痛经、闭经。这是因为月经是卵巢分泌的激素刺激子宫内膜剥脱后形成的，卵巢分泌激素又受脑下垂体和下丘脑释放激素的控制，所以无论是卵巢、脑下垂体，还是下丘脑的功能发生异常，都会影响到月经，故平日宜学会调适自己的情绪和精神状态。
起居无度	据研究，妇女经期受寒冷刺激，会使盆腔内的血管过分收缩，可引起月经过少，甚至闭经。因此，妇女日常生活应有规律，避免劳累过度，尤其是经期要防寒避湿。

续表

嗜好烟酒	烟雾中的某些成分和酒精可干扰与月经有关的生理过程，引起月经不调。在吸烟和过量饮酒的女性中，有25%～32%的人因月经不调而到医院诊治。每天吸烟1包以上或饮高度白酒100毫克以上的女性中，月经不调者是不吸烟、不喝酒的妇女的3倍。故妇女应不吸烟，少饮酒。
电磁波	各种家用电器及电子设备在使用的过程中均会产生电磁波，这些电磁波长期作用于人体会影响女性的内分泌和生殖机能，从而导致内分泌紊乱，引起月经失调。因此，女性应尽可能少用或不用电子产品。
过度节食	有关专家研究表明，少女的脂肪至少占体重的17%，方可发生月经初潮，体内脂肪至少达到体重的22%，才能维持正常的月经周期。过度节食，由于机体能量摄入不足，造成体内大量脂肪和蛋白质被耗用，致使雌激素合成障碍而明显缺乏，影响月经来潮，甚至经量稀少或闭经。因此，追求身材苗条的女性，切不可盲目节食。

❤ 长期不孕，看看傅青主开的方子

❶ 大医智慧

　　妇人有瘦怯身躯，久不孕育，一交男子，即卧病终朝。人以为气虚之故，谁知是血虚之故乎。或谓血藏于肝，精涵于肾，交感乃泄肾之精，与血虚何与？殊不知肝气不开，则精不能泄，肾精既泄，则肝气亦不能舒。以肾为肝之母，母既泄精，不能分润以养其子，则木燥乏水，而火且暗动以铄精，则肾愈虚矣……此等之妇，偏易动火。然此火因贪欲而出于肝木之中，又是偏燥之火，绝非真火也。且不交合则已，交合又偏易走泄，此阴虚火旺不能受孕。

　　　　　　　　——《傅青主女科》

❷ 精彩解读

　　女性生殖系统不孕症是指婚后有

正常性生活，没有采取过避孕措施达1年以上而未能怀孕者。现实生活中，造成不孕的原因是多种多样的，傅青主经过大量的临床研究，将这些原因分为了几大类，并针对不同的类别寻找出内在的根源，从而对症施治，给出解决方案。

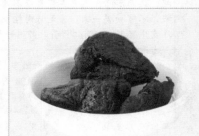

◎大熟地又名熟地黄，用于血虚萎黄、眩晕、心悸失眠、月经不调、崩漏等症。

女性生殖系统不孕症对症施治方案

身瘦不孕	现实生活中，有一些女性身体极其瘦怯，久不能孕育，一交男子便卧病终朝。傅青主认为，这种情况是由血虚造成的，他指出：肝气不开，则精不能泄，肾精既泄，则肝气亦不能舒。以肾为肝之母，母既泄精，不能分润以养其子，则木燥乏水，而火且暗动以铄精，则肾愈虚矣。这属于精血亏损型，其症候可以是婚久不孕或孕后易堕，形体消瘦，面色萎黄，皮肤不润，头晕目眩，或有月经后期，量少色淡等。现代西医检测，会发现排卵功能紊乱或黄体功能不足的情况。因此，治法必大补肾水而平肝木，方用养精种玉汤，其方如下： 【组成】大熟地（九蒸）一两，当归（酒洗）五钱，白芍（酒洗）五钱，山萸肉（蒸熟）五钱。 【用法】水煎服。 【用量】三月便可身健受孕。 【注意事项】服此者果能节欲三月，心静神清，自无不孕之理，否则不过身体健壮而已，勿咎方之不灵也。
便涩腹胀足水肿不孕	妇人有小水艰涩，腹胀脚肿，不能受孕者。傅青主认为，这是由于膀胱之气不化造成的，他指出："然水湿之气必走膀胱，而膀胱不能自化，必得肾气相通，始能化水，以出阴器。倘膀胱无肾气之通，则膀胱之气化不行，水湿之气必且渗入胞胎之中，而成汪洋之势矣。汪洋之田，又何能生物也哉？"因此，治疗必须壮肾气以分消胞胎之湿，益肾火以达化膀胱之水。方用化水种子汤，其方如下： 【组成】巴戟（盐水浸）一两，白术（土炒）一两，茯苓五钱，人参三钱，菟丝子（酒炒）五钱，芡实（炒）五钱，车前子（酒炒）二钱，肉桂（去粗，研）一钱。 【用法】水煎服。 【用量】二剂膀胱之气化，四剂艰涩之症除，又十剂虚胀脚肿之病形消。再服六十剂，肾气大旺，胞胎温暖易于受胎而生育矣。 【加减】便涩、腹胀、足水肿，此病极多。不唯不能受孕，抑且渐添杂症，久而不愈，甚有成劳瘵摄不治者。此方补水而不助湿，补火而使归阴，善极，不可加减一味。若无好肉桂，以补骨脂一钱（炒）代之。用核桃仁二个，连皮烧黑去皮，用仁作引。若用好肉桂，即可不用核桃引。
胸满不思食不孕	在现实生活中，有的女性不思饮食，胸膈满闷，终日倦怠思睡，一经房事，呻吟不已。这种情况下造成的不孕，傅青主认为其根源在于肾气不足，故治以补肾气为主，同时兼补脾胃之品，方用并提汤，其方如下： 【组成】大熟地（九蒸）一两，巴戟（盐水浸）一两，白术（土炒）一两，人参五钱，黄芪（生用）五钱，山萸肉（蒸）三钱，枸杞二钱，柴胡五分。 【用法】水煎服。 【用量】三月而肾气大旺。再服一月，未有不能受孕者。

续表

下部冰冷不孕	在现实生活中，有的妇人下身冰冷，非火不暖，交感之际，阴中绝无温热之气。由此造成的不孕，傅青主认为根源在于胞胎寒极。他指出："夫寒冰之地，不生草木；重阴之渊，不长鱼龙。今胞胎既寒，何能受孕……胞胎之寒凉，乃心肾二火之衰微也。"因此，对治此症，他认为只需补心肾二火即可，方用温胞饮，其方如下： 　　【组成】白术（土炒）一两，巴戟（盐水浸）一两，人参二钱，杜仲（炒黑）三钱，菟丝子（酒浸炒）三钱，山药（炒）三钱，芡实（炒）三钱，肉桂（去粗，研）三钱，附子（制）三分，补骨脂（盐水炒）二钱。 　　【用法】水煎服。 　　【用量】一月而胞胎热。若改汤为丸，朝夕吞服，尤能摄精，亦可。 　　【注意事项】今之种子者多喜服热药，不知此方特为胞胎寒者设，若胞胎有热则不宜服。慎之。
少腹急迫不孕	妇人少腹之间自觉有紧迫之状，急而不舒，不能生育。傅青主认为，此是带脉拘急造成的，而带脉之急source于腰脐之气不利，腰脐之气不利源于脾胃之气不足。因此，必须大补其脾胃之气与血，这样一来，腰脐可利，带脉可宽，其孕自至。方用宽带汤，其方如下： 　　【组成】白术（土炒）一两，巴戟（酒浸）五钱，补骨脂（盐水炒）一钱，人参三钱，麦冬（去心）三钱，杜仲（炒黑）三钱，大熟地（九蒸）五钱，肉苁蓉（洗净）三钱，白芍（酒炒）三钱，当归（酒洗）二钱，五味子（炒）三分，建莲子（不去心）二十粒。 　　【用法】水煎服。 　　【用量】四剂少腹无紧迫之状，服一月即受胎。
忌妒不孕	在现实生活中，有的女性因怀抱素恶而不能生子，傅青主认为这是由于肝气郁结造成的。他说："夫妇人之有子也，必然心脉流利而滑，脾脉舒徐而和，肾脉旺大而鼓指，始称喜脉。未有三部脉郁而能生子者也。若三部脉郁，肝气必因之而更郁，肝气郁则心肾之脉必致郁之极而莫解。盖子母相依，郁必不喜，喜必不郁也。"因此，治法必解四经之郁，以开胞胎之门。方用开郁种玉汤，其方如下： 　　【组成】白芍（酒炒）一两，香附（酒炒）三钱，当归（酒洗）五钱，白术（土炒）五钱，丹皮（酒洗）三钱，茯苓（去皮）三钱，花粉二钱。 　　【用法】水煎服。 　　【用量】一月则郁结之气开，郁开则无非喜气之盈腹，而嫉妒之心亦可以一易，自然两相合好，结胎于顷刻之间矣。 　　【加减】若怀娠而仍然忌妒，必致血郁堕胎。即幸不堕胎，生子多不能成。方加解妒合煎之，可保无虞，必须变其性情始效。解妒饮：黍、谷各九十粒，麦（生用）、小黑豆各四十九粒（豆炒熟），高粱五十粒。
肥胖不孕	傅青主认为，女性身体肥胖，痰涎甚多，不能受孕，主要是因为湿盛造成的，故治法必须以泄水化痰为主，同时急补脾胃之气，方用加味补中益气汤，其方如下： 　　【组成】人参三钱，黄芪（生用）三钱，柴胡一钱，当归（酒洗）三钱，白术（土炒）一两，升麻四分，陈皮五分，茯苓五钱，半夏（制）三钱。 　　【用法】水煎服。 　　【用量】八剂痰涎尽消，再十剂水湿利，子宫润出，易于受精而成孕矣。 　　【加减】再十剂后方加杜仲一钱半（炒断丝），续断钱半（炒），必受孕矣。

续表

骨蒸夜热不孕	妇人有骨蒸夜热，遍体火焦，口干舌燥，咳嗽吐沫，难于生子者。傅青主认为，这主要是由于骨髓内热造成的。故治法必须清骨中之热。然而骨热是由于水亏，所以必补肾之阴。方用清骨滋肾汤，其方如下： 【组成】地骨皮（酒洗）一两，丹皮五钱，沙参五钱，麦冬（去心）五钱，玄参（酒洗）五钱，五味子（炒，研）五分，白术（土炒）三钱，石斛二钱。 【用法】水煎。 【用量】连服三十剂而骨热解，再服六十剂自受孕。 【注意事项】治骨髓热所以不用熟地，方极善。用者万勿加减。凡峻药病去七分即止，不必拘泥三十剂、六十剂之数。三元生人不一，余类推。
腰酸腹胀不孕	妇人有腰酸背痛，胸满腹胀，倦怠欲卧，百计求嗣不能如愿者。傅青主认为，这是由于任督之困造成的，"夫任脉行于前，督脉行于后，然皆从带脉之上下而行也。故任脉虚则带脉坠于前，督脉虚则带脉坠于后，虽胞胎受精亦必小产。况任督之脉既虚，而疝瘕之症必起。疝瘕碍胞胎而外障，则胞胎缩于疝瘕之内，往往精施而不能受。虽饵以玉燕，亦何益哉！"因此，治法必须先去其疝瘕之病，而补其任督之脉，则提挈天地，把握阴阳，呼吸精气，包裹成形。方用升带汤，其方如下： 【组成】白术（土炒）一两，人参三钱，沙参五钱，肉桂（去粗，研）一钱，荸荠粉三钱，鳖甲（炒）三钱，茯苓三钱，半夏（制）一钱，神曲（炒）一钱。 【用法】水煎服。 【用量】连服三十剂，而任督之气旺。再服三十剂，而疝瘕之症除。 【加减】此方为有疝瘕而设，故用沙参、荸荠粉，鳖甲以破坚理气。若无疝瘕，去此三味加杜仲一钱半（炒黑）、泽泻一钱半（炒）、甘枸杞二钱，三味服之，腰酸腹胀自除矣。鳖甲破气，不可误服。
胸满少食不孕	妇人有素性恬淡，饮食少则平和，多则难受，或作呕泄，胸膈胀满，久不受孕。人以为赋禀之薄也，谁知是脾胃虚寒乎。夫脾胃之虚寒，原因心肾之虚寒耳。盖胃土非心火不能生，脾土非肾火不能化。心肾之火衰，则脾胃失生化之权，即不能消水谷以化精微矣。既不能化水谷之精微，自无津液以灌溉于胞胎之中，欲胞胎有温暖之气以养胚胎，必不可得。纵然受胎，而带脉无力，亦必堕落。此脾胃虚寒之咎，故无玉麟之毓也。治法可不急温补其脾胃乎？然脾之母原在肾之命门，胃之母原在心之包络。欲温脾胃，必须补二经之火。盖母旺子必不弱，母热子必不寒，此子病治母之义也。方用温土毓麟汤，其方如下： 【组成】巴戟（去心，酒浸）一两，覆盆子（酒浸蒸）一两，白术（土炒）五钱，人参（三钱），怀山药（炒）五钱，神曲（炒）一钱。 【用法】水煎服。 【用量】一月可以种子矣。此方之妙，温补脾胃而又兼补命门与心包络之火。药味不多，而四经并治。命门、心包之火旺，则脾与胃无寒冷之虞。子母相顾，一家和合，自然饮食多而善化，气血旺而能任。带脉有力，不虞落胎，安有不玉麟之育哉！ 【注意事项】少食不孕与胸满不思饮食有间，一补肾中之气，一补命门与心包络之火。药味不多，其君臣佐使之妙，宜细参之。

❸ 健康锦囊

当前，女性不孕的比例逐年攀升，其中妇科炎症与不孕联系紧密，专家在长期接触不孕不育病例后发现，不良的生活习惯造成不孕的比例大大增加，这些习惯主要包括以下几点。

不良的生活习惯造成不孕的原因

过度饮酒	适度饮酒对身体有一定的好处。每个人的体质条件不同，因此饮酒造成的影响也有所区别。但是过度饮酒则有百害而无一利，甚至可能导致女性不孕。饮酒不仅导致排卵障碍，更会诱发子宫内膜异位症、月经异常和痛经等疾病。
生活不规律	生活节奏的加快、工作压力的加大，导致越来越多的女性生活没有了规律，直接后果就是内分泌紊乱，打乱排卵周期。生活无规律，睡眠时间过短，生物钟颠倒，就会干扰下丘脑的正常功能，影响松果体的功能，于是卵巢不能正常分泌性激素，进而造成排卵功能障碍。
经常喝咖啡	咖啡虽然具有提神醒脑的功效，但是绝非越多越好，经常饮用会产生依赖，容易导致不孕。就算怀孕了，也会加大流产、畸形儿的概率，因为咖啡因可导致DNA损害及染色体畸变。
快速减肥	女性想拥有迷人的身材，减肥不是一个坏办法，但是减肥也是要注意方法的，千万不能强求。快速减肥一般都是通过药物、控制饮食、手术等手段实现的，这就给中枢神经和内分泌造成了不良影响。虽然体重在急速下降，但是随之而来的是雌激素、孕激素等分泌减少，导致月经周期紊乱、月经量减少、排卵障碍，逐渐就形成了不孕症。

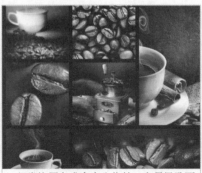

◎经常饮用咖啡会产生依赖，容易导致不孕。

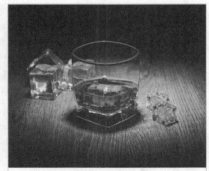

◎过度饮酒不仅导致排卵障碍，更会诱发子宫内膜异位症。

傅氏妙方治产后病，让您做一个安心的妈妈

❶ 大医智慧

凡病起于血气之衰，脾胃之虚，而产后尤甚。是以丹溪先生论产后，必大补气血为先，虽有他症，以末治之，斯言尽治产之大旨。若能扩充立方，则治产可无过矣。夫产后忧、惊、劳、倦，气血暴虚，诸症乘虚易入，如有气毋专耗散，有食毋专消导；热不可用芩、连，寒不可用桂、附；寒则血块停滞，热则新血崩流。

——《傅青主女科》

❷ 精彩解读

对于女性而言，生产是一件极为耗损气血的事情，在这种情况下，外邪就很容易侵入，造成各种疾病，对于这类疾病，我们统称为"产后病"。对治产后病，傅青主也有许多方法，下面分别予以介绍。

产后病对症方

产后恶寒身战	傅青主认为，女性产后恶寒恶心，身战，发热作渴，是由于正不敌邪造成的。产妇失血既多，则气必大虚，气虚则皮毛无卫，邪原易入，正不必户外之风来袭体也，即一举一动，风即可乘虚而入之。因此，治当以壮其元阳，方用十全大补汤，其方如下： 【组成】人参三钱，白术（土炒）三钱，茯苓（去皮）三钱，甘草（炙）一钱，川芎（酒洗）一钱，当归（酒洗）三钱，熟地（九蒸）五钱，白芍（炒）二钱，黄芪（生用）一两，肉桂（去粗，研）一两。 【用法】水煎服。 【用量】一剂而诸病悉愈。但宜连服数剂以巩固，不可只服一剂。
产后气血两虚乳汁不下	妇人产后绝无点滴之乳，傅青主认为是由于气血两涸造成的，他指出："夫乳乃气血之所化而成也，无血固不能生乳汁，无气亦不能生乳汁，然二者之中，血之化乳，又不若气之所化为尤速。新产之妇，血已大亏，血本自顾不暇，又何能以化乳？乳全赖气之力，以行血而化之也。今产后数日，而乳不下点滴之汁，其血少气衰可知。气旺则乳汁旺，气衰则乳汁衰，气涸则乳汁亦涸，必然之势也。"因此，治此病的关键不在于通乳，而在于大补气血，方用通乳丹，其方如下： 【组成】人参一两，生黄芪一两，当归（酒洗）二两，麦冬（去心）五钱，木通三分，桔梗三分，七孔猪蹄（去爪壳）二个。 【用法】水煎服。 【用量】二剂而乳如泉涌矣。

续表

产后恶心呕吐	妇人产后恶心，时而作呕，傅青主认为是肾气寒造成的，他指出："胃为肾之关，胃之气寒，则胃气不能行于肾之中；肾之气寒，则肾气亦不能行于胃之内，是肾与胃不可分而两之也。惟是产后失血过多，必致肾水干涸，肾水涸应肾火上炎，当不至胃有寒冷之虞，何故肾寒而胃亦寒乎？盖新产之余，水乃遽然涸去，虚火尚不能生，火既不生，而寒之象自现。"因此，治法必须于水中补火，肾中温胃。方用温肾止呕汤，其方如下： 【组成】熟地（九蒸）五钱，巴戟（盐水浸）一两，人参三钱，白术（土炒）一两，山萸（蒸，去核）五钱，炮姜一钱，茯苓（去皮）二钱，橘红（姜汁洗）五分，白蔻（研）一粒。 【用法】水煎服。 【用量】一剂而呕吐止，二剂而不再发，四剂而痊愈矣。 【加减】服此方必待恶露尽后，若初产一二日之内恶心欲呕，乃恶露上冲，宜服加味生化汤：全当归一两（酒洗），川芎二钱，炮姜一钱，东查炭二钱，桃仁一钱（研），用无灰黄酒一盏，水三盏同煎。
产后腹痛	妇人产后少腹疼痛，甚则结成一块，按之愈疼，傅青主认为这是瘀血在作祟，凡是此类症状，多是壮健之妇血有余，而非血不足也。对此，傅氏认为当于补血之中，以行逐瘀之法。方用散结定疼汤，其方如下： 【组成】当归（酒洗）一两，川芎（酒洗）五钱，丹皮（炒）二钱，益母草三钱，黑芥穗二钱，乳香（去油）一钱，山楂（炒黑）十粒，桃仁（泡，去皮尖，炒，研）七粒。 【用法】水煎服。 【用量】服一剂而疼止而愈，不必再剂也。 除此之外，还有一种情况，即妇人产后少腹疼痛，按之即止。傅青主认为，这是血虚造成的。他指出："产后亡血过多，血室空虚，原能腹疼，十妇九然。但疼有虚实之分，不可不辨；如煺糖触体光景，是虚疼而非实疼也。"对此，必须用补血之药，方用肠宁汤，其方如下： 【组成】当归（酒洗）一两，熟地（九蒸）一两，人参三钱，麦冬（去心）三钱，阿胶（蛤粉炒）三钱，山药（炒）三钱，续断二钱，甘草一钱，肉桂（去粗，研）二分。 【用法】水煎服。 【用量】一剂而疼轻，二剂而疼止，多服更宜。 【注意事项】此方补气补血之药也。然补气而无太郁之忧，补血而无太滞之患，气血既生，不必止疼而疼自止矣。
产后气喘	傅青主认为，妇人产后气喘，最是大危之症，苟不急治，立刻死亡。对此，他指出这是气血两脱造成的，"然此血将脱，而气犹未脱也。血将脱而气欲挽之，而反上喘。如人救溺，援之而力不胜，又不肯自安于不救，乃召号同志以求助，故呼声而喘作"。对此，傅氏认为救血必须补气。方用救脱活母汤，其方如下： 【组成】人参二两，当归（酒洗）一两，熟地（九蒸）一两，枸杞子五钱，山萸萸（蒸，去核）五钱，麦冬（去心）一两，阿胶（蛤粉炒）二钱，肉桂（去粗，研）一钱，黑芥穗二钱。 【用法】水煎服。 【用量】一剂而喘轻，二剂而喘减，三剂而喘定，四剂而痊愈矣。

❸ 健康锦囊

生产对女人来说是一件大事，产后如不注意休息和调养，不仅身体不容易恢复到生产前的状态，而且还会带来一些疾病。下面就介绍三种产后病及它们的预防措施。

三种产后病的预防措施

产褥热	如果妇女产后出现发烧的症状，通常发生在产后24小时到产后10天，称为产褥热，产褥热感染严重的话将影响新妈妈健康，甚至危及生命。 预防措施： （1）多休息：新妈妈一定要保证充足的休息。如果身体吃不消，就把照顾宝宝的任务交给家人，这样才能早日恢复体力。 （2）多喝水：补充水分对于已经发生产褥热或是排尿不畅的新妈妈而言非常重要，最好每天摄入2000毫升左右的水。 （3）伤口干燥：剖宫产的新妈妈一开始可以用热毛巾擦拭身体，等到产后7～10天再洗澡，以减少伤口发炎的可能，要保证伤口干燥清洁。 （4）别急着亲热：产后性生活容易对新妈妈的身体造成损害，一般在产后复诊以后，如果医生确认身体已经复原，才可以恢复性生活。
子宫脱垂	有些妇女产后感到小腹下坠或腰疼，这是由于子宫韧带和盆底肌肉在分娩后变松弛，使得子宫位置发生变化，子宫沿阴道方向往下移动，造成了子宫脱垂。 预防措施： （1）不要久立：新妈妈要充分休息，卧床时多换换体位。下床后不要长久站立；尽量避免下蹲动作；提重的东西请家人帮忙；不要过早跑步，走远路。新妈妈不要急于恢复体型而过早使用强力束腹带，或过早进行高强度形体锻炼。 （2）预防便秘：多吃含纤维素的食物，养成定时排便的习惯，因为便秘或慢性咳嗽等会使腹压增大。
乳腺炎	妇女产后1～4周是急性乳腺炎的多发期，由于乳汁排通不畅瘀积在乳房内，造成了细菌感染，新妈妈会出现乳房疼痛、发烧等症状。 预防措施： （1）保持乳汁畅通：产后及早开奶，让宝宝多多吮吸。如果宝宝吃不完，可用吸奶器把多余的奶水吸出，哺乳前可热敷乳房，这样能促进乳汁通畅。 （2）防止乳头破裂：准妈妈早在怀孕6个月起，就可以每天用毛巾蘸水擦洗乳头了。如果乳头被宝宝吸破了，首先应纠正婴儿的含吸方式，哺乳后局部用乳汁涂布于乳头或乳晕上。乳头皲裂严重时，暂时停止哺乳24～48小时，并将乳汁挤出或吸出再喂婴儿，以减轻炎症的发展，促进皲裂愈合。平时要避免对乳房的挤压，尽量穿宽松的衣服。

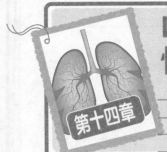

叶天士：治杂病，依情顺时来养生

第十四章

◎叶天士，名桂，号香岩，约生于清代康熙五年（1666年），卒于乾隆十年（1745年）。其首创温病"卫、气、营、血"辨证大纲，为温病的辨证论治开辟了新途径，被尊为温病学派的代表。

治病不拘法，对症方见效——叶天士治病验案八则

❶ 大医智慧

失血一症，名目不一，兹就上行而吐者言之。三因之来路宜详也，若夫外因起见，阳邪为多，盖犯是症者。阴分先虚，易受天之风热燥火也。至阴邪为患，不过其中之一二耳，其治法总以手三阴为要领，究其病在心营肺卫如何。若夫内因起见，不出乎嗔怒郁勃之激伤肝脏，劳形苦志而耗损心脾，及恣情纵欲以贼肾脏之真阴真阳也，又当以足三阴为要领。

——《临证指南医案》

❷ 精彩解读

叶天士不仅是一位成就卓绝的温病学家，还是一位专治杂症的大师。他辨证精细，能洞识病源；他熟识药性，随手拈来，切中病情，往往在平凡中见奇效。

有一个孕妇难产。她的丈夫虽是医生，也根据症状开了药方，却治不好，只得去请教叶天士。叶天士问明症状后，叫他在原配的汤药里加一小片梧桐叶，这个医生回家后就照办了。他妻子喝下此药后，果然顺利地生下了孩子。后来不少孕妇都照这法子治起难产来，可再没有应验的。有人感到奇怪，就问叶天士是什么原因，叶天士感慨地说："上一次用梧桐叶治难产，因当时正是立秋之日，现在用它又有什么作用呢？因时制宜，不拘古法，才能根据病情而灵活应用啊！"

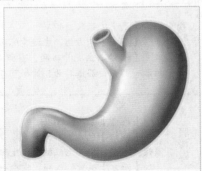

◎叶天士指出"胃为阳明之土，非阴柔不肯协和"，主张养胃阴。

叶天士妙法治案

眩晕案	【患者】郭氏，24岁。 【病症】晕厥，烦劳即发。此水亏不能涵木，厥阳化风鼓动，烦劳阳升，病斯发矣。据述幼年即然。 【治方】熟地四两，龟板三两，牡蛎三两，天冬一两半，萸肉二两，五味子一两，茯神二两，牛膝一两半，远志七钱，灵磁石一两。
中风案	【患者】金氏。 【病症】失血有年，阴气久伤，复遭忧悲悒郁，阳挟内风大冒。血舍自空，气乘于左，口胘麻，舌喑无声，足痿不耐行走，明明肝肾虚馁，阴气不主上承。重培其下，冀得风熄，议以河间法。 【治方】熟地四两，牛膝一两半，萸肉二两，远志一两半炒黑，枸杞子二两，菊花二两炒，五味子一两半，川斛二两四钱，茯神二两，淡苁蓉干一两二钱。加蜜丸。服四钱。
阳痿案	【患者】徐氏，30岁。 【病症】脉小数涩，上热火升，喜食辛酸爽口。上年因精滑阳痿，用二至百补通填未效，此乃焦劳思虑郁伤，当从少阳以条畅气血。 【治方】柴胡、薄荷、丹皮、郁金、山栀、神曲、广皮、茯苓、生姜。
头痛案	【患者】王氏，63岁。 【病症】邪郁，偏头痛。 【治方】鲜荷叶边三钱，苦丁茶一钱半，连翘一钱半，黑山栀一钱，蔓荆子一钱，杏仁二钱，木通八分，白芷一分。
腰腿足痛案	【患者】张氏，42岁。 【病症】劳力伤，左腿骨麻疼。 【治方】生虎骨四两，当归二两，五加皮二两，淫羊藿二两，牛膝二两，独活一两，白茄根二两，油松节二两，金毛狗脊八两。
腹泻案	【患者】某氏，20岁。 【病症】色白，体质阳薄，入春汗泄，神力疲倦，大便溏泄不爽。皆脾阳困顿，不克胜举，无以鼓动生生阳气耳，刻下姑与和中为先（脾阳虚）。 【治方】益智仁八分，广皮一钱，姜灰七分，茯苓三钱，生谷芽三钱。

❸ 健康锦囊

药枕是一种传统的保健方法，使人在睡眠中就能够防病治病。不同的药枕功效不同，可去药店选择适合自己的药枕，也可自己动手制作。药枕虽小，其防病健身的功效可不小，下面几款时尚药枕，总有一款适合你。

另外，川芎、丹皮、当归、杏仁、远志、菖蒲等中药材也可用来制作药枕。使用药枕时应注意有效期，一般为1～3年，使用2～3周后拿到室外进行适度的日晒，以增强使用效果，避免潮湿和虫蛀。

对症药枕

茶叶枕	将泡饮过的剩茶叶晒干，再掺以少量茉莉花茶拌匀装袋即成，具有降火、降压、清热、解毒、明目、利尿和消暑等功效。
五叶枕	由干桑叶、竹叶、柳叶、荷叶和柿叶5种叶片掺匀装袋而成，因其性味苦寒，能治疗头痛、暑热头昏、眼赤模糊、耳喉肿痛和高血压等症。
荞麦皮枕	也属药枕之列，性味甘、平、寒，有较强的清热解毒功效，常年枕用，可清火解毒、防病健身。
绿豆枕	将煮绿豆汤剩下的绿豆皮晒干，再掺以整个或破碎的绿豆装枕即可。绿豆性寒，有清热解毒、止渴防暑和利尿消肿等功效，用来防治头痛脑热、眼赤喉痛、疮疖肿毒和心烦口渴等症。绿豆与菊花、决明子共做药枕，有清心、解热毒和退目翳等功效，民间又称此枕为"明目枕"。
寒水石药王枕	用湖北应城特有的寒水石制作而成，吸纳了药枕和磁枕的功效。寒水石采自地下盐湖层，经几万年沉积而成，其性吸潮、吸湿，被誉为"睡眠长寿石"。此枕适用于失眠、高血压、颈椎病及头痛、头昏、多梦、颈部疼痛等症状的患者。
磁石枕	将磁石镶嵌到木枕上，具有增强血液循环、促进新陈代谢与抗病功效，可用来治疗高血压性头痛、头晕、头胀、两眼昏暗、视物不清和神经衰弱等症。
小米枕	性温平，凉热适中，尤其适用于小儿枕用，具有防病健身助发育的功效。
白矾枕	白矾又叫明矾，性寒、味酸涩，用碎末装袋做枕，有清解头火、降压醒脑和清痰祛湿毒的功效。
侧柏叶枕	将侧柏树叶装袋枕用，能防治高血压、头晕目眩或肝热心烦等病症。

养生要顺四时之序，千万别养过了头

❶ 大医智慧

夫春温、夏热、秋凉、冬寒，四时之序也。春应温而反大寒，夏应热而反凉，秋应凉而反大热，冬应寒而反大温，皆不正之乖气也。

——《温热论》

❷ 精彩解读

"春捂"就是说在春季气温刚转暖时，不要过早脱掉棉衣，要使身体产热散热的调节与冬季的环境温度处于相对的平衡状态。由冬季转入初春，乍暖还寒，气温变化又大，俗话说"春天孩儿脸，一天变三变"，过早脱掉棉衣，一旦气温降低，给人的神经系统、体温调节中枢来个突然袭击，会使其措手不及，难以适应，从而使身体抵抗力下降。

从古至今，善于养生的医学家们都十分重视"春捂"的养生之道。

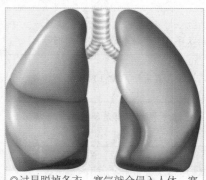

◎过早脱掉冬衣，寒气就会侵入人体，寒则伤肺。

民间自古流传着"二月休把棉衣撤，三月还有梨花雪""吃了端午粽，再把棉衣送"的俗语。养生专家认为，"春捂"这种民间的传统习惯有一定道理。

叶天士认为，春温、夏热、秋凉、冬寒是自然法则，而在日常生活中很多人为了养生，反其道而行之，"春应温而反大寒，夏应热而反凉，秋应凉而反大热，冬应寒而反大温"，结果反而造出了病来。事实上，这与我们日常所说的"春捂秋冻"是一个意思。

我们先说一说"春捂"，用叶天士的话说就是"春应温勿大寒"。早春时，气温虽有上升，但是早晨傍晚、白天夜里温差较大，并且春季是回暖的季节，室外的回暖速度快于室内，在室外感到热，进入室内会感到很凉。过早脱掉冬衣，寒气就会侵入人体，寒则伤肺。习惯了冬季的寒冷，人体对寒邪的抵御能力有所减弱，此时若突然受寒就易患流行性感冒、急性支气管炎、肺炎等疾病。

因此，早春时节不宜匆忙脱下冬衣，要根据气温的上升递减。

近年来，医疗气象学家对"春捂"有了更科学、更具体的研究，提出了一些"春捂"的具体指导意见。

（1）温度低于15℃应该"春捂"，高于15℃可以适当减衣。

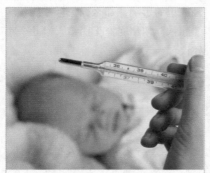

◎"春捂"时间应持续1~2周。衣衫减得太快，就可能会得病。

（2）日夜温差大于8℃就要捂。

（3）"春捂"时间应持续1～2周。衣衫减得太快，就可能出现"一向单衫耐得冻，乍脱棉衣冻成病"。

再说"秋冻"，用叶天士的话说就是"秋应凉勿大热"。这是为什么呢？秋天来时，难免秋风苦雨，寒气袭人。但不能气温稍有下降马上就增加衣服，把自己捂得严严实实，寒冷的冬天还在后面，适当少穿点衣服，冻一冻，锻炼锻炼，以提高耐寒能力，等天气真正冷时再适当地增加衣服。而且室内降温的速度跟不上室外，室外感到较冷的时候，室内还有点暖和。过早穿上冬衣，室外室内的温差让人一穿一脱，风寒感冒就有机可乘了。

"薄衣御寒"，叶天士提醒人们，"薄衣之法，当从秋习之"。初秋时温度逐渐降低，温差变化不是很大，不添衣或适当少添衣也不至于外感风寒而患病，"薄衣"有助于人体机能逐渐适应寒冷的气候环境。

值得注意的是，不能把"秋冻"简单地理解为"遇冷不加衣"。天气突然变冷时，适当添衣是必要的，否则不能预防疾病不说，还会招灾惹病。这里说的"适当添衣"是指衣服穿到自己略感凉而不寒冷为宜，而不是穿得暖暖和和，裹得严严实实。

"秋冻"应有度，这个度就是自己舒适，活动不感到热，天寒不感到冷。这样才能既防寒又防病。

因此，为了防病，为了养生保健，别忘了健康谚语"要想防病，春捂秋冻"，春天来临时多穿几天冬衣，秋天到来时别忙穿上冬衣，形成这样的好习惯对身体有好处。当然，叶天士还告诉人们，除此之外，还要注意"夏应热勿过凉""冬应寒勿大温"，夏天过于贪凉，冬天过于贪暖，都于健康不利。

❸ 健康锦囊

"悲秋"并不是无病呻吟，现代心理学认为，林黛玉式的"悲秋"情怀也是一种身心性疾病，即季节性情感障碍。这和生理因素是相关的。首先，秋天内应于肺，悲忧最易伤肺；肺气脾气一虚，机体对外界病邪的抵抗力就会下降，从而致病。其次，"悲秋"与人体内激素变化导致的情绪感受密切相关。大脑中的松果体分泌的褪黑激素会使人情绪低落，而其分泌又受昼夜自然规律的控制，秋天若光照不足，会使松果体分泌的褪黑激素明显增多，导致人的情绪抑郁消沉、郁郁寡欢。

"悲秋"的情绪，大部分会自行消失或缓解，但若不引起重视，及时进行预防和调节，则会对生活造成或轻或重的影响。那么，怎样才能预防"悲秋"情绪呢？下面给大家几个小建议。

预防"悲秋"的方法

自我调节	要保持良好的睡眠习惯，做到静心。尽量多晒太阳，以抑制松果体分泌过多的褪黑激素。也可实施"光照疗法"，像老人住在高楼不便出门，可以在家里对着白炽灯，像理疗一样每天照一个小时。但须注意，要用白炽灯，不要用日光灯，因为日光灯比较柔和，光度不够。要照后脑勺，不要把脸对着光照，因为"松果体"在后脑部位。
放松身心	放松可以降低交感神经的冲动，平抚情绪、安定心神，更能有效帮助睡眠。打哈欠、伸懒腰、深呼吸等都是人体自动的放松机制，差别在于程度不同。
饮食调养	注意平衡饮食也可以避免"悲秋"。有民间偏方，说吃南瓜子可消火，这也有一定的道理。南瓜子助消化，可以泻火。另外，多食芝麻、核桃、糯米、蜂蜜、乳品、梨、甘蔗等食物，可以起到滋阴、润肺、养血的作用。
运动调养	多进行户外体育锻炼。从初秋起即进行耐寒锻炼，以加强对季节变换、气候变化的适应能力。运动项目宜选择慢跑、户外散步、打太极拳、跳舞等。

曹庭栋：老年养生，关键在于生活细节

第十五章

◎曹氏认为，调理脾胃，不仅在于食量适中，冷热适宜，饭后食物停胃，必缓行数百步，散其气以输于食，则磨胃而易消化。

❤ 曹庭栋推荐给老年人的睡眠养生八法

❶ 大医智慧

少寐乃老年大患，《黄帝内经》谓"卫气不得入于阴"，常留于阳，则阴气虚，故目不瞑。载有方药，罕闻奏效。邵子曰："寤则神栖于心。"又曰："神统于心。"大抵以清心为切要。然心实最难把捉，必先平居静养。入寝时，将一切营为计虑，举念即除，渐除渐少，渐少渐无，自然可得安眠；若终日扰扰，七情火动，辗转牵怀，欲其一时消释得乎！

——《老老恒言》

❷ 精彩解读

在《老老恒言》中，卷一首篇即论《安寝》，认为"少寐乃老年大患"，足见其对睡眠养生之重视。睡眠有时间、环境、方向、姿势之宜，又有昼眠与夜眠之别，睡眠还需要具备适宜的床、被、褥、枕、帐、席、便器等物品。因此对于老年人来说，讲究睡眠养生是重要而且必需的。

《老老恒言》中的睡眠养生思想和观点可以归纳为8个方面，即睡前以清心为切要；睡眠有操纵二法可资应用；要注意饱食勿卧，卧勿发声；卧以南首为当；脑宜冻而腹宜暖；要注意寝不仰卧，寝勿燃灯；老人宜适当昼卧以养阳，夜坐以养静；另外还要做到随时预防，及时省悟等。

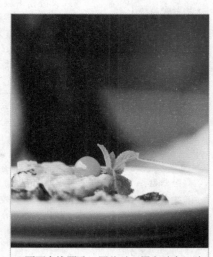

◎不要食毕即卧，因此时"胃方纳食，脾未及化"故易伤胃之故。

曹氏睡眠养生智慧

饱食勿卧，卧勿发声	曹氏认为，脾与胃同位中州，而以膜联结胃左，故脉居于右方而气常行于左方。若食后必欲卧，则宜右侧卧，以舒缓脾脏之气。若食久，则左侧、右侧卧均可以。 曹氏还指出，睡觉前不得大声叫呼。这是因为，多言伤气，平时亦应少言，而睡眠则五脏如钟磬不悬，所以更不能发声。
睡前清心，操纵为妙	曹氏认为，《黄帝内经》中所说的"卫气不得入于阴，常留于阳，则阴气虚，故目不暝"，邵雍说的"窹则神栖于目，寐则神栖于心，且神统于心"，都是以清心为切要，但其实心最难把握，必先平居静养，睡觉前将一切杂念消除，渐除渐少，渐少渐无，自然可得安眠。 曹氏认为，睡眠有"操纵"二法可以应用。所谓操法，如默数一二三至百千之数，或默诵诗歌、背诵课文之类，让大脑疲劳后自然入睡；所谓纵法，听任思想意识如脱缰野马之奔跑，一切顺其自然，丝毫不加控制和约束，然后不知不觉地入睡。有的失眠患者，一心只想早点入睡，结果越是急于睡着却越是睡不着，这是思想负担过重和精神过于紧张之故。若不把睡眠当作一项任务，身心完全放松，一切听其自然，反而易入睡。
卧宜南首，冻首暖腹	曹氏认为，睡眠一定要保持相对安定，"然记所云恒东者，四时更变，反致不安"。《家语》曰："生者南向，死者北首。"而《云笈七签》曰："冬卧宜向北。"谓乘旺气矣。这些都是按照最初的风俗习惯而沿用下来的，所以各不相同。曹氏认为，卧以南首为当。头为诸阳之首，所以脑宜凉勿热。《摄生要论》曰："冬宜冻脑。卧不覆首。"有人做睡帽而放空其顶，即冻脑之意也。若嫌太热，可用轻纱包额，如妇人包头式，或狭或宽，可趁天时寒暖而随意取之。 腹为五脏之总，故腹本喜暖。老年人下元虚弱，更宜加意暖之，制作一件兜肚：将薪艾拿来捶软填入，铺匀，蒙以丝绵，细针密行，勿令散乱成块。夜卧必需，居常也不可轻脱。也可把干姜、桂皮等中药装入，以治疗腹部冷痛。若冷，兜肚外可再加肚束。
昼卧勿免，养阳遣日	老年人气血衰弱，运动久则气道涩，故寝以节之。每日时至午，阳气渐消，少息所以养阳；时至子，阳气渐长，熟睡所以养阴也。正如苏东坡诗云："此身正似蚕将老，更尽春光一再眠。"老年人午后坐久微倦，可以到卧室里安然舒适地睡一会儿。或醒或寐，任其自然，欲起即起，无须留恋。既起，以温热水洗面，则眼睛倍觉清爽。此时，注意要"加薄绵衣暖其背"，如此则肢体俱觉轻健。 冬月昼卧，当以薄被覆体，此时微阳潜长，必须温暖以养之。否则，及起，定觉"神色偃蹇，遍体加冷"，阳微弗胜阴凝故也。长夏昼卧，醒后即进热饮，以助阳气，如得微汗亦妙。因夏为阳极之候，昼宜动，而卧反为静，此则宣达阳气以顺天时也。另外，亦可坐而假寐，则醒时弥觉神清气爽，较之就枕而卧，更为受益。若坐而不能寐者，但使缄其口，闭其目，收摄其心神，休息片时，足当昼眠，亦堪遣日。

续表

随时预防，及时省悟	曹氏在《夜坐》篇中有《秋夜诗》云："薄醉倦来禁不得，月光窥牖引人看。"凡值风清月明之时，推窗看月，呼吸间易感风露，从暖室中顿受凉气故耳。秋月弥佳，尤应烧看。夏夜月光甚短，即早卧仅及冬夜之半。陈傅良诗曰："短夜得眠常不足。"若未就枕，只宜在寝室中坐少顷。至于风檐露院，凉爽宜人，但夜气暗侵，每为病根所伏。因此，曹氏告诫老年人："大凡快意处，即是受病处。老年人随事预防，当于快意处发猛省！"事实上，不仅是老年人，中青年人等所有的养生者都要认真遵守，并细心体味。要随时、随事、积极地反省自己的行为，不要贪图一时的快意而使身体为病根所伏！
夜坐养静，安睡之妙	日未出即醒，夜方阑不寐，老年人恒有之。黄昏时如早早就寝，则愈不能寐，必坐有顷，即夜坐也。夜坐乃凝神于静，所以为寐做准备耳。坐时先调息定气，塞聪掩目，屏除杂念，或行坐功运动一番。《亢仓子》曰："体合于心，心合于气，气合于神，神合于无。"夜坐若能如此，即为安睡之妙诀！夜坐以灭灯而坐为妥，心因目动，遂致"淆乱神明"故也。坐久腹空，可略进汤饮以暖之，切忌食多，酒更不可饮，气血入夜而伏，酒性流散，两相妨也。《黄帝内经》曰："胃不和则卧不安。"老年人脾胃功能衰弱，更应谨慎处之。《紫岩隐书》云："每夜欲睡时，绕室行千步，始就枕。"其说与作者夜坐正相反，盖行则身劳，劳则思息，动极而返于静也。夜坐是以静求静，行千步是以动求静。
不仰卧，卧宜蜷缩	曹氏不主张仰卧，他认为《希夷安睡诀》中所述方法，即"左侧卧则屈左足，屈左臂，以手上承头，伸右足，以右手置右股间；右侧卧反是"，似乎比较稳妥、适当，但亦不可过分拘泥，只要保持不仰卧就可以了。醒时须手足伸舒，睡则不嫌屈缩。
寝勿燃灯，醒宜转动	曹氏认为，一旦就寝即要灭灯，这样才会"目不外眩，神守其舍"。另外，《真西山卫生歌》亦曰"默寝暗眠神晏如"也。卧不安，易多反侧；卧即安，醒时亦应当多转动，使络脉流通。否则，容易使人半身板重，或腰、肋疼痛，或四肢关节酸痛。

❸ 健康锦囊

一般说来，解衣而眠是最舒服的睡眠方式，除却了白日衣物的束缚，让皮肤自由地呼吸，肌肉自然放松，可以很快消除疲劳，使身体的各个器官都得到很好的休息，这也是现如今很多人推崇的睡眠方式。然而，事实上解衣而眠却有很多意想不到的危害。

人在睡眠时，身体状况会发生变化，如血液循环变慢，呼吸变缓、变深等。最为重要的是，人在睡眠时，毛孔会开放，因此极易受到风寒侵袭，引发伤风、感冒、腹泻等症状，许多老人的肩周炎也与睡眠时肩部受寒有关。曹氏也说，夜晚解衣而眠，凉气较重，而且肩部与颈部的被子很难盖严，容易受凉，所以需要穿着睡衣而眠。

此外，睡眠环境和卫生也是解衣而眠需要注意的重要问题。人们在工作、生活、学习的过程中，必然要接触很多人和物，难免带有病菌，如果床上用品没有及时清洁，解衣而眠很容易形成交叉感染的情况。而且对老年人来说，皮肤原本较干燥、脆弱，容易发生瘙痒等问题，如果没有柔软的衣物保护，直接与床上用品摩擦，容易加重皮肤疾病。从这个层面来说，无论是现代的医学观点，还是古代的养生理念，都要求人们睡眠时穿睡衣。

久坐络脉滞，散步可活筋骸、通络脉

❶ 大医智慧

坐久则络脉滞，居常无所事，即于室内时时缓步，盘旋数十匝，使筋骸活动，络脉乃得流通。习之既久，步可渐至千百，兼增足力。步主筋，步则筋舒而四肢健；懒步则筋挛，筋挛日益加懒。偶展数武，便苦气乏，难免久坐伤肉之弊。欲步先起立，振衣定息，以立功诸法，徐徐行一度。然后从容展步，则精神足力，倍加爽健。《荀子》曰："安燕而气血不惰，此之谓也。"

——《老老恒言》

❷ 精彩解读

俗话说，"饭后百步走，活到九十九"，怎样走是个关键问题。饭后进行过强的活动不仅不能增进消化功能，反而会有损健康。要知道，进食后，胃就开始了紧张的工作，不断地蠕动，以使食物在胃内和胃液充分混合，并将食物碾磨成食糜，逐渐排入十二指肠。在这个消化和吸收的过程中，消化道的血循环量要比平时增加，而饭后快步走或骑自行车时，下肢需要的血液量也势必增加，结果就减少了消化道的血液供给；另一方面，饭后过量活动，会使心跳加快，血管高度收缩，而使身体产生不适。因此，现代医学大多主张，即使是饭后运动，也要先小歇片刻（0.5～1小时），然后到户外散步二三十分钟。散步是最简单、最轻松的运动方式，但所起的健康作用却很多。散步通过手、脚、躯干的协调动作，以及轻松愉快的情绪，让人周身气血畅达，给人一种轻松愉快的感觉。饭后百步走适合平时活动较少，尤其是长时间伏案工作的人，同时还适合形体较胖或胃酸分泌过多的人。这几类人饭后散步20来分钟，有助于劳逸结合，减少脂肪堆积和胃酸分泌，有利于身体健康。当然，散步也是有一定方法、须遵守一定原则的，《老老恒言》中就介绍了一些方法，在这里跟大家分享一下。

第一，曹氏认为散步的功效在于舒筋活络。他说："坐久则络脉滞，居常无所事，即于室内，时时缓步。盘旋数十匝，使筋骸活动，络脉乃得流通。习之既久，步可渐至千百，兼增足力。步主筋，步则筋舒而四肢健，懒步则筋挛，筋挛日益加懒，偶展数武，便苦气乏，难免久坐伤肉之弊。"人的生命在于运动，常常久坐的人，或不爱运动的人，往往会有气血运行不畅的问题，而解决这一问题最好的办法就是站起来散步。

第二，散步的方法也非常重要。曹氏认为，饭后散步时，最好不要与人交谈。曹氏说，散步的时候，是体内之气盛行的时候，如果此时开口说话，气则断续，进而导致失调。因此，散步的时候最好不要说话，如果想要说话时，最好停下脚步。现代医学研究证明，缓慢的散步方式，随意的谈话语调，是不会影响健康的。而且在饭后与亲近的人散步、聊天，已经成为一种非常时尚的交流方式了。当然，如果你正快步行走，则另当别论。

第三，需要注意的是，散步一定要量力而行。曹氏指出：散步是一种不拘形式，闲散、从容踱步的形式，因此，很多人都会因这种太过于舒服的运动方式，而让自己过度疲累。尽管散步很舒服，但老人还是应该根据自己的体力，决定散步的里程，无须勉强。散步回来后，也应喝点儿水，坐下或躺在床上休息一会儿，以调整呼吸。另外，散步也应注意环境。春天探访梅花，秋天观赏菊花，都是极雅、极愉悦心情的事情，但亦应注意劳逸结合。

第四，散步也需要事先准备。曹氏说："欲步先起立，振衣定息，以立功诸法，徐徐行一度（立功见二卷导引）。然后从容展步，则精神足力，倍加爽健。"想要散步，应先起立，然后抖平衣服，安定一下自己的气息，然后慢慢地做一些准备运动，如活动一下胳膊、脚踝等，再从容散步，则精神足力，倍加爽健。除此之外，散步应安定心神后，稍微进行热身运动再开始，老年人尤应如此。

第五，选择散步时间也很关键。曹氏说："饭后食物停胃，必缓行数百步，散其气以输于脾，则磨胃而易腐化。明人王逵撰《蠡海集》曰："脾与胃俱属土，土耕锄始能生殖，不动则为荒土矣，故步所以动之。"元人伊士珍撰《琅嬛记》曰："古之老人，饭后必散步，欲摇动其身以消食也。故后人以散步为逍遥。"也就是说，一天当中，除了睡眠时间，任何时刻都可以散步，但饭后散步对身体最好。这是因为，饭后散步能散胃部之气，并输送到脾，进而帮助消化，而且脾、胃五行皆属于土，只有运动才能使土显现生气，否则容易伤胃。事实上，这是因为饭后食物停留于胃中不易消化，而舒缓的运动能促进胃部蠕动，进而帮助消化。老人胃肠功能衰弱，尤其应饭后散步，以刺激胃肠蠕动，促进食物的消化、吸收。

需要注意的是，饭后散步并不是指吃完饭后立即散步，而且"饭后百步走"并不适合所有的人，它只适合平时活动较少，尤其是长时间伏案工作的人以及形体较胖或胃酸过多的人。这些人如果饭后散步20分钟，有助于促进胃肠消化液的分泌和食物的消化吸收。

③ 健康锦囊

散步对骨质疏松症、颈椎病、肥胖症、高血糖、高血脂、高血压、冠心病、动脉硬化、中风后遗症、神经衰弱、抑郁症、便秘、免疫力低下等疾病有辅助治疗的作用。散步与"生命振荡说""天人合一""有氧运动"等古今理论有着不解之缘。

事实上，散步是最简单的、最经济的、最有效的，最适合人类防治疾病、健身养生的方法，也是最为人们熟知的运动方式。

散步能使全身各系统功能更为协调，因此更适合中老年人。

尽管散步是随时随地可进行的运动，但仍需要注意以下事项。

散步应注意的事项

散步需要全身放松，从容和缓，即使内心烦闷，也应保持一颗平静的心。
长时间坐、立后，最好走动一小会儿，以促进血液流通，舒筋活络。
长期不锻炼的人，刚开始散步时可选择走走停停、且快且慢的逍遥步，待足力增加后再进行强度稍大的散步运动。
饭后散步，可选择每分钟60步的漫步法；而有高血压或高血脂的患者，可选择每分钟120步的快走法。

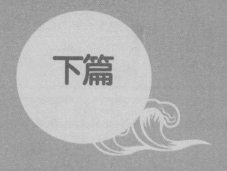

下篇

当代大国医健康智慧

●在张仲景、孙思邈、李时珍这些苍生大医的引领下，中医经过数千年的发展，取得了辉煌的成就。然而，近代以来，西医强势崛起，中医命运急转直下，甚至多次被民国政府提议"废除"。在这种局面下，以"国医大师"为核心的一大批老中医以"师带徒"的形式，接过了祖辈传下来的中医绝学，扛起了中医复兴的重担。他们不求名、不图利，兢兢业业把中医事业继承发扬开来，经过近百年的努力，中医终于又得到了群众的广泛认可，赢来了一个新的春天。

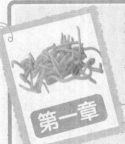

蒲辅周：中医之妙，尽在补泻防治中

第一章

◎蒲辅周，原名启宇，1888年1月12日出生于四川省梓潼县长溪乡一个世医之家。

❤ 虚则补之，实则泻之，蒲老调治带下病

❶ 大医智慧

虚则补之，实则泻之；强者抑之，弱者扶之。不但治带下病如此，治其他的病亦不外此也。

——《临床中医：蒲辅周》

❷ 精彩解读

"带下"之名，首见于《黄帝内经》，如《素问·骨空论》说："任脉为病……女子带下瘕聚。"带下一词，有广义、狭义之分。广义带下泛指妇产科疾病而言，由于这些疾病都发生在带脉之下，故称为"带下"。如《金匮要略·心典》说："带下者，带脉之下，古人列经脉为病，凡三十六种，皆谓之带下病，非今人所谓赤白带下也。"又如《史记·扁鹊仓公列传》记载："扁鹊名闻天下，过邯郸，闻（赵）贵妇人，即为带下医。"所谓带下医，即女科医生。狭义带下又有生理、病理之别。

妇女带下量多、绵绵不断，或色、质、气味异常，或伴有全身症状者，可诊断为该病。赤带与经间期出血，称经漏；脓浊带下与阴疮排出的脓液，可通过妇科检查而鉴别。如带下五色夹杂，如脓似血，奇臭难闻，当警惕癌变，应结合必要的检查以明确诊断。

该病发生的病因病机主要是脏腑功能失常，湿从内生；或下阴直接感染湿毒虫邪，致使湿邪损伤任带，使任脉不固，带脉失约，带浊下注胞中，流溢于阴窍，发为带下病。

带下病是妇科常见的疾病，古人有五带之名，分青、黄、赤、白、黑。带下有虚有实，不能概作虚治，

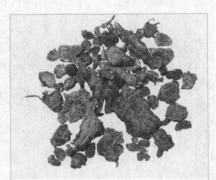

◎苍术具有燥湿健脾、祛风散寒、明目的功效。

临床治疗此病，必须结合具体症状，并结合色脉辨证施治。实践经验证明，劳逸不当，劳伤冲任，饮食不慎，脾胃失调，造成带下病约占 1/2；消志不乐，肝所郁结，造成此病约占 1/3；其他如不讲卫生，房事不节，而成此病仅占 1/10；虚损致病者极少数也。

带下病的辨证有虚实之分。临床以实证较多，尤其合并阴痒者更为多见。一般带下量多、色白，质清无臭者，属虚；带下量多，色、质异常有臭者，属实。

该病的治疗以祛湿为主。脾虚者，健脾益气，升阳除湿；肾虚者，补肾固涩，佐以健脾除湿；湿热者，清热利湿；湿毒者，清热解毒利湿；感虫阴痒蚀烂者，必须配合阴道冲洗和纳药等外治法。

1956年3月17日，蒲老接诊了一位韩姓患者，该患者35岁。初步诊断为：黄白带多，小腹及腰痛，月经来潮前更甚，月经周期先后无定，胃纳欠佳，大便时干时溏，小便黄。舌苔黄白，有时灰黑，脉上盛下虚，两关

濡弱。属湿困脾胃，下注胞宫，治宜调理脾胃，清利湿热。

【方药】连皮茯苓二钱，泽泻二钱，薏米五钱，山茵陈二钱，豆卷五钱，黄芩（炒）二钱，萆薢四钱，苍术（炒）二钱，金毛狗脊（炮）三钱，乌贼骨五钱，白通草一钱，晚蚕沙三钱。5剂。

【服法】每剂水煎2次，共取250毫升，分早晚2次服。

3月31日复诊：药后带色转白，量亦减少，饮食增加，精神好转。舌苔转薄，脉迟有力。仍以前法。

【方药】萆薢四钱，黄柏（酒炒）一钱，泽泻二钱，连皮茯苓五钱，苍术（炒）二钱，薏米五钱，豆卷五钱，山茵陈三钱，川楝子二钱，金毛狗膏（炮）四钱，晚蚕沙四钱，白通草一钱，乌贼骨五钱。

【服法】5剂，服法同前。

4月4日三诊：月经25天来潮，小腹及腰痛显著减轻，但经色不正常，内夹黑色血块。精神、食欲、睡眠继续好转。脉弦迟，苔白，治宜温经利湿。

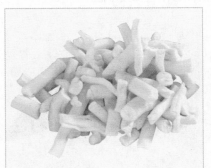

◎通草具有清热利水、通乳的功效。

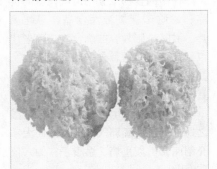

◎实热型带下病宜吃具有清利下焦湿热作用的食物，宜吃清淡性凉的食品。

【方药】茯苓五钱，桂枝三钱，泽泻二钱，薏米五钱，苍术（炒）二钱，当归二钱，川芎一钱半，桃仁一钱半，草薢四钱，川楝子（碎）二钱，白通草一钱。

本案脉证互参，湿热为病因，药后湿热渐去，脾得健运，饮食增加，精神好转，黄白带下及月经失调亦渐愈。

当子宫、子宫颈、阴道出现病变或者有其他原因时，白带的量、颜色、黏稠度发生变化，称为白带异常，又称带下病。患有此病的女性，除应针对病因进行治疗外，饮食疗法也值得一试。白果豆腐煎：白果10个（去心），豆腐100克，炖熟服食。

③ 健康锦囊

一般来说，白带清稀量多，为脾虚或肾亏所致，在饮食方面宜吃具有健脾、补肾、固涩作用的食品，宜吃补气养血的温热性食品；忌吃生冷瓜果以及性寒之物，忌吃破气耗气食品。黄带或赤白带下的妇女，多数为温热下注的实证，宜吃具有清利下焦湿热作用的食物，宜吃清淡性凉的食品；忌吃辛辣刺激性食品，忌吃温热、滋腻、肥甘、煎炸食物。蒲老建议，凡带下病均忌食辛辣刺激食物。如果白带中带有脓血和腥臭味，要认真检查，防止子宫恶性病变。

此外，食用生冷食物、久居阴湿之地都会造成湿邪入侵。下面向大家介绍两套消炎止痛、温暖子宫的穴位按摩操。

（1）病人仰卧，协助者站于其旁，用手掌推摩小腹部数分钟。重点按压气海，用双拇指相对按压带脉。

（2）用手掌按揉大腿内侧数分钟。痛点部位多施手法，以使皮下组织有热感为度。重点按血海、阴陵泉、三阴交3个穴位。

（3）病人俯卧，协助者站于其旁。用手掌揉腰骶部数分钟，然后按阳关穴。

（4）用手掌搓腰骶部2～3分钟，使皮下有热感，并传至小腹部。

如果没有人帮忙，也可自己按摩。

（1）用手掌在小腹部环形推摩40～50次。推摩时应先将掌心搓热，然后按压气海、大巨、阴陵泉、三阴交各1分钟。

（2）用手掌搓腰骶部及大腿内侧各20～30次。

以上手法，每日早、晚各1次。

坚持做按摩操的同时，还可以喝一些对带下有治疗作用的糖水。

白果仁200克，冰糖3克。将白果仁去心，加入冰糖煎1小时左右，即可饮用。这道糖水白果汤祛腐生肌，解毒杀虫，美味又保健。

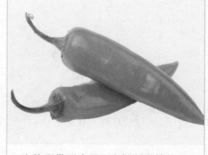

◎实热型带下病忌吃辛辣刺激性物品，忌吃温热、滋腻、肥甘、煎炸食物。

带下病发生的病因病机主要是脏腑功能失常，湿从内生；或下阴直接感染湿毒虫邪，致使湿邪损伤任带二脉，使任脉不固，带脉失约，带浊下注胞中，流溢于阴窍，发为带下病。带下色白或淡黄、质黏稠、无臭气、绵绵不断，患者面色苍白、四肢不温、精神疲倦、纳少便溏，舌质淡，苔白腻，脉缓。带下病的辨证有虚实之分。临床以实证较多，尤其合并阴痒者更为多见。一般带下量多、色白、质清无臭者，属虚；带下量多、色、质异常有臭者，属实。本病的治疗以祛湿为主。脾虚者，健脾益气，升阳除湿；肾虚者，补肾固涩，佐以健脾除湿；湿热者，清热利湿；湿毒者，清热解毒利湿；感虫阴痒蚀烂者，必须配合阴道冲洗和纳药等外治法，并使用抗生素治疗。

远离痛经，蒲老建议女人对痛经要防治兼备

❶ 大医智慧

治妇科病以血为主，以气为用，气血是相互依存、相互为用的。大法：寒则温之，热则清之，虚则补之，瘀则消之。这亦是治疗痛经辨证立法的主要原则。

——《临床中医：蒲辅周》

❷ 精彩解读

痛经是妇科常见疾病，尤其在青年妇女中发生此病者甚多，临床主要表现为经期或行经前后小腹疼，腰腿酸痛，甚至痛剧难忍。诱发此病的因素很多，蒲辅周总结了以下几点：

（1）有的是先天不足，气血不充。

（2）有的是生殖系统发育不正常。

（3）有的是因情志不舒、肝气郁结、气滞血瘀等，导致经水运行不畅，发生本病；或者经期产后用冷水洗涤而感受寒湿，以及饮食不节，过食生冷，使脾胃受伤，而导致痛经。

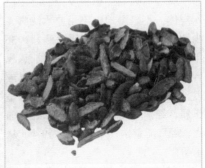

◎延胡索具有活血、散瘀、理气、止痛的功效。

◎香附具有理气解郁、止痛调经的功效。

蒲老治痛经方药

方药一	白术、桂枝、当归、泽泻、香附各二钱，茯苓、益母草各三钱，川芎、延胡索各一钱五分。3剂后舌苔化薄，觉腰腹痛，有月经将行之象。
方药二	当归、白芍、白术各二钱，官桂、川芎、苏叶各一钱五分，炒干姜、炒木香各一钱，吴茱萸八分，益母草三钱，温经和血。服后未见变动，仔细询致病原因：冬令严寒，适逢经期，又遇大惊恐，黑夜外出，避居风雪野地，当时经血正行而停止，从此月经不调，或数月一行，血色带黑，常年患腰痛、四肢关节痛、白带多等症。据此由内外二因成病，受恐怖而气乱，感严寒而血凝，治亦宜内调气血，外去风寒，遂予虎骨木瓜丸，早晚各服二钱，不数天月经行色淡夹块，小腹觉胀，脉象沉迟。

（4）也有因经期不注意卫生，或发生同房，而致气血失调，造成痛经。

造成痛经的原因很多，在治疗上要辨证施治。若属于脾胃失调，身体消瘦，月经来潮前或月经已过，腰疼肢倦，腹胀痛，治疗宜调和脾胃为主，兼理气血。若见形瘦，疼痛连胁痛，腰酸腿疼，此多属于肝气郁结，治疗宜疏肝解郁，调和气血，化结消瘀。若患者小腹发凉，喜热畏寒，经行小腹胀痛，血色发黑，甚者有血块，此多属寒证，治疗宜暖生脾胃，注意保暖。

蒲辅周嘱痛经患者要控制湿冷侵入身体，不坐湿地，不用凉水洗脚，少动肝气，以免再发痛经之病。1956年2月，他接诊了一位吕姓患者，该患者月经不准，已10余年，周期或早或迟，血量亦或多或少，平时小腹重坠作痛，经前半月即痛渐转剧，经行痛止，经后流黄水10余天。结婚9年，从未孕育。

方用金铃子散、四物汤去地黄加桂枝、吴茱萸、藁本、细辛。经净后仍予虎骨木瓜丸，经行时再予金铃子散和四物汤加减。如此更迭使用，经过3个月的调理，至6月初经行而血色转正常，量亦较多，改用桂枝汤加味调和营卫。因病情基本好转，改用八珍丸调补。此后或因劳动或其他因素，仍有痛经症状，治法不离温经和血，平时兼见胃痛、腰痛和腹泻等症，则另用温中化浊、活络等法，随证治疗。由于症状复杂，病史较长，经过1年多诊治，逐渐平静，于1957年4月始孕，足月顺产。

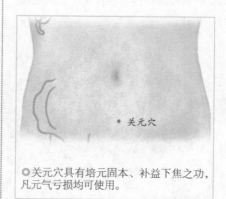

· 关元穴

◎关元穴具有培元固本、补益下焦之功，凡元气亏损均可使用。

❸ 健康锦囊

治疗痛经，蒲辅周除了在中药方

上有研究外，他还建议患者试试穴位按摩方法。

穴位按摩方法

摩腹	左手掌心叠放在右手背上，将右手掌心放在下腹部，适当用力按顺时针、逆时针方向各做环形摩动1～3分钟，以皮肤发热为佳。然后将手掌心放在肚脐下，按摩方式同前。
揉按关元穴	右手大鱼际按摩关元穴，适当用力揉按1分钟左右。
按揉足三里穴、血海穴	将一手食指与中指重叠，中指指腹放在同侧足三里穴上，适当用力按揉1分钟，双下肢交替进行，然后将双手掌心放在同侧血海穴上，用力揉按1分钟左右，双下肢交替进行。 注意：月经期间应停止按摩。
搓擦腰骶	双掌分别放在腰骶部两侧，自上而下用力搓擦腰骶部1分钟，然后两手叉腰，将拇指按在同侧肾俞穴，其余四指附在腰部，适当用力揉按1分钟左右。

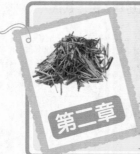

干祖望：集七十载之良方，治五官之烦忧

第二章

◎干祖望，1912年9月生，上海市金山区人，为当代中医耳鼻喉学科的创业人之一，是第一批全国老中医药专家学术经验继承工作指导老师，首批享受国务院特殊津贴的中医专家之一。

❤ 健脾治疗慢性咽炎，让你的嗓子天天舒畅

① 大医智慧

慢性咽炎，主症为咽喉干涩、微疼，或如异物哽介，或如烟熏火灼，症状不一而足。咽燥者，津不能濡之故。按照常规，多投养阴之剂。家父则认为，濡润咽喉之法多端，不能全赖养阴一技，犹如花卉，若枝叶枯橘，园丁一味浇水，却不知泥土过黏，根底反为腐烂。此时只有疏土渗水，沐浴阳光，乃为上策。《素问·阴阳类论》云"咽喉干燥，病在脾土"，此之谓也。

——《中国百年百名中医临床家丛书：干祖望卷》

② 精彩解读

慢性咽炎，在中医上被称为"虚火喉痹"，是耳鼻咽喉科的难治顽固性疾病，现在还缺乏有效办法来控制它。中医历代书籍记载多认为是阴虚火旺之故，故常以滋阴降火、养肺肾阴论治。

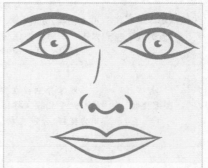

◎所谓的五官，指的是耳、眉、眼、鼻、口等五种人体器官。

干祖望教授从医70余年，对中医药治疗慢性咽炎有深入的研究。通过多年的临床实践及不断地学习、思考，干教授认为临床上虚火喉痹"真正属阴虚者，十无二三，出于脾虚者常有八九"，从而提出从脾论治虚火喉痹的理论，运用此法治疗慢性咽炎，治愈率非常高。

《素问·阴阳类论》中云："咽喉干燥，病在脾土。"据此，干祖望教授认为，脾的运化功能正常与否影响着津液的盛衰，脾气健运，水谷精微运化输布正常，津液充盈上润眼、耳、口、

鼻诸窍则不为病；若脾气虚弱，运化功能失常，则津液衰少，诸窍失养而为病。因此脾虚津液不足，不能上行濡润咽喉，是导致慢性咽炎的重要原因。

关于咽喉疾病，民间有这样的谚语："急发一朝生死决，慢喉百帖断根难。"说明了治疗慢性咽炎的难度。干教授认为，慢性咽炎的治疗必须要有信心、恒心和决心，严禁烟、酒、辛辣之品，还要戒多言，言多损气，气损致津伤。

喉需液养，咽赖津濡，针对慢性咽炎的致病根源，干祖望教授独创

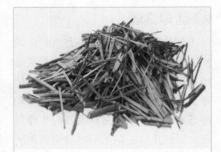

◎柴胡具有和解少阳，疏肝和胃，升阳举陷的功效。

了健脾治疗慢性咽炎的方法，效果明显。健脾治疗咽炎通常有以下5种方法。

健脾治疗咽炎的方法

健脾益气法	主治脾运不健而气虚症状明显者，症见面色无华，少气懒言，声低气怯等，患者多畏寒怕风而易感冒，方选补中益气汤或六君子汤。
健脾润燥法	主治脾虚气弱，兼阴虚津亏者，多用于干燥性、萎缩性咽炎，或患鼻咽癌经放射线治疗后产生的咽喉干燥者，症见口干咽燥，饮不能解，四肢乏力，或有低烧，方用生脉散加味。
健脾渗湿法	主治脾不运化兼有湿痰不化者，症见咽部黏膜充血不明显，咽中干涩而不思饮，食后不舒，大便多溏，舌有白苔，较厚，甚至舌边出现齿痕等，选用参苓白术散加减。
抑肝扶脾法	用于治疗肝气横逆侮脾证。干教授自订支脾伐木饮治之，以疏肝健脾。药用柴胡、白芍、金铃子、橘叶、党参、白术、茯苓、山药、白扁豆、甘草。
补脾益气升阳法	用于治疗脾虚阴火证。症见素体禀寒，神疲乏力，少气懒言，容易感冒，咽燥微痛，口干而不太求饮，喜热饮，咽部有异物感，受凉、疲劳、多言则诸症加重，大便多偏溏，方用参苓白术散、补中益气汤，或益气聪明汤配合益胃汤、增液汤或沙参麦冬汤等。

干教授还从养生的角度提出，慢性咽炎也可以药茶治之。药茶是中医的一个特殊的简便疗法，就是用少量的药物，代替茶叶作饮料，既方便，又可持久，对慢性病的确大有益处。

阴虚的人，用生地、沙参、麦冬等分；阳虚的人，用白扁豆、焦米仁、山药等分。用上述药材代替茶叶泡茶做饮料，天天常饮，利于咽炎的治疗。

3 健康锦囊

有关数据表明，咽炎在人群中的发病率高达87%以上。对于病情较重的咽喉病，最好还是去医院进行药物治疗，而轻度、慢性咽炎，或刚有咽炎的迹象，则可以通过食用具有生津降火、润肺止咳、防治咽喉肿痛作用的食物进行预防或者辅助治疗，下面介绍几种食疗方。

银耳沙参鸡蛋汤

【材料】银耳10克，北沙参10克。

【制法】上二味加水适量熬煮取汁，然后打入鸡蛋1～2个，蛋熟后加适量冰糖服用。

【功效】具有养阴清热、润肺等功效，适用于阴虚肺燥引起的咽干喉痛。

芝麻红糖粥

【材料】芝麻50克，粳米100克，红糖适量。

【制法】先将芝麻炒熟，研成细末。然后将粳米煮粥，待粥煮至黏稠时，拌入芝麻、红糖，稍煮片刻即可食用。

【功效】适用于肝肾不足、头昏目花、肺燥咳嗽、咽干等症。

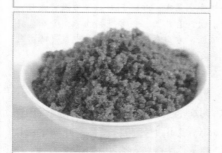

◎红糖具有润心肺、和中助脾、缓肝气等功效。

荸荠萝卜汁

【材料】荸荠、鲜萝卜各500克。

【制法】将荸荠洗净去皮，鲜萝卜洗净切块，一起放入搅汁机内搅拌成汁。每日饮汁数小杯，连服3～5日。

【功效】清热利咽，开音化痰，适用于咽喉肿痛、声嘶、目赤等症。

蜜枣甘草汤

【材料】蜜枣8枚，生甘草6克。

【制法】将蜜枣、生甘草放入锅中，加清水2碗，煎至1碗，去渣即可。可以做饮料服用，每日2次。

【功效】具有补中益气、润肺止咳之功效，适用于慢性支气管炎、咳嗽、咽干喉痛等症。

枸杞粥

【材料】优质枸杞子15克，糯米150克。

【制法】将糯米、枸杞子分别洗净，加水浸泡30分钟，再以文火煮制成粥即可。每天服用1碗。

【功效】具有滋阴润喉的功效，适用于慢性喉炎、咽喉干燥者。

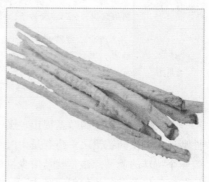

◎北沙参具有养阴清肺、益胃生津的功效。

内外同治，口腔溃疡影无踪

❶ 大医智慧

口疮的辨证，首先要区别虚实，这主要根据局部症状，结合全身症状来分析，亦如《外科正宗·大人口破》所说："虚火者，色淡而白斑细点，甚者陷露龟纹，脉虚不渴。此因思烦太甚，多醒少睡，虚火动而发之……实火者，色红而满口烂斑，甚者腮舌俱肿，脉实口干。此因膏粱厚味，醇酒炙博，心火妄动发之。"临床上实证多于虚证，火证多于寒证，治疗则宜内外同治。

——《干祖望中医五官科经验集》

❷ 精彩解读

口疮，就是口内生疮，也叫口腔溃疡。溃疡具有周期性、复发性及自限性等特点。轻的口疮只溃烂一二处，重的口疮可扩展到整个口腔，甚至引起发烧和全身不适。

关于口疮的病因病理，古代医家有许多种学说，但是干祖望教授认为以《医贯》所述"上焦实热，中焦虚寒，下焦阴火"三者最为贴切。前者属实证，后两者为虚证及虚实夹杂证。上焦实热也就是心脾积热，或兼感风热之邪；中焦虚寒也就是脾胃虚弱，阳气不足，虚阳上浮；下焦阴火

口腔溃疡内治法

风热上扰型	口疮刚刚开始，患处灼热疼痛，伴发热恶寒等症，治疗宜疏风散热，方药选择银翘散或桑菊饮。 【组成】银花、连翘、竹叶、牛蒡子、薄荷、桑叶、桔梗、升麻等。 【用法】水煎服。
心脾积热型	口疮面积大，灼热疼痛厉害，疮口周围充血，伴有发热、头痛、淋巴结肿大、口渴多饮等症状，治疗应清泄心脾，方药选择白虎汤合导赤散。 【组成】知母、石膏、泽泻、生地、银花、木通、芦根、竹叶、甘中黄等。 【用法】水煎服。 【加减】如果伴有体温升高、大便秘结等症状，可以服用凉膈散，或合用黄连解毒汤。
脾虚湿盛型	口疮持续时间长，溃疡处呈黄色，大便稀薄，舌胖嫩，治疗应该健脾利湿化浊。方药选用参苓白术散加减。 【组成】白术6克，太子参10克，陈皮6克，赤小豆6克，茯苓10克，炒薏米10克，炒麦芽10克，扁豆10克，益元散（包煎）10克，车前子（包煎）10克。 【用法】水煎服。
阴虚火炎型	口疮不多，但此起彼伏，舌红少苔，治疗宜滋阴清火，方药选用知柏地黄汤，可加入沙参、石斛、麦冬等药材。

续表

虚阳上浮型	口疮病程较长，溃疡处呈白色，周围不充血，患者身体寒冷，口中不渴，舌胖淡，治疗宜温补脾肾，引火归元。方药选用椒梅附桂连理汤。 【组成】乌梅、川椒、肉桂、黄连、白术、茯苓、附子、干姜等。 【用法】水煎服。 【加减】如果患者没有食欲、腹胀，可以加山楂、六曲，或者升麻、葛根等升发清阳之品。由于黄连本性苦寒，用量1～1.5克为宜，患者如果食欲较差，也可以不用。

口腔溃疡外治法

患者可使用养阴生肌散或绿袍散，每次取药少许撒于口疮患处及周围，每日3～4次，可治愈。

患者可将养阴生肌膜剪成口疮大小，贴在患处，每日敷贴3～4次，可治愈。

治愈急性口腔溃疡的六种偏方

清洁口腔后，用消毒棉签将蜂蜜涂在溃疡面上，15分钟左右后，可咽下蜂蜜，再继续涂抹，一天可重复涂抹数遍，涂抹蜂蜜期间暂不饮食。

用云南白药外敷口腔溃疡创面，一日2次，一般2～3天痊愈。

将少许白糖涂于溃疡面，每天2～3次。

将大蒜表皮撕掉，取包裹蒜瓣的透明薄膜敷在口腔溃疡处，亦有疗效。

用棉棒蘸取少许冰硼散，涂在患处，2～3天后创口即可愈合。

含服华素片，每次1～2片，每日3～4次。

也即肾阴不足，虚火上炎。虚实之证又都可兼挟湿浊之邪，导致局部溃疡糜烂，使病症持久。

干教授认为治疗口腔溃疡应该内外同治，他对本病的治疗有独到之处，提倡内外同治。

③ 健康锦囊

口疮，在人群中患病率超过10%，可发生于男女老幼，以中青年最多见。口腔内出现的溃疡95%是复发性口腔溃疡，是最常见的口腔黏膜疾病之一。

引起口腔溃疡最常见的因素是复发性口腔溃疡，其次是一些局部刺激因素如残根、残冠、化学药物及温度刺激等引起的创伤性溃疡，还有一些是全身疾病、综合征在口腔中的表现，如贫血、维生素缺乏、贝赫切特综合征、放射性口炎、克罗恩病。

用细辛外敷治疗口疮是我国古代民间流行的一个偏方，在《卫生家宝》一书中有记载，后被李时珍收录到《本草纲目》中，此后被广泛采用，其治疗范围也从最初的小儿口疮扩大到成人口疮、牙痛、三叉神经痛等。由于该法操作简单，见效快，所以在民间一直很受欢迎。具体操作方法为：

取细辛10克，捣碎后加适量温开水调成糊状，填入脐窝，敷上塑料薄膜，外面用纱布盖上，用胶布固定

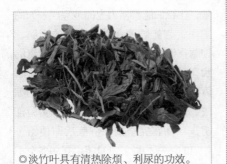

◎淡竹叶具有清热除烦、利尿的功效。

住，24小时后取下，4小时后再敷，治疗顽固性口腔溃疡效果好。

患者在用药期间应保持充足睡眠，营养全面，忌食辛辣食物，注意口腔卫生，保持大便通畅。

此外，用冬青叶（四季青叶）治疗口腔溃疡也有一定疗效，现将使用方法简介如下。

敷
将新鲜冬青叶洗净，放在口内嚼烂，将药渣敷在溃疡处，半小时后吐出。每次用冬青叶1片（重症用2片），每天敷3次，3～4天为一疗程。如口疮复发，可重复使用此法。

喷
将冬青叶洗净后烤干或晒干，研成粉末，加入冰片粉（比例为10∶1），混匀后，用细管喷到患处。

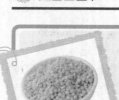

第三章

关幼波：养肝护肝，健康与你相伴

◎关幼波潜心研究肝病及各种疑难杂症，积累了大量的典型病例，结合个人30多年的临床经验和体会，于1979年编著发表了《关幼波临床经验选》。

关幼波教授的肝病食养方案

❶ 大医智慧

俗话说"药补不如食补"，祖国医药学的特色之一是药食同源，许多单味中药就是日常的食物，可以说药食是不分家的。很多食物，不仅含有丰富的营养，各种维生素、矿物质、微量元素，以供人体热能与新陈代谢的需要，而且具有重要的治疗疾病与养生长寿的作用。因此，合理地调摄饮食，对人体的健康是非常重要的一个因素。

——《关幼波肝病杂病论》

❷ 精彩解读

肝病是指发生在肝脏的病变，包括甲肝、乙肝、丙肝、肝硬化、脂肪肝、肝癌、酒精肝等多种肝病，是一种常见的危害性极大的疾病，应以积极预防为主。

肝脏是人体内最大的消化器官，更是体内物质能量代谢的中心站。据估计，在肝脏中发生的化学反应有500种以上。首先它分泌胆汁，帮助消化饮食；它把吸收的氨基酸合成蛋白质

供给我们机体的新陈代谢，并产生能量，让我们能够精力充沛地完成一天的工作；它能贮藏和燃烧体内的脂肪，控制我们的体型；它是脂溶性维生素的贮存器官；它还能够氧化、还原、分解体内的毒素，吞噬不小心吃入体内的细菌，是人体最大的解毒器官。实验证明，动物在完全摘除肝脏后即使给予相应的治疗，最多也只能生存50多个小时，这说明肝脏是维持生命活动的一个必不可少的重要器官。

提到养生，有些人马上与吃补品、服灵丹妙药联系在一起，这是一种偏见。关幼波认为：养生之道营养只是一部分，不能代替其他方面。营养应以饮食为主。俗话说，药补不如食补，民以食为天，这说明了饮食是维护健康的根本。古代医典《黄帝内经》说"五谷为养，五果为助，五畜为益，五菜为充"，也表明了古人对饮食疗法的重视。古代名医张景岳亦称"盖气味之正者，谷食之属是也，所以养人之正气"。

关幼波作为全国著名的肝病专

家，对治疗肝病有着丰富的经验。而且，他还对肝病养生饮食有着独到的见解。下面介绍一下关老先生的肝病养生饮食原则。

肝病养生饮食原则

肝病患者宜用偏凉祛湿的膳食调理	食疗是调整肝肌功能的重要手段，肝病患者应该多吃含蛋白质、维生素及热量较高又易消化的食品。多喝水，尤其是初春寒冷干燥易缺水，多喝水可补充体液，增强血液循环，促进新陈代谢；多喝水还有利于消化吸收和排除废物，减少代谢产物和毒素对肝脏的损害。同时，肝病患者，尤其是急性肝炎患者，多伴有湿热症状，故宜选用偏凉且有祛湿作用的膳食调理，例如鸭架冬瓜汤、红豆薏米粥、鲫鱼汤等，能够有效促进肝病的恢复。
肝病患者应该限制蛋白质、脂肪、糖类的摄入	肝硬化患者在食疗原则上与一般肝炎患者不同，过多的蛋白质、糖类助热伤肝，生湿伤脾，增加肝脏负担，易诱发肝昏迷。因此，在出现肝硬化肠道出血、消化不良或有肝昏迷征兆时，就需要严格控制蛋白质、糖类的摄取。肝硬化患者对脂肪的消化吸收能力下降，应限制过量摄入脂肪，在饮食上应尽量选用植物性脂肪，以减轻肝脏负担，这是肝硬化患者膳食调理的重要一环。
饮食有节	任何食疗保健方法，其原则要以个人生理实际所需为度，要把握"饮食有节"的原则，不应该任意强加一套固定的食疗方法。各人的口味不同是出于生活习惯的不同，或者反映出他身体需要该类食物，如果强迫他们去改变口味，反而易导致消化吸收不良症状。因此，饮食调节要因人而异，对任何食物都不可过或不及，只要坚持饮食有节的原则，就可吃出健康来。

针对肝病患者的身体特点，关幼波老先生创制了两种有效的食疗配方，广大肝病患者不妨一试。

肝病食疗配方

薏米粥	【组成】生薏米、枸杞子、莲子、山药各适量。 【制法】将薏米煮开，再放入枸杞子、莲子、山药共煮粥。 【功效】薏苡仁粥是营养极佳的保健粥品，其中，山药补中健脾固肾，为治虚劳不可缺少之要药；枸杞子补肾养血明目，补肾益精助阳；莲子养心安神，益肾固精，功专补脾，可作为脾胃正气不足之营养品；薏米健脾利湿，清热利水，对包括肝癌在内的各种癌症也有一定的预防作用。薏米粥补而不腻，性味平和而不燥烈，可以保肝补虚，健身延寿。
乌鸡归参汤	【组成】乌骨鸡、当归、人参或西洋参。 【制法】将乌骨鸡配以当归、人参或西洋参，共煮，多喝汤少吃肉。 【功效】乌骨鸡营养价值很高，常吃可以镇定安神，养颜扶正；当归养血和血；人参既能大补元气，又能益血生津，为各种虚证之要药，如有阴虚内热之象者（口干舌燥，手足心热，便秘溲赤）可用西洋参以养阴清热，益胃生津。乌鸡归参汤适合在严寒冬季温补。 　　此外，关老先生还用50%的乌骨鸡粉，加上何首乌、枸杞子等多味中药创制"十全乌鸡精"，补而不助热，可用于各种肝脾肾虚弱患者，效果显著。

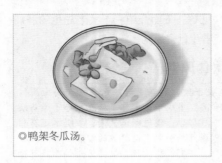

◎鸭架冬瓜汤。

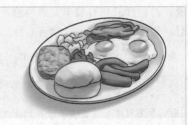

◎肝病患者应少食蛋白质、脂肪和糖含量高的食物。

❸ 健康锦囊

养肝补脾食物，可健脾补肝，调节气血运行，防病保健，多用于春季食补，以性温味甘食物为主，如糯米、黑米、高粱、牛肉、鲈鱼、鲫鱼，可做成汤、粥等美食，既可健脾补肝，又能享受美味。春季饮食以平补为原则，重在养肝补脾。这一时令以肝脾当令，肝脾的生理特性就像春天树木那样生发，主控人体一身阳气的升腾。若肝脾功能受损则导致周身气血运行紊乱，其他脏腑器官受干扰

而致病。又因酸味入肝，为肝的本味，若春季已亢奋的肝脾再摄入过量的酸味，则造成肝气过旺，而肝克伐脾就势必伤及脾脏。

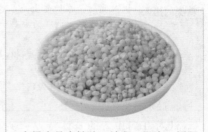

◎高粱米具有健脾、消积、温中、涩肠胃、止霍乱的功效。

益肝养肝的食疗佳品

鱼类	肝炎病人对蛋白质的供给量相对高于健康人，必以充足的优质蛋白为佳。鱼类是首选，各种鲜鱼、活虾等都有丰富而易消化的优质蛋白质。但是螃蟹、田螺等性寒，肝病患者多吃有脾胃虚弱之弊，故不宜多吃。
动物内脏	动物肝脏含有极丰富的蛋白质、磷、铁和维生素A、维生素B_1、维生素B_2、维生素B_{12}等。铁与维生素B_{12}为造血原料，伴有贫血、血浆白蛋白降低及水肿的肝病患者多吃动物肝最为有益。维生素B_2在肝内是重要的辅酶，能促进肝细胞的代谢，维持其正常功能。
鸡肉	鸡肉蛋白含量高，而且还有利于脾胃虚弱者，对食欲不振、腹胀、便秘等消化不良的肝病患者尤为相宜。每天吃1~2个鸡蛋，对肝病患者最有补益。
发菜	发菜是一种植物蛋白含量较高的蔬菜，内含精氨酸，能清除肝病患者血液中过多的氨毒，对肝硬化特别是血氨浓度增高的患者，有恢复肝功能和解毒作用。

复方熊胆散——关幼波对治脂肪肝的妙方

❶ 大医智慧

《丹溪心法》中说："痞块在中为痰饮，在右为食积，在左为血块。气不能作块成聚，块乃有形之物也，痰与食积死血而成也……治块当降火消食积，食积即痰也。"脂肪肝的发生，由于肝炎后治疗不彻底，湿热未清，湿伤脾阳，运化失司，聚湿生痰；热伤阴血，灼津生痰。由于湿热互结，阻滞血脉，血液行涩，而痰瘀交阻，终成痞块。加之饮食不节，膏粱厚味，嗜酒成性，进一步促进了病情的发展。

——《关幼波肝病杂病论》

❷ 精彩解读

脂肪肝是肝脏疾病中的一种常见病、多发病。它由于缠绵难愈和严重的并发症，影响患者的健康和生活质量。脂肪肝在肥胖人群、糖尿病与高脂血症人群、嗜酒人群中的高发病率以及近年呈现的低龄化、扩大化趋势，使脂肪肝和化学性肝脏损害的防治成为社会性的疑难课题。

脂肪肝的临床表现与其病因、病理类型及其伴随疾病状态密切相关。临床上，根据起病缓急可将脂肪肝分为急性和慢性两大类。前者相对少见，病理上多表现为典型的小泡性肝细胞脂肪化；后者主要指由肥胖、糖尿病和酗酒等引起的大泡性肝细胞脂肪化。

关幼波老先生对治疗脂肪肝有着丰富的经验。他认为引起脂肪肝的原因很多，主要是饮食不节，长期饮酒，过分强调营养，追求高糖、高蛋白、高脂肪三高饮食；或一味减肥长期饥饿，也可造成肝内脂蛋白合成减少及肝细胞中脂蛋白释出障碍；或素有糖尿病、肥胖症以及药物等中毒性肝损害。本病的病位主要在肝脾，主要的病理变化为湿热凝痰、痰瘀阻络，应从"痰湿"论治。

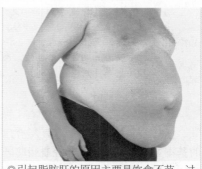

◎引起脂肪肝的原因主要是饮食不节，过分强调营养，追求高糖、高蛋白、高脂肪三高饮食。

脂肪肝患者一般的症状为：体重迅速增加，体胖，不厌油腻，嗜食肥甘之味，疲乏不耐劳动，右胁疼痛，或者右胁痞块，大便黏腻不爽。关老认为辨证施治应以祛湿化痰、疏肝利胆、活血化瘀为主，他根据多年经验，提供了如下药方：青黛10克（包煎），明矾3克，决明子15克，生山楂15克，醋柴胡10克，郁金10克，丹参10克，泽兰15克，六一散15克（包煎）。

如果患者有肝热、头晕目眩的症状，应加入苦丁茶、生槐米；患者血压升高，伴有头痛症状，应加入生石膏；患者大便黏滞不畅，应加入大黄、瓜蒌、白头翁、秦皮、焦四仙；患者乏力气短，应加入葛根、党参；患者面肢水肿，应加入苍术、泽泻、玉米须；患者腰酸失眠，加何首乌、黄精、枸杞子。

除此之外，关老还为广大脂肪肝患者提供了两副疗效显著的药方。此药方是关老在长期实践的基础上，采取辨证与辨病相结合，根据中医的基本理论，依法选择药证相符而又有降血脂作用的药物，实践中还要根据病人的特点随症加减，才能更好地提高疗效。

脂肪肝药方

复方熊胆散	【组成】青黛15克，明矾15克，郁金15克，川黄连10克，熊胆3克。 【用法】共研细末，装于一胶囊，每次饭后服1粒，每日2～3次。 【功效】疏肝解郁，清热化痰，主治脂肪肝。
清利化痰方	【组成】茵陈90克，醋柴胡10克，薄荷5克，炒栀子10克，丹皮10克，赤芍10克，丹参15克，泽兰15克，香附10克，郁金10克，金钱草30克，六一散（包）10克，白矾（研末冲服）1.5克。 【用法】水煎服，每日1剂。 【功效】清利肝胆，活血化痰，主治脂肪肝。

❸ 健康锦囊

食疗是大多数脂肪肝病人治疗的基本方法，也是预防和控制脂肪肝病情发展的重要措施。脂肪肝患者应制定并坚持合理的饮食配方，瘦肉、鱼类、蛋清及新鲜蔬菜等富含亲脂性物质的膳食，有助于促进肝内脂肪消解，高纤维素类的食物有助于增加饱腹感及控制血糖和血脂，这对于因营养过剩引起的脂肪肝尤其重要。

脂肪肝病人可辅以如下食疗方法

何首乌粥	【主料】何首乌20克，粳米50克，大枣2枚。 【制法】将何首乌洗净、晒干、打碎，然后再将粳米、红枣加清水600毫升，放入锅内煮成稀粥，兑入何首乌末搅匀，文火煮数沸，早晨空腹温热服食。
灵芝河蚌煮冰糖	【主料】灵芝20克，蚌肉250克，冰糖60克。 【制法】将河蚌去壳取肉，用清水洗净，然后将灵芝入砂锅加水煎煮约1小时，取浓汁加入蚌肉再煮，放入冰糖，待溶化即成，饮汤吃肉。
赤小豆鲤鱼汤	【主料】赤小豆150克，鲤鱼1条（约500克），玫瑰花6克。 【制法】将鲤鱼剖杀去肠杂，与赤小豆和玫瑰花共入砂锅，加水适量，共煮至烂熟。去花调味，分2～3次服食。
菠菜蛋汤	【主料】菠菜200克，鸡蛋2枚。 【制法】将菠菜洗净，入锅内煸炒，加水适量，煮沸后，打入鸡蛋，加盐、味精调味，佐餐食用。

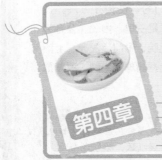

邱茂良：针灸名家治胃病，针针见效

◎邱茂良，1913年9月出生于浙江省龙游县寺下村，2002年2月辞世。其主要著作有《针灸与科学》《内科针灸治疗学》《针灸学》《中国针灸荟萃·治疗学分册》等十几部专著。

第四章

治疗胃脘痛，五大主穴之外有辅穴

① 大医智慧

选择中脘、气海、足三里、内关、公孙为主穴，建里、上脘、梁门、关元、上廉等为辅穴，并根据病理机转的不同，取背部的膈俞、肝俞、脾俞、胃俞及腹部的巨阙、关元等穴位……进行针灸，确有宽中和胃、理气开郁结的作用，对治疗胃脘疼痛效果很为满意。

——《中国百年百名中医临床家丛书：邱茂良卷》

② 精彩解读

胃痛又称胃脘痛，是以胃脘近心窝处常发生疼痛为主的疾患。历代文献中所称的"心痛""心下痛"，多指胃痛而言。如《素问·六元正纪大论》说："民病胃脘当心而痛。"《医学正传》说："古方九种心痛……详其所由，皆在胃脘，而实不在于心。"至于心脏疾患所引起的心痛症，《黄帝内经》曾指出"真心痛，手足青至节，心痛甚，旦发夕死，夕发旦死"，在临床上与胃痛是有区别的。

胃痛发生的常见原因有寒邪客胃、饮食伤胃、肝气犯胃和脾胃虚弱等。胃痛是临床上常见的一个症状，多见于急慢性胃炎、胃及十二指肠溃疡、胃神经官能症等，也见于胃黏膜脱垂、胃下垂、胰腺炎、胆囊炎及胆结石等症。

胃脘痛主要有以下4种病因：经常忧思恚怒，而致肝气郁结，横逆无制；饮食不节，平素喜食生冷，纵恣口腹，饥饱失常；或好饮酒，误食不洁之食物伤及脾胃者；起居不适，过度疲倦，或久受风霜雨露等均能发生此病。但要注意的是，胃脘痛多为多

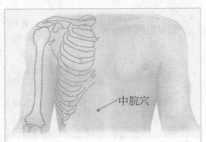

◎中脘穴主治消化系统疾病，如腹胀、腹泻、腹痛、腹鸣、吞酸、呕吐、便秘、黄疸等。

中脘穴

种病因并存，单一因素致病的情况较少。

针对胃脘痛的这些症状，针灸名师邱茂良在研读古代医学文献的基础上总结出了专门的针灸治疗方法：选择中脘、气海、足三里、内关、公孙为主穴，建里、上脘、梁门、关元、上廉等为辅穴，并根据病理的不同，取背部

胃脘痛的主要症状

胃脘部气窜攻痛	稍受风寒即发作，怕冷畏寒，脘部以热敷或按压后较舒，口吐清水。疼痛重者，面色发白，呻吟叫苦，捧腹求医，脉象迟而细，舌苔白滑者为寒证。
胃脘绵绵作痛	痞闷不舒，食后减轻，但作胀不舒，消化不好，大便稀薄，劳倦乏力，面色少华，脉细缓而软弱者为瘀痛。
肩胛或两胸胁	脘痛牵引至肩胛或两胸胁，心中嘈杂，嗳气频频，吞酸，脉来弦细，舌苔白薄或淡黄者，为气滞痛。
脘痛固定不移	脘痛固定不移，拒按，痛若针刺，大便干燥，有时带黑色，脉来细涩，舌苔白薄，舌质紫色者为瘀血痛。

的膈俞、肝俞、脾俞、胃俞及腹部的巨阙、关元等穴位，进行针灸，确有宽中和胃、理气开郁结的作用，对治疗胃脘疼痛有较好的效果。

但要注意的是，辅穴的选定要根据病因病情的不同来定，不可一概而论，主要分为以下几种情况。

辅穴选定的几种情况

兼有胸胁刺痛	吞酸嘈杂、胃气上递等症属肝胃不和、肝气郁结者，应在主穴的基础上配以针灸膈俞、肝俞、巨阙，用以疏肝理气。
脘腹饱胀	脘腹饱胀、食则更甚、身体瘦削劳倦等症属于肝脾不和、传化失司者，应在主穴的基础上配以针灸脾俞、胃俞穴，用以扶土建运。
大便干燥	要在主穴的基础上配以针灸大俞，用以疏导通利。
大便溏薄	要在主穴的基础上配以针灸天枢、关元，用以收涩。

总之，在治疗胃脘痛时要掌握病因，辨证取穴针灸，并采取适当的补泻手法，才能取得好的疗效。

❸ 健康锦囊

脾胃虚弱临床表现为：病程较长，泄泻时轻时重或时发时止，大便稀溏，色淡无臭味，夹有不消化食物残渣，食后易泻，多吃后见腹胀，大便多，平素食欲不振，面色萎黄，神疲倦怠，形体瘦弱，舌质淡，苔薄白。脾胃虚弱者除应采取必要的补益疗法外，还

可采用按摩手法进行辅助治疗。

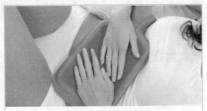

◎脾胃虚弱者要注意防寒：胃部受凉后会使胃的功能受损，故要注意胃部保暖，不要受寒。

脾胃虚弱者增强脾胃功能的按摩方法

按揉背腰镇痛法	在单掌推背部膀胱经路线的基础上，叠掌揉，双掌根或双拇指交替按压膈俞至三焦俞一段膀胱经内侧线，注意局部重点取穴。
提拿捏脊健运法	双手拇指、食指沿督脉路线自上而下反复提拿（大椎穴至命门穴一段），施术捏脊法自下而上10次。
晃拨俞穴行气法	单掌根着力，依靠腕关节做手掌晃动动作，带动掌根晃拨，分别刺激肝、脾、胃、三焦俞等穴，手下压力要适度，晃拨频率要均匀。
捏拿背腰肌理气法	在肩胛内移的基础上，拇指、食指捏拿骶棘肌上段（肩胛间区段，轻拿轻放），亦可加用中指做捻转动作。
搓擦胃俞温中法	单掌根或小鱼际肌快搓两侧胃俞穴，搓后缓缓揉动，使热感渗透至深层组织。
擦摩上腹散寒法	用单掌反复擦上腹部，频率要快，以温热为度。
推揉腹部和中法	两拇指开三门、运三脘，单掌或双掌于左胁肋部快速推抚，称之推胃法；掌推腹部任脉路线；掌根顺时针推脘腹；叠掌揉上腹部，以左上腹为主。
按揉腹部消积法	双拇指交替按压腹部任脉及两侧胃经路线，双掌重叠，自上而下揉以上部位；双掌扣脐，轮状揉腹部。
按揉阳明清热法	用拇指或小鱼际肌分别揉手足阳明经前臂及小腿段，以按揉手、足三里穴为主。
拿揉抖颤导滞法	在两掌波形揉脘腹的基础上，多指捏拿腹肌，做抖颤动作。

治疗慢性胃炎，痛、呕、痞、食滞疗法各不同

① 大医智慧

可以肯定地说，针灸对于慢性胃炎具有较好的症状改善作用。……比较了针灸前后胃黏膜组织学的变化，结果发现针灸明显地改善了胃黏膜的病理表现，一些萎缩性胃炎的黏膜竟出现了逆转。

——《中国百年百名中医临床家丛书：邱茂良卷》

② 精彩解读

慢性胃炎是一种以胃黏膜慢性炎性病变为主要表现的疾病。慢性胃炎的病理变化基本局限于黏膜层，因此严格地讲应称之为"慢性胃黏膜炎"或"胃黏膜病"。根据胃镜检查所见的黏膜形态和有关的病理资料，可分为慢性浅表性胃炎、慢性萎缩性胃炎、慢性肥厚性胃炎3种，前两种胃炎较为常见。

慢性胃炎的主要症状是：胃部饱胀痞满、嗳气或疼痛为主症，病程缓慢，反复发作，可伴有呕吐、泛酸、消瘦无力，有时可见大便隐血试验阳性，上腹压痛范围广泛，症状多与胃脘痛、痞满、呕吐等病症相似。

慢性胃炎的病因是脾胃功能的失常，脾胃失常则多为外感于邪和饮食不节所致。正如《素问·举痛论》所言："寒气客于肠胃，厥逆上出，故痛而呕。"《素问·痹论》也有论述："饮食自倍，肠胃乃伤。"《素问·六元正纪大论》中更是说："土郁之发……民病心腹胀，肠鸣而为数后，甚则心痛胁痛，呕吐霍乱……木郁之发……民病胃脘当心而痛，上下两胁，膈咽不通，食饮不下。"但要注意的是，脾胃失常有虚有实，实者为肝气横逆，旁干脾胃的肝胃不和证，虚者则为脾胃虚弱，中亏不运之证，或脾胃阴伤，胃失濡润之证，因其中虚，则变生痰湿、郁热、瘀血，使病情更加复杂。

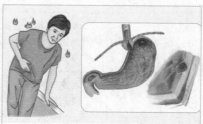

◎慢性胃炎严格地讲应称之为"慢性胃黏膜炎"或"胃黏膜病"。

大部分慢性浅表性胃炎可逆转，少部分可转为慢性萎缩性胃炎。慢性萎缩性胃炎随年龄逐渐加重，但轻症亦可逆转。

邱老在总结前人经验的基础上，根据慢性胃炎的3种基本类型总结出相对应的针灸治疗法，具体分析如下：

1. 肝郁气滞证

对于肝郁气滞证的患者，治疗重在疏肝理气，和胃止痛，因此可选中脘、肝俞、期门、内关、足三里、

阳陵泉等穴来进行针灸。对于肝火犯胃、疼痛剧烈的患者，可加以针灸太冲穴；对于出现呕血、黑便的患者，可加以针灸膈俞、血海穴。

2.脾胃虚寒证

对于脾胃虚寒证的患者，治疗重在健脾益气，温中和胃，可选脾俞、胃俞、章门、中脘、足三里为主穴，如果出现食积、消化不良的症状，则要配以天枢、中封为辅穴来进行针灸。

3.阴虚胃热证

取三阴交、太溪、内庭等穴针灸，如果伴有口干便结，则应加针承山穴。

需要注意的是，这3种症状经常一起出现，因此在治疗时要加以兼顾。一般来说，痰多则用中脘穴、丰隆穴，郁热选内庭穴、足三里穴，气滞选期门穴、支沟穴、内关穴，血瘀用血会穴、血海穴、三阴交穴。

❸ 健康锦囊

胃炎并不仅仅是胃的问题，而是人的整个机体出现的问题在胃上的一个局部表现。人在情绪不好的时候会分泌过多的胃酸，从而对胃壁造成

伤害，人也就因此患上了胃炎，患者表现出的"原始症状"其实是心理原因。中医认为，肝主气，如果一个人长时间情绪抑郁，就会导致"气不顺"。一旦气不顺了，肝气郁积，就会影响到胃部的健康。

要想避免患慢性胃炎，就要调整好自己的心态，克服不良生活习惯。另外，嗜食刺激性食物或频繁服用药物、酗酒、吸烟、着凉等都可能导致慢性胃炎，因此平时要注意避免。

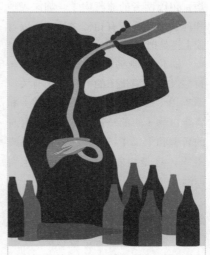

◎消化性溃疡主要指发生在胃和十二指肠的慢性溃疡。

💗 消化性溃疡，同时针灸肝俞、脾俞、胃俞

❶ 大医智慧

我们曾对胃及十二指肠溃疡单用针灸治疗百余例并进行了观察，已经发现，针灸对溃疡病有一定的疗效，除有严重并发症应配合药物和其他治

法以外，一般都可单用针灸治疗。

——《中国百年百名中医临床家丛书：邱茂良卷》

❷ 精彩解读

消化性溃疡主要指发生在胃和

十二指肠的慢性溃疡，亦可发生于食管下段、胃空肠吻合口周围及含有异位胃黏膜的梅克尔憩室。这些溃疡的形成与胃酸和胃蛋白酶的消化作用有关，故称消化性溃疡。近年研究发现，溃疡的形成与幽门螺旋杆菌的存在有关。本病绝大多数（95％以上）位于胃和十二指肠，故又称胃及十二指肠溃疡。深入研究表明，胃溃疡病和十二指肠溃疡病在病因和发病机制方面有明显的区别，并非同一种疾病，但因两者的流行病学、临床表现和药物治疗反应有相似之处，所以习惯上还是把它们归并在一起。

消化性溃疡因其形成、发展与胃酸及胃肠消化酶的消化作用有关。原本用于消化食物的胃酸（盐酸）和胃蛋白酶（酶的一种）却消化了自身的胃壁和十二指肠壁，从而损伤黏膜组织，这是引发消化性溃疡的主要原因。

中医认为，消化性溃疡与情志不舒和饮食所伤关系密切，也就是说，消化性溃疡与肝有着密切联系。早在《素问·六元正纪大论》中就指出："木郁发之……民病胃脘当心而痛，上支两胁，膈咽不通，食饮不下。"《证治汇补·胃脘痛》指出，胃痛内因"由痰湿食积郁于中，七情九气触于内，是以清阳不升，浊阴不降，妨碍道路而为痛耳"。清人高鼓峰《医家心法·吞酸》里说："凡是吞酸尽是肝木，曲直作酸也。"明人薛立斋也认为："吞酸多属脾虚木旺。"由

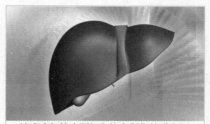

◎溃疡病与情志不舒和饮食所伤关系密切，也就是说，溃疡病与肝有着密切联系。

此可见，肝气不舒确实与溃疡病联系紧密。此外，饮食无节、暴饮暴食、饥饱无常、嗜烟酗酒、过食辛辣炙烤食物，也容易损伤脾胃，导致消化性溃疡。

总的来说，消化性溃疡的病因在于中气虚弱，因此治疗时应以调补中气为主，行气、活血、化瘀、温中为辅，根据不同的症状应用不同的针灸方，才能达到治愈消化性溃疡的目的。因此，在前人经验的基础上，邱老根据消化性溃疡的4种主要病症，总结了相对应的针灸疗法。

❸ 健康锦囊

研究证明，胃溃疡和十二指肠溃疡与情绪刺激有非常密切的关系。不良的心理压力，会使大脑皮层功能发生紊乱，增加胃酸和胃蛋白酶的分泌，使胃平滑肌痉挛，同时促使交感神经功能亢进，引起胃和十二指肠黏膜下血管痉挛，造成黏膜局部缺血、营养不良，从而易造成溃疡。溃疡一旦形成，促使胃酸分泌的任何刺激，都会使溃疡恶化，引起疼痛和出血。

心理医生发现，有下面性格的

消化性溃疡的四种针灸疗法

肝胃气滞	对于肝胃气滞的患者，在中脘、梁门、肝俞、胃俞、气海、足三里6大主穴的基础上，加以针灸期门、行间2穴。
脾胃阳虚	对于脾胃阳虚的患者，在中脘、梁门、肝俞、胃俞、气海、足三里6大主穴的基础上，在背腹部各穴先针后灸。
脾胃阴虚	对于脾胃阴虚的患者，在中脘、梁门、肝俞、胃俞、气海、足三里6大主穴的基础上，加以针灸三阴交、太溪穴。
气滞血瘀	对于气滞血瘀的患者，在中脘、梁门、肝俞、胃俞、气海、足三里6大主穴的基础上，加以针灸膈俞、三阴交穴。

　　以上方法都宜间日1次，连续治疗2个月，再到医院进行复查，观察结果。一般的胃脘疼痛、呕吐、恶心、泛酸等症状均能得到较大改善或消失，大便隐血试验阳性者可转阴，部分患者的溃疡可被治愈。此外，因为脾与胃关系紧密，因此也可采用调养脾脏的方式来改善消化性溃疡症状。

人更容易患溃疡：被动、拘谨、依赖性强、缺乏进取心、交际能力差、缺乏主见、优柔寡断、情绪易波动、受挫后一蹶不振、一有刺激便易焦虑紧张。因此，消化性溃疡可以说是一种情绪疾病。

　　除消化性溃疡之外，不良情绪还会引起口腔溃疡。工作繁忙使得人们的精神过度紧张、情绪波动、睡眠不足，这种情况下容易造成自主神经功能失调，引起口腔溃疡的可能性比较高。

　　如果一个人身体虚弱或者在应激状况下，比如在感冒之初或体力、精神上压力过大时，就会不定期地出现口腔溃疡。这可能与人体内分泌障碍、胃肠功能紊乱、变态反应、局部刺激、微量元素、维生素B$_2$缺乏等有关。在复发性口腔溃疡的患者中往往可以见到遗传倾向，如果父母均有复发性口腔溃疡史，那么子女的发病率约是80%～90%。如果双亲之一有复发性口腔溃疡史，那么子女的发病率约为50%～60%。

　　由此可见，要想避免溃疡的发生，最重要的就是保持良好的精神状态，这样才能让自己时刻沐浴在健康的阳光中。

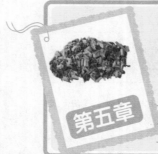

第五章

祝谌予：中西医融会贯通，顺着脾胃之藤来治病

◎祝谌予，1914年11月30日出生，1999年8月12日在北京辞世。他曾任中国协和医科大学教授、北京中医学院教务长、北京协和医院中医科主任、北京中医学院名誉教授。

祝氏首创"活血化瘀法"，治疗糖尿病显奇效

① 大医智慧

我治疗糖尿病之有消渴症者，以增液汤、生脉散合玉锁丹，再加苍术配玄参，黄芪配山药两个对药为基本方（苍术、玄参、黄芪、山药、熟地、党参、麦冬、五味子、茯苓、五倍子、生牡蛎、生龙骨），从肺、脾、肾三脏入手，尤以脾肾为重点、着重先后天两方面滋养培本论治，屡见显效。

——《祝谌予临床经验辑要》

② 精彩解读

治疗糖尿病的主要目的包括：纠正代谢紊乱，消除症状，保障患者正常的学习、生活和工作的能力；预防各种急性或慢性并发症和伴随症的发生，降低病残率和病死率。在达到上述目的的同时，不应过多限制患者的生活质量。糖尿病治疗的原则为：持之以恒、综合管理。

祝老认为："前人对本病的治疗，一般取滋阴清热法，从肺、脾（胃）、肾三脏论治，治消之方，数以百计，丰富多彩。我治疗此病是根据中医理论结合我的老师施今墨先生的经验，认为消渴证虽有虚实之分，然三消之证多虚，病本在于肾虚，正如《灵枢·五变》篇云：'五脏皆柔弱者，善病消瘅'。《灵枢·本藏》篇云：'心脆，则善病消瘅热中；肺脆，则苦病消瘅易伤；肝脆，则善病消瘅易伤；脾脆，则善病消瘅易伤；肾脆，则善病消瘅

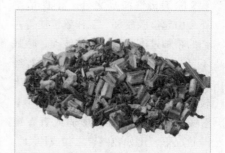

◎益母草具有活血调经、利尿消肿、清热解毒的功效。

易伤.'故我治疗糖尿病之有消渴症者,以增液汤、生脉散合玉锁丹,再加苍术配玄参,黄芪配山药两个对药为基本方(苍术、玄参、黄芪、山药、熟地、党参、麦冬、五味子、茯苓、五倍子、生牡蛎、生龙骨),从肺、脾、肾三脏入手,尤以脾肾为重点,着重先后天两方面滋养培本论治,屡见显效."

在治疗糖尿病时,应坚持辨证与辨病相结合的原则,不拘泥于基本方一法.

糖尿病治疗方法

阴虚燥热、气阴两伤者	主要症状:症见三多及口干,饮水量不太多,唇红、舌红、燥热、身痒,或疖肿频生. 祝老治疗方:用基本方治疗取效不显,当主予养血清热,兼予益气滋阴,方用温清饮(黄芩、黄连、栀子、黄柏、当归、地黄、川芎、芍药)合上述两个对药治疗而取效.
血瘀气滞,气阴两伤者	主要症状:症见三多及舌质紫暗,或淡暗,有瘀点、瘀斑,或舌下静脉曲张,或面有瘀斑,或有刺痛、疼痛等血瘀征象. 祝老治疗法:宜用活血化瘀的治疗方法,再加两个对药施治.因为血瘀与消渴之间互为因果关系.正如《灵枢·五变》篇云:"其心刚,刚则多怒,怒则气上逆,胸中蓄积,血气逆留,髋皮充肌,血脉不行,转而为热,热则消肌肤,故为消瘅."气阴两伤,往往导致气滞血瘀,血瘀气滞影响水津输布而加重消渴.当血瘀证表现突出时,应予以活血化瘀为治,例如对于糖尿病合并冠心病患者,其证属血瘀气滞,用活血化瘀法治疗,首先发现尿糖转阴性或血糖下降.又如对糖尿病气阴两伤并有血瘀之证者,用基本方加活血化瘀之品,可以增强疗效. 活血化瘀法还适用于长期用胰岛素治疗及合并有血管病变(如冠心病、脑血管意外后遗症、脉管炎等)的糖尿病患者,常用调气活血方:广木香、当归、益母草、赤芍、川芎;或用五香散(木香、沉香、鸡舌香、熏陆香、麝香);或用血府逐瘀汤;或用补阳还五汤,再加两个对药施治,可取得一定的疗效.
肝郁化热,气阴两伤者	若证属肝郁化热,气阴两伤,如原有慢性肝炎兼有糖尿病者,则又当疏肝清热,益气滋阴,合两个对药施治. 总之,在治疗糖尿病时,要坚持辨证与辨病相结合的治则,提高疗效.

③ 健康锦囊

糖尿病的治疗不仅包括高血糖的控制,尚需同时针对一些合并症(如高血压、脂质代谢紊乱等)和各种并发症等采取综合治疗.糖尿病高血糖的治疗一般包括合理运用糖尿病教育、饮食治疗、运动疗法、药物治疗及自我监测等多种手段,尽可能使糖代谢控制在正常范围或接近正常.

糖尿病可导致严重的并发症,这

些并发症可使患者丧失劳动力，甚至引起死亡。这些并发症中有的可以避免，有的可以治好，有的可以改善，有的发展相当缓慢。并发症的发生、发展和带来的后果严重与否，直接或间接地与糖尿病控制好坏有关。

下面，来介绍一些祝老治疗糖尿病时常用的加减方。

治疗糖尿病加减方

尿糖下降，重用花粉、生地；或加乌梅、五味子。	血糖不降，加人参白虎汤（方中人参可用党参代替，知母、生石膏要重用）。	兼有高血压或冠心病，或夜间口干，舌如生刺的，加葛根、夏枯草、石斛、生山楂、丹参等。
下身瘙痒加知母、黄柏；皮肤瘙痒加地肤子、苦参。	失眠，加枣仁、女贞子、首乌、白蒺藜。	心悸，加菖蒲、远志、生牡蛎、生龙骨。
大便溏薄，加莲子肉、芡实米。	自觉燥热殊甚，而有腰痛者，则用引火归元法。主方加肉桂一钱。	阴损及阳、阴阳俱虚者（如阳痿、腰冷、形寒肢冷），则在补阴的基础上补阳，主方加巴戟天、补骨脂、仙灵脾、附子、肉桂等。

❤ 治疗不孕症："种子金丹"化裁+"八子"加减 ❤

❶ 大医智慧

祝谌予教授对不孕症治从肝、脾、肾入手，重视气血瘀瘀，药用"八子"加减，方用"种子金丹"化裁。临床施之，十分效验。

——《著名老中医祝谌予教授治疗妇科疾病的经验》

❷ 精彩解读

引起不孕的原因很多，像女方排卵障碍或不排卵、输卵管不通或功能不良、炎症、结核或子宫内膜异位症、免疫因素、男方少精或弱精症等，都可以导致不孕。

中医认为，女子黄体功能的发挥有赖于肾气的充盛、阴阳的平和、气血的调达。如肾虚、肝郁、脾虚、血热、血瘀等因素均可导致不孕，而以肾虚为主。西医认为，女子内分泌调节的异常、卵巢和黄体的自分泌—旁分泌调节异常、子宫内膜反应性降低均可导致该病。

祝谌予教授治疗不孕症经验丰富，方法独特，他认为："肾主藏精而系冲任，为生殖之根；脾主运化，为气血生化之源，属生殖之本；肝藏血，主疏泄，乃生殖之机；故肝肾强盛，脾气健运，则气血冲和，冲任相资，月事以时下，精血择时合，乃能妊子。若先天肾气不充或房事不节，经血耗伤，血不摄精；情志不舒，精神紧张，肝气郁结，疏泄失常，气血不和，冲任不资，两精不遇；素体肥胖，或恣食厚味，脾失健运，痰湿内生，气机不畅，两精不合等均可造成不孕。"因此，祝谌予教授对不孕症治从肝、脾、肾入手，重视气血痰瘀，药用"八子"加减，方用"种子金丹"化裁，具有较好的疗效。

在治疗女性不孕症的同时，作

治疗不孕症的中药方

组成	覆盆子30克，五味子30克，韭菜子30克，车前子30克，枸杞子30克，女贞子30克，蛇床子30克，菟丝子30克，当归30克，木香30克，益母草60克，白芍30克，续断30克，肉苁蓉60克，羌活30克，紫河车60克。
用法	共为细面，炼蜜为丸，每丸重10克，每日3次，餐后服1丸，经期停服。
加减	若肾虚显著，加枸杞子至50克，紫河车至90克；血虚有瘀者，加当归至60克，益母草至100克；肾虚宫寒，兼有妇科炎症者，加蛇床子至90克；血虚有热者，加赤芍30克；经后有血者，加蒲黄50克；基础体温低者加桂枝30克、淫羊藿60克；输卵管不通者，加路路通30克；若男女双方血型为"O"型和"B"型者，加川芎30克；月经量少提前者，配合安坤赞育丸每早服1丸，乌鸡白凤丸每晚服1丸，而种子金丹易隔日服用。

为丈夫，男方也应检查一下自己是否存在不育症状。但要注意的是死精子或无精子的不育症，现在的医疗手段往往难以治疗，如果男方属精子少或精子活动力弱的不育症，则可以选用祝老提供的治疗男子不育的药方进行治疗。

治疗男子不育的药方

组成	菟丝子、女贞子、车前子、五味子、枸杞子、覆盆子、沙苑子各一两，桑螵蛸、黄精、制首乌、肉苁蓉、紫河车、鹿角霜各二两，当归一两。
用法	研末为丸，每丸三钱，早晚各一丸。
加减	如有阳痿早泄者，上方加仙茅、淫羊藿各一两，阳起石二两，生熟地各一两。连服三个月，精子量才能增加，精子活动力才能增强。在上方中还可选加鹿茸、海狗肾、牛鞭、鹿鞭等。

③ 健康锦囊

卵巢功能低下或卵巢内分泌障碍，或黄体功能不全，以及下丘脑、垂体、卵巢之间内分泌平衡失调是引起女性不孕症的常见原因。中医认为不孕症与肾的关系密切。肾虚不能温煦胞宫，或肾虚精血不足、肝郁气血不调，皆易致胞脉失养而致不孕。

另外，有一些患不孕症的女性认为自己是因为身体不好而不孕，想对身体进行一番大滋补。但是专家提醒要区别对待，盲目地服用太多保健滋补品可能会加重病情，一定要谨慎。

不孕症患者除应采取必要的药物疗法外，还可采用按摩穴位的方法进行辅助治疗。

按压穴位疗法

肾阳亏虚型	婚后不孕，月经后期或闭经，经量少，色淡，腰脊酸软，形寒肢冷，小腹冷坠，头晕耳鸣。舌淡苔白，脉沉迟。 　　按压穴位疗法：取任脉、督脉、足少阴肾经经穴进行治疗。 　　选用穴位：肾俞、气海、关元、命门、三阴交、曲骨、太溪、照海。 　　按压手法要求：力度逐渐加大，动作平稳和缓，抵患处或穴位深处，每穴按压时间要稍长，可持续按压30～60秒，并可逆时针揉动，穴下刺激感要小，以达补虚祛病之效。
肝郁血虚型	婚后不孕，经行先后不定期，经血紫红有块，量少，面色萎黄，胸胁乳房胀痛，情志不畅。舌淡苔薄白，脉细弦。 　　按压穴位疗法：取足厥阴肝经、足太阴脾经、足阳明胃经穴进行治疗。 　　选用穴位：关元、气海、子宫、太冲、肝俞、中极、足三里、三阴交。血虚身热者加血海；头晕心悸者，加百会、神门。 　　按压手法要求：力度逐渐加大，动作平稳和缓，抵患处或穴位深处，每穴按压时间要稍长，可持续按压30～60秒，并可逆时针揉动，穴下刺激感要小，以达补虚祛病之效。
瘀滞胞宫型	婚后不孕，经期错后，经行涩滞不畅，小腹隐痛，经血夹有紫块。舌质暗或有紫斑，苔薄黄，脉滑或涩。 　　按压穴位疗法：取任脉、足太阴脾经、足阳明胃经穴进行治疗。 　　选用穴位：中极、气冲、丰隆、气海、血海。 　　按压手法要求：用力适中，平补平泻，可按不同方向旋转揉动，每穴按压时间约10～40秒，穴下要有一定刺激感，以产生治疗效果。

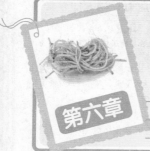

朱良春：治癌除痹，虫类药可以大显身手

第六章

◎朱良春，1917年出生于江苏镇江，18岁跟随孟河马派传人马惠卿先生学医，师承章次公先生，深得真传。2009年6月，朱教授荣获"国医大师"称号。

❤ 朱良春虫药治癌十方，帮癌症患者找回希望

❶ 大医智慧

肿瘤早期发现，及时手术最为彻底，但临床发现时，多已中、晚期，则以中西结合治疗，或纯中药治疗为是。

——《中国百年百名中医临床家丛书·朱良春卷》

❷ 精彩解读

恶性肿瘤就是人们所说的癌症。恶性肿瘤的细胞能侵犯、破坏邻近的组织和器官。而且，癌细胞可从肿瘤中穿出，进入血液或淋巴系统，这就是癌症如何从原发的部位扩散到其他器官形成新的肿瘤的机理，这个过程就叫癌症转移。多数癌症是根据它们起始的发病器官或细胞类型来命名的。当癌症发生转移，新出现的肿瘤其细胞和原发肿瘤是一致的。例如，肺癌出现肝内病灶，肝内的肿瘤细胞仍旧是肺癌细胞，这叫肺癌肝转移（不是肝癌）。当癌症发生转移时，癌细胞常先转移到附近淋巴结。当这些淋巴结出现病变时，癌细胞也可转移到身

体其他器官，如肝脏、骨骼、肺部或脑部。研究表明：空气负离子可以有效地抑制癌细胞转移，预防癌症的发生，这无疑是癌症标本兼顾的一种理想治疗方法。

在现实生活中，人们往往谈癌色变，把癌症视为绝症，甚至还有"治好不是癌，是癌治不好"的说法。之所以会产生这种不正确的看法，其根源在于社会大众对癌症的认知不够全面。近年来，国内许多老中医对癌症进行了深入研究，并且取得了可喜的成绩，其中朱良春教授的虫药疗法颇受关注。

多年来，朱教授坚守虫药治癌的思路，使其病情缓解甚至治愈的癌症患者不计其数。他指出，虫类药有较峻猛的破积化瘀作用，其中有许多已经被现代药物实验证明有抑制癌细胞的作用。在临床治癌过程中，朱教授经常用到斑蝥、壁虎、地鳖虫、蝉蜕、蟾蜍、地龙（蚯蚓）、僵蚕、蝼蛄（土狗）、全蝎、凤凰衣、蜈蚣等虫类药物。

朱老经过多年临床经验总结的经验方

蝎蛇散	【组成】全蝎15克，金钱白花蛇1条，六轴子4.5克，炙蜈蚣10条，钩藤30克。 【用法】共研细末，分作10包，每服1包，第一天服2次，以后每晚服1包，服完10包为一个疗程。 【功效】有较强的镇痛、解痉、化瘀消滞的作用，既能止痛，又有抗癌之功，适用于癌肿疼痛，即由于癌肿肿块浸润、压迫神经引起的剧痛。另对类风湿性关节炎、坐骨神经痛等有镇痛作用。
早期鼻咽癌经验方	【组成】苍耳子、炮山甲各9克，干蟾皮6克，夏枯草、蜀羊泉、海藻各15克，蜂房、昆布各12克，蛇六谷、石见穿各30克。 【用法】水煎服，每日1剂，连服2～3个月，多可获效。 【功效】清热解毒，软坚散结，适用于早期鼻咽癌。
胃癌散	【组成】蜣螂虫、硇砂、西月石、火硝、地鳖虫各30克，蜈蚣、守宫各30条，绿萼梅15克，冰片5%总药量。 【用法】共研极细末，每服1.5克，每日3次。 【功效】理气止痛，攻毒制癌，破血祛瘀，适用于体质较实的胃癌患者。
蜣蛭散	【组成】蜣螂虫、全蝎、蜈蚣、水蛭、僵蚕、守宫、五灵脂各等份。 【用法】上药共研极细末，每服4克，每日2次。 【功效】有解毒消滞、化瘀止痛之功，适用于肝癌。
消瘤丸	【组成】全蝎100克，守宫、蜂房、僵蚕各200克。 【用法】上药共研极细末，水泛为丸如绿豆大，每服5克，一日3次。 【功效】具有软坚消瘤、扶正解毒之功，适用于喉癌、鼻咽癌、淋巴转移癌，坚持服用3～6个月，多能见效。
复方乌蛇薏米散	【组成】乌梢蛇、瓜蒌各250克，蜈蚣、全蝎各60克，生薏米500克，硇砂7.5克，皂角125克。 【用法】共研极细末，每服3克，每日3次，温水送下。 【功效】有化瘀消滞、解毒通利之功，对食道癌有较好的疗效。
消癌丸	【组成】僵蚕120克，蜈蚣48克，制马钱子（浸润去皮，切片，麻油炸黄，沙土炒去油）24克，硫黄9克。 【用法】共研极细末，炼蜜为丸如桂圆核大，每日1粒，服用10日后痛减而呕止，连服2～3月，可痊愈。 【功效】理气止痛，攻毒制癌，破血祛瘀，适宜体质较虚的胃癌患者。
宫颈癌汤	【组成】蜈蚣2条，全蝎3只，昆布、海藻、香附、白术、茯苓各5克，白芍9克，柴胡3克，当归6克。 【用法】水煎服，每日服1～2剂，应随证稍做加减。 【加减】还可配合外用药粉：蜈蚣2条，轻粉3克，冰片0.3克，麝香0.15克，黄柏15克，或加雄黄15克。共研极细末，以大棉球蘸药粉送入穹窿中，紧贴宫颈，开始每日上药1次（经期暂停），以后根据病情逐步减少次数，直到活检转为阴性为止。 【功效】具有泄浊解毒、破坚化瘀、调理冲任之功，适用于宫颈癌中晚期。
乳癌散	【组成】炙蜂房、苦楝子、雄鼠粪各等分。 【用法】研极细末，每次服9克，水送下，隔一天服1次。 【功效】用于治疗乳癌初起。

续表

| 藻蛭散 | 【组成】海藻30克，生水蛭6克。
【用法】研成极细末，每服6克，每日2次，黄酒、温水各半冲服。
【功效】软坚、化瘀、消痰、散结，适用于食管癌症见痰瘀互结，而苔腻、舌质衬紫、边有瘀斑、脉细滑或细涩者。 |

　　另外，朱教授研制的金龙胶囊，可调节机体平衡，提高抗病能力，抑制肿瘤细胞生长，具有活血化瘀、软坚散结、搜风定痛等作用，适用于各类肿瘤病人及免疫功能低下的患者。

❸ 健康锦囊

　　下面为大家介绍几款兼具养生与抗癌、防癌的食谱，简单易行，对注重健康的现代人大有裨益。

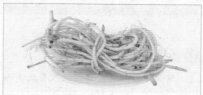

◎鱼腥草具有清热解毒、排脓消痈、利尿通淋的功效。

防癌食谱

鱼腥草赤豆 薏米粥	【材料】鱼腥草30克，赤豆30克，薏米60克。 【做法】三味共入砂锅，加水适量煮粥，去渣食用。 【功效】有清热解毒之功。鱼腥草具有抗噬菌体作用，研究显示有抑癌活性作用。近年来鱼腥草用于治疗的癌症有肺癌、大肠癌、绒毛膜上皮癌，也用于外治体表恶性肿瘤。
杏仁半夏 薏米粥	【材料】甜杏仁15克，法半夏15克，薏米60克。 【做法】三味入砂锅，加水适量煮粥，去渣食用。 【功效】有化痰除浊之功。杏仁含有儿茶酚、黄酮类及苦杏仁苷等，这些物质都有直接或间接的防癌抗癌效能，尤其是对肺癌疗效显著。也适用于普通的咳嗽咳痰，痰质稠黏，痰白或黄白相间，胸闷憋气，胸胁胀痛等症。
牛蒡粥	【材料】鲜牛蒡根150克，大米150克，白糖200克。 【做法】将牛蒡根洗净，切2厘米厚的块，与大米共放入砂锅内，加水适量，用文火煮至粥成，放入白糖服食。 【功效】有清热消肿、养胃生津之效。牛蒡根含有抗癌物质，其粗提取物可以抑制癌细胞增殖，使肿瘤细胞向正常细胞转化。此外，牛蒡根还有增强新陈代谢、促进血液循环、利大便、通经的作用。
防癌蔬果汁	【材料】小番茄150克，葡萄100克，莴苣50克，蜂蜜30克，冷开水150毫升。 【做法】1. 将小番茄和葡萄洗净，再用少许盐水浸泡约10分钟后沥干；莴苣洗净沥干备用。2. 所有材料放入果汁机内打匀，加入蜂蜜和冷开水即可。

续表

防癌蔬果汁	【功效】番茄含有维生素C和茄红素，不仅养颜美容助消化，还能预防摄护各类腺癌；莴苣可加速新陈代谢，强化身体机能；葡萄最好选用连皮都能吃的加州葡萄，其富含的铁质必须依赖番茄的维生素C才能完全被人体吸收。

以鼻饲药，祛病无痕——朱良春推荐的鼻药良方

① 大医智慧

鼻药疗法，就是将药物塞置或嗅入鼻腔，从而达到治愈疾病目的的一种方法，它不仅能治愈局部病变，如鼻渊、鼻内息肉等疾患，而且还能治疗多种周身性或远离鼻部脏器的疾病，这是祖国医学范畴内的一种独特的治疗方法。

——《医学微言》

② 精彩解读

鼻药疗法是指将药物制成一定的剂型（如散、丸、锭、糊、膏、吸入剂等），作用于鼻腔，以激发经气，疏通经络，促进气血运行，调节脏腑功能，从而治疗疾病的方法。朱良春教授对这种疗法有着广泛而深入的研究。早在20世纪60年代初，他便广泛搜集古今医家的鼻药疗法，结合自己的临床经验，写成了《鼻药疗法初

探》一文，从而奠定了鼻药疗法在中医学上的理论基础。

朱老在文章中指出："气血紊乱，营卫失调，脏气不平，固能影响及鼻，而鼻为呼吸出入之道，纳药鼻内，亦可借其内在之联系，以调其气血，和其营卫，平其偏胜，开其闭塞，使病邪得以解除。"这是鼻药疗法的中医学原理。从现代医学理论来看，朱老认为可能是远距离刺激的作用，由于药物在鼻腔内所形成的局部刺激点，而产生远距离的传导，使相应的病变脏器得到调整，从而趋于正常。

朱老对鼻药疗法的研究并没有停留在理论上，他将其应用于临床上的各类疾病，总是能够收到意想不到的效果。多年来，他不仅收集了许多鼻药疗法的验方，并且自己也创制了许多奇效方，现在一并介绍大家。

鼻药疗法奇效方

鼻渊粉	【主治】鼻渊。症见鼻流浊涕，量多不止，伴有头痛、鼻塞、嗅觉减退、鼻窦区疼痛，久则虚眩不已等。 【处方】辛夷12克，黄连6克，鹅不食草9克，冰片0.6克，鱼脑石3克。 【用法】上药研极细末，瓶贮，用时取少许吸入鼻内，每日4次。 【功效】用药后，鼻塞即渐通，分泌逐步减少，连续使用，可痊愈。

鼻息肉粉	【主治】鼻内息肉。 【处方】生白矾1.6克，筒轻粉0.16克。 【用法】共研极细末，用时吸入鼻中，每日3次。 【功效】个别病例用1次后即气通息落，但一般须连续吸药5天以上或半月以后方能消失。
牙痛塞鼻药	【主治】牙痛。 【处方】盐全蝎1个，茴香0.9克，白芷0.9克。 【用法】共研极细末，用桑皮纸卷成药捻，左边牙痛，将药捻塞入左鼻孔，右边痛塞入右鼻孔。 【功效】塞入鼻中5～10分钟即可见效。
移星散	【主治】眼生云翳。 【处方】木鳖子毛0.03克，白蔻仁1粒，公丁香2.5克，冰片少许。 【用法】上药共研细末，用时以药棉包裹如珠状塞入鼻内，男左女右。 【功效】轻则3～5日，重则7～8日即消，但不可中途拔去，否则无效。初用时有头痛反应，1周即止。
止痛良药	【主治】对各型头痛、牙痛均适用。 【处方】白芷3克，梅片0.6克。 【用法】上药研极细末，每次用0.03～0.06克闻鼻内。 【功效】一般闻后2～3分钟见效。
金丹丸	【主治】风邪、伤寒、绞肠痧、头痛、牙痛、浑身疼痛、心中刺痛、水泻、痢疾、赤白带下症。 【处方】乳香、麝香、雄黄、朱砂、巴豆、牙皂、沉香、官桂、大黄、川乌、高良姜、细辛、硼砂各等分，研为细末，以红枣肉为丸，如黄豆大。 【用法】用药棉包裹塞入鼻内，男左女右。 【功效】片刻后得汗而解，病未除者可再塞1次。
木麝粉	【主治】闪腰岔气，急性腰痛，不能转侧者。 【处方】广木香6克，麝香0.15克。 【用法】上药共研细末，密贮备用。如系腰左侧痛，则将药粉吸入右鼻孔，右侧痛吸入左鼻孔。 【功效】吸药粉后立即做全身活动，两手上下开合一次即愈。

小贴士

　　鼻药疗法的用药方法分为3种，包括塞鼻法、鼻吸法、鼻嗅法。塞鼻法亦称纳鼻法，是将药物研细，加赋形剂或做成栓子，或将药末以纱布或薄棉包裹，或将药物制成鼻液，以棉球蘸湿，塞入鼻腔，以治疗疾病的方法。药物塞鼻有祛邪杀虫、化痰散结、止血消肿的功效，主要应用于头部、鼻部疾患，亦可治疗疟疾、黄疸等病。鼻吸法是将一定的药物制成粉末吸入鼻内，使药末直接作用于鼻黏膜，以治疗疾病的方法。由于本法所使用的药物多为芳香走窜之品，吸入鼻腔中，对黏膜产生强烈的刺激作用，因而多伴有喷嚏反应。鼻嗅法是将药物制成粉末，煎取药汁，或鲜品捣烂，或点燃药物，以闻其气味而治疗疾病的一种方法。与鼻吸法相比，鼻嗅法仅限于吸入药物的气味，一般不会发生喷嚏反应。鼻嗅法对于婴幼儿及难于服药者尤为适合。

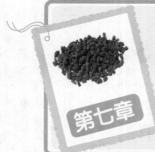

第七章

李玉奇：养生先从养胃起，美丽须从颜面生

◎ 李玉奇，辽宁中医药大学教授，博士生导师。从医60余载，工内、妇、儿科3科，精研脾胃病30余载，2009年6月被授予"国医大师"称号。

天赋加养生，让李玉奇年逾九旬体安泰

❶ 大医智慧

本人已年逾九旬，然体态康健，脏腑无疾，脑力充盛，反应机敏，记忆力强，所以然者何？天赋与养生之道使然也。

——《长寿有道：名老中医谈养生》

❷ 精彩解读

已九旬高龄的李老正如他自己所说，耳聪目明，言谈利落，各项身体指标均正常。作为一位中医大师，他坚持符合自然规律的生活方式，具体说来主要有4点。

符合自然规律的生活方式

饮食起居有规律	李老曾说："吾起居有矩，寝食有规。每日卯时随日出而起，缓带宽服漫步于庭。刻钟之后，夏日则信步林荫，冬月则踏雪户外。伸臂摇颈，活动筋骨，撺动血脉，缓步百米而返。晚餐之后，或头戴明月或肩搁北斗，缓步漫行半个时辰。每日如此，归舍时自感身轻目明……戌亥之时宽衣入榻。凡是日复一日，年复一年，至今已有半个世纪。" 李老身边的人也说，李老吃饭的时间非常精确，在他工作期间，早饭时间为6点，午饭时间为12点，晚饭时间为下午6点，数十年如一日。离开工作岗位后，李老将早饭时间延迟了1个小时，同样严格遵守。 李老对吃饭讲究少而杂。他早上喜欢吃稀粥和黄花鱼；午餐喜吃肉食，高兴时能吃2块红烧肉；晚上喜欢喝汤，吃青菜，每逢白菜汤、菠菜汤、柿子汤都如获至宝。李老进食还讲究适可而止，再好的东西也不会多吃。此外，他还每天早晚都喝牛奶，40年来未曾中断。
脑常用，烟酒适量	李老深信大脑用进废退，愈用愈灵，所以他经常处于思考状态，至今头脑清楚，灵性不减。同时，对于烟酒李老并不禁绝，但会适量，烟一日2~3支，酒则每逢兴趣神怡时常饮1杯，他对此还曾写一歌： 烟酒原本为佳珍，适宜少用可提神。 过量成癖损脏腑，伤身减寿当审慎。

适时补益脾胃

中医认为，气是构成万物的本源："人之生死，全赖乎气。气聚则生，气壮则康，气衰则弱，气散则亡。"故古人有"断气"之说。这个"气"不是单指人的呼吸之气，而是指"元气"。元气是生命的内在能量，是生命的主宰，是化生五脏六腑生理功能的动力之源。而脾为后天之本，后天是元气之本，元气是健康之本。元气的盛衰不但决定了人的生命质量，而且决定了人的寿命长短。而胃功能的强弱决定了元气的盛衰、生机的活跃，只有脾气升发，元气才能充沛，生机才能旺盛。若脾胃伤则元气衰，元气衰则百病生，自然会影响寿命。

因此，若想延缓衰老，延长寿命，就要像李玉奇先生所说："补之于脾，益之于胃，使之有序地化生水谷之精微。"

那么，如何补好脾胃呢？李玉奇先生给出了3个前提：

（1）要保护好牙齿。因为牙齿承担着咀嚼的重任，这直接关系到食物的消化、吸收，以及唾液腺、酶的分泌，同时，这种机械的运动，可使脾胃化生水谷精微的功能正常运转。

（2）要经常保持轻松、乐观的情绪，这样才能使胃口大开。

（3）要力戒饱食，不可多贪佳肴，以防损及脾气。

调节情志，豁达面对人生

李老说："凡人皆有七情六欲，情绪变化过激最能影响人的身心健康。所以必须竭尽一切之可能，施用最佳之法，抑制过度喜怒哀乐。如某时某地因某事欲发盛怒之时，我的办法是即刻离开到别处走走，避开致怒之事。"

可见，心胸豁达也是李老长寿的法宝。李老调节情绪还有一个方法，就是画竹子。如果在生活上遇到不能排解的愤懑情绪时，他就会拿来笔墨纸砚，画一幅随风飘摆的竹子，以宣泄情绪。画完欣赏一番后，李老就会把画撕掉，似乎已将烦恼抛却一空。

胃炎程度有深浅，李氏方药对治显奇功

① 大医智慧

萎缩性胃炎是由浅表性胃炎未治或治而未愈转化而来。而浅表性胃炎是慢性胃炎之初期，如果治疗得当，可很快得以治愈。本病临床见证，可分为二型，即虚寒型、虚寒化热型。

以痛论治是本人治疗萎缩性胃炎学术思想的体现。治本从病而治，治标从证而治。治本扶正补脾，去腐生新，治标知犯何逆，随证治之。

——《萎缩性胃炎以痛论治与研究》

② 精彩解读

胃是一个特殊的器官，酸甜苦辣、荤素五谷都要在胃里消化。而胃又是一个颇为娇嫩的器官，若不注意保养便可能出现问题。例如饮食不规律，饥一顿、饱一顿，加之酒泡、烟熏、毒侵、细菌炎症的侵袭或者服用伤胃的药物，就会打乱胃的消化规律，产生消化障碍，出现胃胀、胃痛、反酸、消化不良等初期浅表性胃炎症状。初期的浅表性胃炎如果得不到有效治疗，再加上病菌的反复感

染，而饮食规律又不能恢复，就可能会发生萎缩性胃炎。慢性萎缩性胃炎再不注意保养和治疗，就可能演变为癌症。

李玉奇先生曾说："胃痈之为病，乃胃阳之气不得宣发而受遏抑，所谓胃阳遏抑亦可视为胃之表证，即寒气隔阳；胃的里证乃热聚于胃口，故萎缩性胃炎是因脾胃俱病而出现的寒热交错诱发的瘤痈。"其中"痈"是中医对感染和热毒引起的发炎和化脓性疾病的总称。中医治疗痈的方法是"清热解毒"，很多清热解毒的中药都具有抗菌和抗病毒的作用。李玉奇先生提出的"以痈论治"，核心是用"清热解毒"的方法治疗胃炎，从而达到"治本扶正，去腐生新"的效果。

胃醒饮处方

组成	黄芪20克，白术15克，茯苓20克，薏米20克，白蔻15克，文蛤15克，羊角屑15克，蚕沙15克，丹参20克，三棱15克，莪术15克，党参40克。
用法	水煎服。
症状	其针对的症状是：形体消瘦，面色灰垢无华，唇干舌燥，脉来弦实有力，舌绛无苔，舌面稍有津液覆被，精神萎靡不振，倦怠无力，食少纳呆，胃脘隐隐作痛，时有胀闷感，轻微欲呕，口干欲饮但不欲咽下，大便偏秘结，体重剧减。此方可扶正固本，理脾益胃，救阴和血，去腐生新。

不过，李玉奇教授也指出，胃炎其实并不可怕，关键是能够得到及时的调治，最好是在它还处在浅表性阶段就将其有效遏制。在这里，李教授针对两型浅表性胃炎给出了他自己的治疗方。

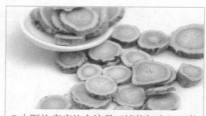

◎中医治疗痈的方法是"清热解毒"，黄芪具有抗菌和抗病毒的作用。

浅表性胃炎治疗方

虚寒证型	主要症状是：口吐清水，胃脯胀满明显，有时难以忍受，同时还有欲呕感，大便不调顺等状况。对此，李玉奇先生给出了温胃理脾的温脾汤。 【组成】党参15克，白术10克，良姜10克，黄连5克，草豆蔻15克，砂仁15克，檀香10克，当归25克，芍药25克，川楝子15克，香附子15克，白芥子10克，甘草10克。 【用法】水煎服。 【加减】若便秘加大黄10克、郁李仁5克、牵牛子10克。此症用调气温中加泄法，可加速消除症状。若泄泻可加芡实15克、莲肉15克、山药15克。若女子更年期可酌加合欢40克、女贞子15克、麦芽20克、大枣10枚、甘草20克。

续表

虚寒化热证型	主要症状是：胃脘时有烧灼感，吞酸欲吐不得，胃脘痛放射到背部，食欲时好时差，体重开始下降，经常倦怠，临睡时出现胃脘特别不适感，大便秘结居多。对此，李玉奇先生给出了重在清燥化热兼以理脾的二连汤。 【组成】胡黄连10克，黄连10克，连胡20克，败酱草20克，豆腥草20克，草果仁15克，陈皮15克，姜黄10克，苏子15克，苏木花15克，薏米20克，知母40克。 【用法】水煎服。 【加减】若胃酸过多，可加乌贼骨20克、煅瓦楞子20克、葛根15克。若胃酸减少甚而无酸，喜食酸，可加五倍子15克、马齿苋40克、焦楂20克、乌梅15克、枸杞子20克。若便秘过甚，可加桑葚子40克、二丑15克、郁李仁10～15克、当归20克、枳壳10克。

③ 健康锦囊

胃炎是胃黏膜炎症的统称，可分为急性和慢性2类。急性胃炎常见的为单纯性和糜烂性2种。前者表现为上腹不适、疼痛、厌食和恶心、呕吐；后者以消化道出血为主要表现，有呕血和黑粪等症状。急性胃炎分为急性单纯性胃炎、急性糜烂性胃炎、急性腐蚀性胃炎和急性化脓性胃炎；慢性胃炎通常又可分为浅表性胃炎、萎缩性胃炎和肥厚性胃炎。

中医认为，胃炎的病因病机有饮食不节，戕伤中州；或外邪内侵，损及脾胃；或忧患郁怒，肝失疏泄，横逆犯胃，以及禀赋不足，脾胃虚弱等。其病在"胃"，但与"脾""肝""肾"关系密切，病机特点是虚中夹实。

李玉奇先生在多年治疗胃炎过程中，针对病人的饮食，总结出了一套比较完整的宜忌食谱。

胃炎患者宜忌食谱

主食	应以米饭为主（大米、小米、玉米）。如喜欢吃面食，可吃饼、面条、面包以及其他不加碱的面食。不宜吃黏米类食品（如油炸糕、粽子等），不宜吃酸菜馅饺子。
肉蛋类	推荐常吃猪肉、羊肉、牛肉、鱼肉、鸭肉及各种蛋类。 不宜吃驴肉、马肉、香肠、火腿、狗肉、鸡肉、蛇肉、腊肉、猪头肉以及一切腐败变质的肉类。
蔬菜	推荐常吃木耳、土豆、茄子、西红柿、白菜、藕、笋、萝卜、冬瓜、黄瓜、嫩丝瓜、菜花、石花菜、洋葱、芹菜、胡荽、粉条、绿豆芽、芋头、豆豉等，不宜常吃菠菜、芸豆、海菜、酸菜、韭菜等。禁食醉蟹、青椒、辣椒面、大蒜、黄豆芽。
水果	推荐食用橘子、山楂、白梨。 少吃香蕉（便秘食之，便溏禁食）、苹果、杏。 当然，除了以上饭桌上的食物外，李老也推荐我们平时多吃些口嚼小食品，如陈皮梅、盐槟榔、香橄榄、榧子、桂圆等。

驻颜除皱葆青春，李玉奇教授有良药"益寿方"

1 大医智慧

人到中年以后，由脾肾渐虚，肾不纳气，脾失健运，影响消化，牙齿脱落，齿龈萎缩，颜面变形而失去光泽，皮肤松弛出现皱纹。女性尤感戒备和苦于面容。余以滋肾水以壮阳气之理，研究出一大方剂，用于临床多年，有益于延缓衰老。自先注意起居有节，保养肾气，调理脾胃，控制发胖。

——《医门心镜》

2 精彩解读

皱纹是指皮肤受到外界环境影响，形成游离自由基，自由基破坏正常细胞膜组织内的胶原蛋白、活性物质，氧化细胞而形成的小细纹。皱纹渐渐出现，顺序一般是前额、上下眼睑、眼外眦、耳前区、颊、颈部、下颏、口周。一般来说，人在25岁左右眼角可能出现浅小皱纹、眼袋等；30岁左右额部皱纹加深增多、外眼角出现鱼尾纹、上下睑皮出现不同程度的皱纹；40岁左右则出现鼻唇沟加深，口角出现细小皱纹，颈部皱纹也跟着显现出来；50岁左右则眼袋加深并出现下睑纹，上下唇也出现皱纹；到60岁左右则全颜面弹力下降，颜面皱纹加深。

无论是皱纹、鱼尾纹、细纹、眼尾纹，都是因为皮肤表皮层不均一的塌陷引起的。首先，皮肤是由3层组织构成的：表皮层、真皮层、皮下脂肪。真皮层包含胶原蛋白、弹力蛋白，和其他纤维构成了支撑皮肤的骨架。

面部皱纹分为萎缩型皱纹和肥大型皱纹2种类型。萎缩型皱纹是指出现在稀薄、易折裂和干燥皮肤上的皱纹，如眼部周围那些无数细小的皱纹；肥大

> **小贴士**
>
> 常喝绿茶可以抗衰老、降血脂、抗菌、防癌等。其实，用绿茶水洗脸效果也很好。因为绿茶有抗氧化的作用，可以淡化斑点、柔嫩皮肤，也能减轻脸上痘痘的红肿。绿茶嫩白洗面水的制法及用法为：泡一壶茶，15分钟后，等茶的颜色明显泡出时，将其倒入盛有水的洗脸盆中，然后用茶叶和水轻轻拍打面部皮肤，这样能让绿茶的有效成分渗透进肌肤里。每天只需洗1次，早晚都可以。整个脸部用茶叶清洗完后还要用清水再清洗1次。

皱纹分类

体位性皱纹	大都是颈阔肌长期伸缩的结果，主要出现在颈部。体位性皱纹的出现并非都是皮肤老化，但随着年龄增长，横纹会变得越来越深，而出现皮肤老化性皱纹。
动力性皱纹	是表情肌长期收缩的结果，主要表现在额肌的抬眉纹、皱眉肌的眉间纹、眼轮匝肌的鱼尾纹、口轮匝肌的口角纹和唇部竖纹、颧大肌和上唇方肌的颊部斜纹等。
重力性皱纹	主要是由于皮下组织脂肪、肌肉和骨骼萎缩，皮肤老化后，加上地球引力长期作用逐渐产生的。不过，也有人按照皱纹形成的病因分为生理性皱纹、病理性皱纹、光照性皱纹及老化性皱纹，等等。

型皱纹是指出现在油性皮肤上的皱纹，数量不多，纹理密而深，如前额、唇周围、下颌处的皱纹。除此之外，人们还把面部皱纹分为体位性皱纹、动力性皱纹和重力性皱纹3大类型。

事实上，无论哪种类型的皱纹，李玉奇教授认为皆是由于人到中年以后，脾肾渐虚，肾不纳气，脾失健运而导致的。因此，他以滋肾水以壮阳气之理，研究出一个方剂，临床应用颇有效，他将这个方剂命名为"益寿方"，其组成如下。

益寿方

组成	灵芝20克，桑寄生20克，女贞子15克，何首乌15克，黄精20克，黑芝麻20克，核桃仁20克，白蔹20克，熟地20克，枸杞子20克，甘草20克。
用法	上药共为细末，蜜丸二钱重，每服1丸，一日2次。可作为常备保健药，可延缓衰老。

❸ 健康锦囊

皱纹是最容易泄露年龄秘密的大敌，补充胶原蛋白不仅可以去除皱纹，也能达到美白保湿，去黑眼圈、眼袋，祛斑，丰满乳房等功效。胶原蛋白可以重建并修复真皮胶原蛋白层，将皮肤细胞撑起，结合保湿和抑制皱纹的作用，共同达到舒展粗纹、淡化细纹的功效。除了李玉奇教授的药方之外，下面再根据不同部位的皱纹，介绍一些简便的预防和改善方法，仅供参考。

预防和改善皱纹的方法

眼角皱纹	眼睛四周的皮肤脂肪含量很少，眼皮又是人体最脆弱的皮肤，所以很容易长出皱纹。 眼部运动可以强化眼周肌肤，使之富有弹性。首先尽量睁大眼睛，持续3~5秒钟，然后慢慢闭上双眼，到上下眼皮快要接触时睁开，动作要缓和，连续重复5次。这个动作早、中、晚各做1次。
嘴角皱纹	皮肤在夜晚不能得到养分和休息，嘴角就容易出现皱纹、松弛及早衰现象。因此，养成良好的作息习惯，避免熬夜或者过度紧张疲劳，对改善嘴角皱纹非常重要。 可以用西红柿汁涂擦嘴部皮肤，不仅能增加嘴部皮肤表皮细胞的水分，而且还可起到营养细胞的作用，从而增加其弹性。涂抹的方式是用中指指腹由下往上以画圆的方式按摩，做3~5次。应依照嘴角皱纹垂直方向按摩，当皱纹呈横态时，就要纵向按摩；皱纹呈纵态时，就要横向按摩。
法令纹	法令纹出现在鼻子的两旁，像一个大写的"八"字横亘在你的脸庞上，是衰老最明显的标志，要预防和消除法令纹，可以采用下面这个办法。 先深吸一口气，闭紧嘴巴做漱口状鼓张面颊，就像在嘴里含了一大口水一样，然后用舌头在口内移动并推抵两颊。每天重复这些动作，坚持早、中、晚各做1次。

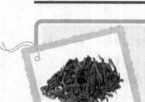

李辅仁：老年常保健，轻松度百年

第八章

◎李辅仁，1919年出生于北京，1939年拜"近代四大名医"之一施今墨为师，1944年在北京建立辅仁诊所。2009年6月，李老荣获"国医大师"称号。

李辅仁教授给老年人的五点养生建议

❶ 大医智慧

人体的衰老是一个必然过程，盛极而衰是无法抗拒的自然规律。因此老年人的生理特点就是正气渐衰，维持生命活动的各种物质与功能都在全面衰退，五脏功能日益低下，生命状态处于较低水平的、很不稳定的平衡中……（老年人）无论从事体力活动还是脑力劳动，均不宜过劳，否则可导致抵抗力下降，易罹患各种疾病，尤其是重度的脑力活动会严重地损耗气血精津，造成头晕、耳鸣、失眠、健忘等症。

——《中国中医药报》

❷ 精彩解读

李辅仁教授是"近代四大名医"之一施今墨的嫡传弟子，同时也是中央保健委员会保健专家小组中唯一的中医专家，被称为"当代御医"。他长期负责党和国家领导人的医疗保健工作。在此，我们搜集了李教授大量演讲、专访乃至专著等资料，将其老年养生观总结为以下几点。

老年养生注意事项

适量运动，不可过劳	形不动则精不流，精不流则气郁。适当的体力活动或体育锻炼，可以调畅气机，疏通血脉，增强体质，从而保证灵活、协调的肢体功能。故李教授常鼓励老年患者进行适当的体力活动，不可久坐久卧，但也要注意量力而行，不宜剧烈运动。至于运动方式，他主张根据自己的具体情况，可随时随地做，比如他自己的运动就包括：每天坚持买菜；上班时舍电梯而走楼梯；看电视时站着看，让关节多活动；擦家里的地板，促进气血循环等。 　　李教授还告诫老年人，无论从事体力活动还是脑力劳动，均不宜过劳，否则可导致抵抗力下降，易罹患各种疾病，尤其是重度的脑力活动会严重地损耗气血精津，造成头晕、耳鸣、失眠、健忘等症。

续表

饮食素淡，少食甜品	李老指出，老年人饮食当以素淡为主，少吃甜食，少吃脂肪类食物，多食水果及蔬菜，他自己平时就吃得非常简单，也不吃什么特别贵重的补品。他认为，中国人传统饮食中带糖的食品很多，比如农历正月十五吃元宵，五月初五吃粽子，八月十五吃月饼，所以他有意识地不吃糖，长期坚持下来，从未和高血压、糖尿病这类富贵病沾过边。
行事真，得心安	李教授把保持坦然心安、少留遗憾作为养生的重要原则。作为医生，他推崇"医者，仁者之术。人之痛，如己之痛"之说。他虽然身为中央领导人的保健专家，但每天坚持在北京医院为普通百姓看病。为病人着想，他开出的药方以简单、方便、有效著称，对贵药他用得非常谨慎。他尤其反对为迎合患者的需求，或为私心而取悦患者，开"人情方"，乱用贵重之品，他称之为"害人不利己"。
老年患者注意顾护正气	李教授认为，治疗老年病用药补勿过偏，攻勿过猛，用药要平和。老年人正气匮乏，五脏俱虚，故应时刻注意顾护正气，即使要攻邪，也要攻补兼顾兼施。他反复强调，只要正气尚存，生机就在，因此顾护正气为老年保健的根本大法，尤其是病情危重时，应以扶正为当务之急，以求正气有所复。因此，他在抢救危重症时，尤重扶助正气，固本培元，临证常用独参汤、生脉饮、十全大补汤等方剂。
以通润法治老年便秘	便秘为老年健康的一大障碍，可引发肛裂、直肠癌、脑卒中、心绞痛、急性心梗等危病，进而导致死亡。为此，他以"通润"之法，拟出了治老年便秘的经验方"滋肾通幽汤"，处方如下： 　　【组成】肉苁蓉30克，全瓜蒌30～50克，决明子30克，玄参30克，生地黄30克，火麻仁10克，熟大黄5～10克，白术15克，党参15克，牛膝10克，生首乌20克，枳实10克，甘草3克。 　　【用法】水煎服。 　　【功效】滋肾水，增津液，行气滞，润肠道。

❸ 健康锦囊

　　驼背是一种较为常见的脊柱变形，是胸椎后突所引起的形态改变，主要是由于背部肌肉薄弱、松弛无力所致。矫正练习的目的是加强背部伸肌的力量，并牵拉胸部前面的韧带。

　　大多数驼背都是由于长期的不良姿势引起的，所以也称姿势性驼背，只要是自己注意，姿势就能改善的，都属于姿势性驼背。姿势性驼背在35岁以前都可以矫正，年纪越轻，矫正越容易，效果越好。

　　有些老年人喜欢背着手走路，据说是为了纠正驼背，其实这是一种误解。老年人背着手走路，不仅于驼背无益，反而有害，同时还会增加不安全因素。这是因为，老年人背转双手时，手臂向内向后旋转，上臂的肩端就会向前旋出，肩关节相应向前向内探出，上身重心前移，使本已伛偻的上身更加向前倾斜。为保持平衡，头颈及下巴亦向前伸出，于是更显伛偻，看起来完全是一副老态龙钟的模样。以这样的姿势走路，由于重心不稳，稍有不慎就容易摔倒，致肱骨骨折或肘部受伤，若俯冲向前，磕破嘴唇或磕掉牙齿都有可能。如果真想纠正驼背，可采用以下方法。

纠正驼背法

闲时多靠墙站立，注意脚后跟、臀部、肩背部、头枕部紧贴墙面，时间可长可短，视自己具体情况而定。

闲时可取站立或坐姿，手臂转向身后，肘部向上弯曲，使前手臂翻转向上，双手背紧贴背部向肩胛处上伸，最好能将右手伸向左腋，左手伸向右腋。用以上方法锻炼时，应注意循序渐进。

不论站立、行走或坐着，随时有意识地伸直上身，一副正襟危坐之势，并体会这种姿势的感觉，保持到正常生活中。

❤ 谨遵李教授"饮食十宜"，活到九十不显老

① 大医智慧

中国古代有神农尝百草的传说，说明历史上早就开始了对饮食与健康及防病、治病的研究……《黄帝内经》中提出"五谷为养，五果为助，五畜为益，五菜为充"这十六字原则。老年人不但要合理营养，更重要的是科学的饮食规律，这对老年人健康长寿至关重要。

——《李辅仁治疗老年病经验》

② 精彩解读

在一篇阐释老年人日常保健的文章中，李辅仁教授这样写道：老年人的饮食与情绪，直接影响到健康与长寿。他在《养生颂》中指出："已饥方食，未饱先止，散步逍遥，务令腹空。当腹空时，即使入室，不拘昼夜，坐卧自便。"说明了老年人要注意每餐不能吃得过饱，食后要适当运动，尤其忌饭后即睡的不良习惯。

李教授整理古人经验，同时结合自身的养生实践，总结出了一整套老年人科学的饮食规律，共包括十大要素，称之为"饮食十宜"，对老年人的健康长寿至关重要。

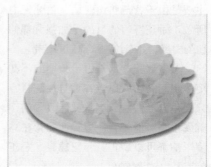

◎银耳具有滋补生津、润肺养胃的功效。

饮食十宜

饮食宜广食	李教授认为，老年人在日常饮食中要尽量做到不偏食，荤素搭配，精粗粮兼备，品种多样化。对于患病的老年人，例如患冠心病、高血压的人，不宜吃过多的荤食，如肥肉、蛋黄、肥鸭等荤食，但应在其他饮食中补充营养，如蛋白羹、豆类及脱脂牛奶、豆浆、鱼等补充蛋白质，这样就不致于造成营养不良，可保持营养平衡。
饮食宜少吃多餐	李教授指出，老年人消化功能减弱，不可暴饮暴食，饮食要有度，要少吃多餐，在三餐之间可增加少量滋补食品，例如银耳羹、银耳冰糖枸杞子羹、蛋白羹、莲子羹等。有慢性消化系统疾病的老人，宜每日5餐，要合理安排营养食物。
饮食宜软、宜烂	李教授指出，老年人消化功能差，牙齿大多又脱落了，所宜食物要软、烂，例如主食米饭、馒头要煮烂、蒸软，肉食要炖烂、要松软，即使煮菜粥也要煮熟、煮软。
饮食宜细嚼慢咽	李教授告诉老年朋友，进餐进食当中要注意细嚼慢咽，这样可以使唾液多分泌，帮助消化，减轻胃肠负担，正常分泌消化液，还能杀菌。
饮食宜温	李教授还指出，老年人饮食不宜过热，过热则灼伤食道及胃，易诱发食道及胃癌变；但同时，过冷又极易损伤脾胃，影响消化和营养吸收，所以宜温、宜暖。
饮食宜清淡	李教授指出，老年人一定要少食盐，多吃清淡食物有易于健康，可减少对脑血管的刺激，尤其患高血压的病人更宜少吃盐，少吃或不吃油炸食物，以免影响消化。
饮食宜新鲜清洁	李教授认为，老年人最好不吃隔夜食物，或是在冰箱存放过久的食物。尤其在夏季，不要吃不清洁的食物，夏季最好不吃罐头食品。另外，对熟肉食品，要蒸后晾凉再食用；最好吃新鲜蔬菜，水果要洗净食用，避免消化道疾病。
饮食宜早	李教授还指出，老年人消化功能差，三餐均宜早。尤其是晚餐，不可多食，宜食软烂食物，如粥、羹之类。不宜太晚进餐，宜早些时间进晚餐，以保持胃肠消化。老年人晚餐后，最好在2小时后再入睡。
饮食宜怡静	李教授认为，老年人进餐要有怡静的环境和气氛，进餐时和进餐后最好不交谈，不生气，避免不良刺激影响肠胃蠕动和消化，避免出现脑病等。
饮食宜有所忌	李教授此处所说，主要针对老年人饮食与疾病的禁忌。根据疾病的寒、热、虚、实、表、里、上、下，参照五脏六腑及病因、病性、病征，结合食物的性味与服药等有关方面，综合分析对疾病不利的饮食所忌。例如胃热病人、生疮疖病人，禁食辛辣食物如生葱、生蒜、辣椒等；高血脂病人应禁食动物内脏、动物脂肪，少食肥肉；胃寒病人宜禁食生冷油腻之物；肾病宜限制蛋白质摄入量；糖尿病禁忌糖，少吃甜食。另外，生冷食物不宜于寒证者，尤其不宜于泄泻病人及胃肠虚寒者；外感病人不宜食油腻之物等。

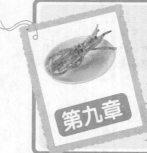

李仲愚：杵针、指针、气功，内外合治，百病不生

◎李仲愚，曾任成都中医药大学教授、主任医师，1920年2月21日出生于四川省彭州市九尺乡仁凤里，2003年辞世。1994年4月任世界医学气功学会理事。

第九章

❤ 李氏祖传十四代的绝招——李氏杵针疗法

① 大医智慧

（杵针疗法）有利无弊，有病治病，无病强身，诚治病之王道，保健之宝箴也。杵针疗法为中医治疗学开拓了新的领域，尤其为老年强身保健提供了极为有益的方法。

——《杵针治疗学》

② 精彩解读

杵针疗法为历代医经所未载，《道藏》典籍亦未见记述，为道家养生导引之辅助工具。在秘传过程中，只口传其方法，无文字记载。其学术思想源于羲黄古易，其辨证、立法、取穴、布阵多寓有《周易》《阴符》中的理、气、象、数之意，与祖国医学理论可谓水乳相融。

李氏杵针疗法是李仲愚家祖传14代的绝招，是李氏家族入川始祖李尔绯老太祖公少年时候师从如幻真人学到的。时如幻真人乃武当山道士，精武艺、善导引。修炼之暇，常以杵针为百姓疗疾。始祖侍奉如幻真人13载，如幻真人遂将这套杵针法传授于

他，自此开始了李氏杵针法的发展。李仲愚教授在祖传技术的基础上，历经50多年精深研究，最终将李氏杵针疗法发扬光大起来。

杵针工具可用铜制、玉石制、硬质木制、牛角制等。一套杵针工具共有4件，因临床时操作的手法和作用不同而名称各异，它们分别是七曜混元杵、五星三台杵、金刚杵、奎星笔。杵针治疗疾病选穴除针灸治病的常用腧穴外，还有其杵针疗法的特殊穴位，如八阵穴、河车路、八廓穴等。杵针疗法的常用手法有点叩法、升降法、开阖法、运转法、分理法等5种。

和其他针灸方法相比，杵针疗法的特点在于：

（1）不用药物，但也不排斥药物。

（2）虽属针灸疗法范畴，而不用金针、砭石刺入穴下，也就是说针具不刺入皮肤肌肉之内，无疼痛之苦，无感染之虑，兼针刺与按摩之长，老弱妇孺易于接受，是一种安全有效的

物理疗法，临床上对多种急慢性疾病的治疗和康复均能收到满意的效果。

（3）取穴精当，以原、络、腧、募、河车、八阵、天应为导，易于学习掌握。

李氏杵针疗法是一种有利无弊、有病治病、无病强身的独特疗法，可谓是"诚治病之王道，保健之宝箴"。李氏针灸疗法还被列入国家"七五"重点科研攻关项目，1990年通过了专家鉴定和国家验收，并获得了1989年度"四川省科学技术进步"二等奖及"四川省中医药科学进步"二等奖。

接下来，为大家介绍一则李仲愚教授利用杵针通痹的方法。

杵针通痹方法

功能	通经活络，行气止痛，通阳化瘀。
选穴	神道八阵、膻中八阵、河车路（从大椎至命门段）、内关、通里。
主治	胸痹、心痛。
手法	杵针点叩、升降、开阖、运转、分理。实证、热证用泻法，虚证用补法，虚实兼夹证用平补平泻法，寒证加灸法。
方义	胸痹是指以胸部闷痛，甚则胸痛彻背、短气、喘息不得卧为主症的一种病症，严重者出现心痛彻背、背痛彻心。本病的发生多因寒邪内侵、饮食不当、情志失调、年老体弱等因素引起寒凝、气滞、血瘀、痰阻，痹遏心阳，阻痹心脉；或老年体弱，气血生化之源不足，以致心脏气血亏虚，心脉失常而发为心痛；或心肾阳虚，心脉失于温煦而作痛；或因寒湿内侵，痰瘀阻滞，心脉痹阻，发生心痛。本证多为邪犯少阴，心脏脉络阻滞为患，故治以通经活络，行气止痛，通阳化瘀。 本方选取神道八阵以通经活络、行气止痛；膻中八阵为心前区取穴，有直接理气止痛、通经化瘀的作用；河车路，从大椎至命门段，化瘀止痛；通里是手少阴心经的经穴，内关是手厥阴心包经的络穴，又是八脉交会穴，通于阴维脉，取此两穴有宽胸利膈、理气止痛、活血通络的作用。
加减运用	气滞加行间以行气通络；痰浊阻痹者加丰隆、太渊以调气化痰；瘀血阻滞者加血海、膈俞以祛瘀通络；寒凝者加然谷、命门八阵以温经散寒；阴血不足加足三里、三阴交以益阴血而养心神。如见厥脱先兆者可加神阙（灸）、关元八阵、乳根、百会八阵、食窦等穴以急救之。

③ 健康锦囊

杵针治疗，一般是用杵针工具在经络腧穴的皮肤上进行各种不同的手法操作，针具不刺入皮肤之内，因此无晕针、滞针、弯针、断针及刺伤内脏的异常情况发生，但在临床施行杵针时要注意以下事项。

施行杵针时的注意事项	患者过于饥饿、疲劳时不宜立即做杵针治疗。
	妇女怀孕3个月以上者，腹腰、骶部一般禁杵。
	小儿囟门未合者禁杵。
	皮肤有感染、疮疖、溃疡、瘢痕或有肿瘤的部位一般不做杵针治疗。
	杵针治疗时要防止损伤皮肤，挫伤脏器。如胁肋、腰背、头枕部等行杵时用力不宜过重，以免挫伤肺、肝、肾等脏器。
	杵针手法过重，引起局部皮肤青紫者，一般不做处理，可以自行消散。

李氏指针疗法，给畏针的患者带来福音

① 大医智慧

该疗法是以指代针，病人不觉痛苦，但指针疗法非要有一定的气功功底和指力才能达到治疗的效果。李氏自幼练习气功，功底敦厚，指力能直达腧穴深部，李氏在这方面确实已进入高深的境界。指针疗法对头部及五官疾病效果较好，如头痛、眼疾、耳鸣、耳聋等。

——《名中医经验集：李仲愚卷》

② 精彩解读

指针疗法，是指以手指代针，对腧穴进行按压以治疗疾病的方法。指针疗法又称为"点穴法"，是从中华武术点穴功夫演变而来的一种经络腧穴治疗保健方法。指针法通过施术者徒手操作，以点、按、揉、掐、拍等手法直接施治于患者的腧穴、经络等部位，疏通经络，调理气血，以达到治疗疾病、防病保健的目的。

李老在多年的针灸临床工作中，发现一些老弱妇孺病应该用针灸治疗，但因畏针失去了治疗的机会。1981年，李氏将自己祖传的指针疗法应用于临床。该疗法是以指代针，因此病人不会有被金属刺入身体的痛苦感，但要想指针疗法见效，施术者必须要有一定的气功功底和指力。而李老自幼练习气功，功底敦厚，指力能直达腧穴深部，因此施行指针疗法得心应手。指针疗法对头部及五官疾病效果较好，如头痛、眼疾、耳鸣、耳聋等。李氏赴北京给中央首长治病时，多用指针疗法，效果颇佳。鉴于李氏指针疗法的显著，卫健委还批准了成都中医学院附属医院成立针灸指针研究室，以推广李氏的指针疗法。

李氏指针疗法的主要手法

开阖法	医者用拇指少商侧（或食指指腹），按在患者一定的腧穴上，一按一收的行指手法。
升降法	医者用拇指指腹，按在患者的一定腧穴上，一上一下的行指手法。上推为升，下拉为降。

续表

点叩法	医者用一只或双手的一个手指或五指指腹在患者一定的腧穴上，或经络循行部位，或脏腑分野部位、天应穴等处施行点叩的行指手法，以叩至皮肤潮红、局部皮肤充血为度。
分理法	医者用两手拇指指腹，在患者一定的腧穴上或经络循行部位上左右分推（分）、上下推退（理）的行指手法，分理至皮肤潮红为度。
运转法	医者用拇指指腹按在患者的一定腧穴上，从左到右或从右到左的太极运转行指手法。
补泻手法	一般以轻而快的手法为补法，重而慢的手法为泻法。

❸ 健康锦囊

指针疗法又称为"点穴法"，是从中华武术点穴功夫演变而来的一种经络腧穴治疗、保健方法。指针法通过施术者徒手操作，以点按等手法直接施治于患者的腧穴、经络等部位，疏通经络，调理气血，以达到治疗疾病、防病保健的目的。

一般来说，指针疗法的基本手法可分为点、切、扣、捏、揉5种。

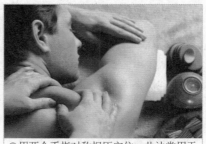

◎用两个手指对称捏压穴位。此法常用于四肢、肩颈部等部位的穴位。

指针手法

点法	用一指或二、三指点在痛点或穴位上，先轻后重，逐渐深透。本法常用于肩部、背部、臀部和大腿等部位的穴位。
切法	用拇指指甲切按腧穴。操作时可用脱脂棉少许覆于指甲上，防止切伤皮肤。指切时用力需要轻而缓慢，特别是压痛处更应注意，尽量避免切处剧烈疼痛。
扣法	用手指扣按腧穴或身体一定部位。将手指端深深按压皮肤及皮下组织深部，同时根据病人体质强弱，施以轻重不同的指力，以病人感到酸麻胀痛为度。当指端按入时，应逐渐减轻指力，最后停止，每穴一般扣按3分钟左右。
捏法	用两个手指对称捏压穴位，可用拇、食二指，也可用拇、中二指或拇指与其他各指，在上方或左右方对称相向用力。可捏压于一个或两个穴位上。如果捏压一个穴位，拇指在这个穴位上，另一指或其他各指则在对称的地方，此法常用于四肢、肩颈部等部位的穴位。
揉法	用手指的尖端轻按选定的穴位做环形平揉。揉动时手指的尖端不能离开所接触的皮肤，手指连同皮肤及皮下组织，以穴位为中心，做一小圆形转动，不要使手指与皮肤呈摩擦状态。每揉一小圆周为1次，每个穴位一般以揉120～180次为宜，约2～3分钟。次数的多少亦可视病人病情的轻重而定。常用拇指和中指做揉法。本法在指针中应用较广，施术时需要根据病人体质强弱和病情轻重施以轻重不同的指力，本法可与扣法配合应用。

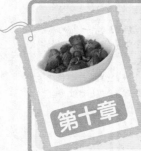

第十章

班秀文：花药治女病，让痛苦随香而去

◎班秀文，1920年生于广西隆安县，祖父是当地有名的骨科医生，受家庭熏陶，从小就对医学感兴趣，2009年6月被评为"国医大师"。

❤ 药食结合，攻克不孕难题——班秀文治不孕食疗方

❶ 大医智慧

我从事中医教学及临床60余年，长期潜心于不孕症的临床研究。对于不孕症的治疗，遵古而不泥古，取得了良好的治疗效果……同时还守《黄帝内经》"谷肉果菜，食养尽之"之旨，主张治养结合，寓药疗于食疗之中，相辅相成，常常事半功倍……药食同源，合理适当的膳食对不同体质及不同原因的不孕均有一定的帮助。

——《班秀文临床经验辑要》

❷ 精彩解读

班秀文教授是全国著名的妇科专家，他善于从整体观念出发，运用各种方法治疗不孕症，其中"药食结合"是其重要思路之一。他坚守《黄帝内经》中"谷肉果菜，食养尽之"的宗旨，强调治与养相结合，寓药疗于食疗之中，二者相辅相成，达到事半功倍的效果。药食结合辨证治疗不孕症，须注意以下几点。

药食结合注意事项

痰湿引起的不孕症	对痰湿引起的不孕症，在以苓桂术甘汤治疗的同时，再以乌贼鱼或蛤蚧做饮食治疗。
输卵管堵塞的不孕症患者	对输卵管堵塞的不孕症患者，嘱其常用猪蹄甲煲黄豆、赤小豆、黑豆、花生等食用。
瘀积引起的不孕症	对于瘀积引起的不孕症，常用桂枝茯苓丸、桃红四物汤、下瘀血汤之类，同时配以黄鳝做饮食治疗。
阳虚寒凝体质的不孕症患者	对阳虚寒凝体质的不孕症患者，在辨证施治的基础上，嘱其常食用狗肉、羊肉等，或用熟附子、杜仲炖狗肉、红糖水煲生姜、黑豆等。

续表

交和撞红者	对于交和撞红者，宜用鲜嫩益母草、黑豆、公猪尾巴加适量油、盐煮食。
阴虚便秘者	对阴虚便秘者，嘱其用甘薯煮水服或食猪油炒薯叶。
脾胃虚弱、气血不足者	对于脾胃虚弱、气血不足者，除用健脾益气养血之剂如十全大补汤、毓麟珠加减治疗外，还嘱病人常用红枣、桂圆、怀山药、黄豆、黑豆等煲食。
脾气虚弱、气血生化之源不足导致的不孕症	对于脾气虚弱、气血生化之源不足导致的不孕症，除用归脾汤、补中益气汤、人参养荣汤治疗外，还经常配以适量的山羊肉与黑大豆作为饮食疗法。
肾气不足、冲任亏损、精血衰少的不孕者	对于肾气不足、冲任亏损、精血衰少的不孕者，首先辨别其是阴虚或阳虚，如偏于阴虚则以左归丸（饮）之类滋养的同时，常配老母鸭或海参炖服；如偏于阳虚则以右归丸（饮）温养为主，配用麻雀卵适量，用水、酒同煮温服。
肝气郁结的不孕症患者	对于肝气郁结的不孕症患者，在用疏肝解郁的逍遥散、越鞠丸之类药物治疗的同时，再投以诸肝（如鸡肝、鸭肝、猪肝、牛肝等）作为饮食疗法。

以下是班秀文教授治疗不孕的一些常用验方，仅供参考。

常用验方

归脾汤	【组成】白术3克，当归3克，白茯苓3克，黄芪（炒）3克，远志3克，龙眼肉3克，酸枣仁（炒）3克，人参6克，木香1.5克，炙甘草1克。 【用法】加生姜、大枣，水煎服。 【功效】益气补血，健脾养心。
左归饮	【组成】熟地9～30克，山药6克，枸杞子6克，炙甘草3克，茯苓4.5克，山茱萸3～6克（畏酸者少用）。 【用法】以水2盅，煎至七分，食远服。 【功效】补益肾阴。

续表

逍遥散	【组成】柴胡15克，当归15克，白芍15克，白术15克，茯苓15克，生姜15克，薄荷6克，炙甘草6克。 【用法】酌定用量，作汤剂煎服。 【功效】疏肝解郁，健脾和营。
桂枝茯苓丸	【组成】桂枝、茯苓、牡丹皮（去心）、桃仁（去皮、尖，熬）、芍药各等份。 【用法】上药研成细末，过筛混匀，每100克加炼蜜90～110克，制成蜜丸如兔屎大。每日于空腹时服1丸，最多加至3丸。 【功效】活血化瘀，缓消癥块。
补中益气汤	【组成】黄芪18克，人参6克，当归9克，橘皮6克，柴胡6克，升麻6克，白术9克，炙甘草3克。 【用法】上药切碎，水煎，去渣，空腹时温服，每日1剂。 【功效】补中益气，升阳举陷。
人参养荣汤	【出处】《三因极·病证方论》。 【组成】黄芪30克，当归30克，桂心30克，炙甘草30克，橘皮30克，白术30克，人参30克，白芍药90克，熟地黄9克，五味子4克，茯苓4克，远志15克。 【用法】上锉为散，每服12克，用水一盏半，加生姜3片、大枣2枚，煎至七分，去渣，空腹服。亦可做汤剂，水煎服，用量酌减。 【功效】益气补血，养心安神。
右归饮	【组成】熟地6～9克（或加至20～30克），山药6克（炒），山茱萸3克，枸杞子6克，炙甘草3～6克，杜仲6克（姜制），肉桂3～6克，制附子3～9克。 【用法】用水400毫升，煎至250毫升，空腹时温服。 【功效】温补肾阳。

玫瑰花养血调经，对治妇科四病

❶ 大医智慧

玫瑰花属庭院培植之花，除有观赏价值外，尚有很高的药用价值……因其药性平和，温而不燥，疏不伤阴，适合妇人柔弱之体，血脉不通，气机郁滞之证……是治疗妇人肝血郁滞之首选药。常用于治疗月经不调、赤白带下、月经前后诸症、更年期综合征等，尤其治疗伴有自主神经功能紊乱的诸种妇科病变，疗效更著。

——《中国现代百名中医临床家丛书·班秀文卷》

❷ 精彩解读

玫瑰，又称为刺玫花、徘徊花、刺客、穿心玫瑰，它典雅艳丽，香气迷人，是美神的象征，这也使得很多人在给自己最亲爱的人送花时，首先想到的是玫瑰，所以玫瑰花成了罗曼蒂克的代名词。而实际上，玫瑰花不但是浪漫的代名词，也是一种非常好的药食两用的花卉。

玫瑰花与绿萼梅，均入肝、胃二经，疏肝解郁，理气和胃。但玫瑰花味甘，有补益、和血之长；而绿萼梅疏肝解郁之力胜过玫瑰花。

玫瑰花水煎剂能解除小鼠口服锑剂的毒性反应，但仅对口服酒石酸锑钾有效，且同时使其抗血吸虫作用消失，故这一作用可能是由于玫瑰花煎剂改变了酒石酸锑钾的结构所致，玫

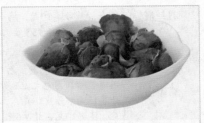

◎玫瑰花主治肝气郁结所致胸膈满闷、脘胁胀痛、乳房作胀、月经不调等。

瑰油对大鼠有促进胆汁分泌的功效。儿茶精类物质有烟酸样作用，可用于放射病的综合治疗，并有抗肿瘤作用。

玫瑰花主治肝气郁结所致胸膈满闷、脘胁胀痛、乳房作胀、月经不调、痢疾、泄泻、带下、跌打损伤、痈肿等病症。

《本草纲目拾遗》说："玫瑰纯露气香而味淡，能和血平肝、养胃宽胸散郁。"可见，将玫瑰花作为药材，自古便已有之。班秀文教授指出，玫瑰花的药性平和，适合女人柔弱的身体，是治疗女人肝血郁滞的首选药。

玫瑰节瘀汤（《全国中草药》）治肝郁胁痛、胃脘不舒方：玫瑰花、香附、川楝子、白芍各9克。水煎，分2次服。方中玫瑰花疏肝理气，止胸胁痛，为君药。

在临床上，班老常用玫瑰花治疗以下四种妇科病。

❸ 健康锦囊

玫瑰花除了用来观赏，当作药

玫瑰花治疗妇科病方

月经病	月经后期或月经过少，伴有经行疼痛、心神不宁等，常用玫瑰花10克，益母草10克，鸡血藤20克，丹参15克，当归10克，川芎6克，白芍10克，浮小麦15克，红枣10克。水煎服。
带下病	对于赤白带下，色时淡时黯，淋沥难净，伴不时阴痒味臭、全身困倦、心烦易怒之症，班教授常用玫瑰花10克，当归10克，川芎6克，丹参15克，丹皮10克，土茯苓20克，益母草10克，川续断10克，白术10克，泽泻10克，甘草6克。水煎服。
更年期综合征	女人年近50岁，经水将断，经行前后不定期，量多少不一，伴烦热、心悸怔忡、夜寐不宁、全身困倦乏力等，常用玫瑰花10克，浮小麦20克，红枣15克，益母草10克，川续断10克，鸡血藤20克，山萸肉10克，泽泻10克，丹参15克。水煎服。
经前感冒	经前易感冒，全身困倦，乳房胀痛，心烦易怒，心悸怔忡，夜不成寐，纳食不香，并见水肿、痛经、经色暗红、量少有瘀块者，常用玫瑰花15克，佛手花10克，白芍10克，当归10克，茯苓6克（或茯神10克），丹参15克，枳实6克，益母草10克，荷叶10克，红枣10克。水煎服。

材，还可以用来制作玫瑰花茶，具有美容养颜的作用，方法如下：

每年的5～6月间，当玫瑰花即将开放时，分批摘取它的鲜嫩花蕾，再经严格的消毒、灭菌、风干，可充分保留玫瑰花的色、香、味。每次用5～7朵，配上嫩尖的绿茶一小撮，加红枣3枚（去核），每日开水冲茶喝，可以去心火，保持精力充沛，增强活力，长期饮用，还能让你容颜白里透红，保持青春美丽。

玫瑰花治病方

治肝胃气滞痛	玫瑰花阴干，冲汤代茶服。（《本草纲目拾遗》）
治肺病咳嗽吐血	鲜玫瑰花捣汁炖冰糖服。（《泉州本草》）
治乳痈	玫瑰花七朵，母丁香七粒，无灰酒煎服。（《本草纲目拾遗》）

续表

治肝郁吐血，月经不调	玫瑰花蕊三百朵，初开者，去心蒂；以新汲水于砂铫内煎取浓汁，滤去渣，再煎，白冰糖一斤收膏，早晚开水冲服。瓷瓶密收，切勿泄气。如专调经，可用红糖收膏。（《饲鹤亭集方》玫瑰膏）
治乳痈初起	玫瑰花初开者，阴干、燥者三十朵，去心蒂，陈酒煎，食后服。（《百草镜》）
治新久风痹	玫瑰花（去净蕊蒂，阴干）三钱，红花、全当归各一钱。水煎去滓，好酒和服七剂。（《百草镜》）
治肝风头痛	玫瑰花四至五朵，合蚕豆花三至四钱，泡开水代茶频饮。（《泉州本草》）
治噤口痢	玫瑰花阴干煎服。（《本草纲目拾遗》）
治肿毒初起	玫瑰花去心蒂，焙为末一钱，好酒调服。（《百草镜》）

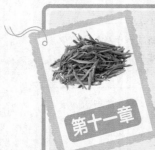

颜德馨：调气活血用"衡法"，心脑血管皆通达

◎颜德馨，1920年出生于江苏丹阳中医世家，曾任中国中医药学会理事，2009年6月被授予"国医大师"称号。

第十一章

细说气血理论，解读颜德馨教授"衡法治则"

① 大医智慧

气血是阴阳的主要物质基础，《素问·调经论》谓"人之所有者，血与气耳""气血未并，五脏安定""阴与阳并，血气以并，病形以成""五脏之道皆出于精髓，以行血气，血气不和，百病乃变化而生"，表明气血不和是导致阴阳失调、产生疾病的主要原因。

——《颜德馨中医心脑病诊治精粹》

② 精彩解读

气血，是中医对人体内气和血的统称。中医学认为，气与血各有其不同作用而又相互依存，以营养脏器组织，维持生命活动。

中医学界的人都知道，颜德馨教授对祖国医学一个很大的贡献就是提出了"衡法治则"理论。颜教授这一理论的原理在于利用调气活血药物的作用，疏通气血，调节气机升降，平衡气血阴阳，改善机体内环境，使瘀血去、血脉畅，改善局部乃至全身的血液循环，促进气血顺畅，使人体在新的基础上达到阴阳平衡，从而广泛地治疗"久病"与"怪病"，有病可治病，无病可防病。

事实上，颜教授"衡法"理念的源头就是《黄帝内经》。《黄帝内经》有"人之所有者，血与气耳"之说，认为气血是形体、脏腑、经络、九窍等一切组织器官进行生理活动的物质基础，气血"行之经隧，常营无已，终而复始"，起着营养和联络脏

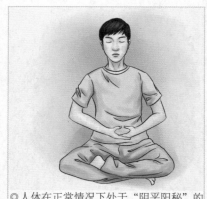

◎人体在正常情况下处于"阴平阳秘"的状态，机体阴阳协调，水火相济。

腑组织、表里上下的作用。人的生、长、壮、老、病、死，尽管其表现形式不同，但归根到底都离不开气血的变化。气血以流畅和平衡为贵，若气血失畅，平衡失常，就会引起一系列的脏腑寒热虚实病变，从而导致疾病丛生。《灵枢·口问》谓："夫百病之始生，皆生于风、雨、寒、暑，阴阳喜怒，饮食居处，大惊卒恐，则血气分离，阴阳破败，经络厥绝，脉道不通……乃失其常。"指出病邪不论来自何方，首先都要干扰气血的功能，使其紊乱，以致阴阳失衡，经脉淤阻不通，气血循行失常。《素问·调经论》则谓："五脏之道，皆出于精髓，以行气血，气血不和，百病乃变化而生，是故守经隧焉。""守"即保持之意，"守经隧"即要保持气血在经脉中运行通畅。气血通畅不仅反映了机体的精、气、血、津液的充盈健旺，也表明脏腑组织生理功能的正常。气血冲和，万病不生，一旦气滞血凝，脏腑经脉失其所养，功能失常，疾病即随之而起。

颜老根据《素问·举痛论》"百病生于气"的理论，提出"气为百病之长"之说，认为气为一身之主，升降出入，周流全身，以温煦内外，使脏腑经络、四肢百骸得以正常活动。若劳倦过度，或情志失调，或六淫外袭，或饮食失常，均可使气机失常，而出现气滞、气逆、气虚、气陷等病理状态，并波及五脏六腑、表里内外、四肢九窍，产生种种疾病。另外，《医学入门》谓："人知百病生于气，而不知血为百病之胎也。凡寒热、蜷挛、痹痛、瘾疹、瘙痒、好忘、好狂、惊惕、迷闷、痞块、疼痛、癃闭、遗溺等症及妇人经闭、崩中、带下，皆血病也。"气分、血分是疾病发展的两个分期，邪之伤人，始而伤气，继而伤血，或因邪盛，或因正虚，或因失治、误治，邪气久恋不去，必然伏于血分。《素问·缪刺论》谓："邪之客于形也，必先舍于皮毛……留而不去，入舍于经脉。"由此，颜老认识到了"血为百病之胎"在治病过程中的重要意义。

颜老指出，人体在正常情况下处于"阴平阳秘"的状态，机体阴阳协调，水火相济，清气升，则水谷精微四布；浊气降，则水津畅利，二便通调，达到内外环境的平衡。一旦阴阳失调，人体即发生各种疾病，治病的目的则是"平其不平而已"。他认为，气血失和是脏腑失调和机体病变的集中表现，而瘀血则是产生气血不和的重要因素，"血液循经而行，环流不息，周而复始，濡养全身，若因各种原因出现血行不畅，或血液瘀滞，或血不循经而外溢，均可形成血瘀。"因此，通过调气活血，就可达到"有病治病，无病防病"目的。

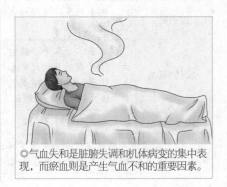

◎气血失和是脏腑失调和机体病变的集中表现，而瘀血则是产生气血不和的重要因素。

3 健康锦囊

在日常生活中，通过全身按摩便可以达到调气活血的目的。下面介绍一套全身按摩法，通过此法便可祛风邪、活血通脉，如果能够长期坚持，就可坐收强身健体之功。

全身按摩法

搓手	双手掌用力相对搓动，由慢而快，直到搓热手心。手是三阳经和三阴经必经之处，摩擦能调和手上气血，使经络畅通、十指灵敏。
按揉太阳穴	用两手食指指端分别压在双侧太阳穴上，按时针方向顺、逆各10次左右。
梳头	十指微屈，以指尖接触头皮，从额前到枕后，从颞颥到头顶"梳头"20次左右。
抓肩肌	用手掌与手指配合抓、捏、提左右肩肌，边抓边扭肩，各进行10次左右。
揉胸脯	用双手掌按在两乳上方，旋转揉动，顺、逆时针各10次左右。
豁胸廓	双手微张十指，分别置于胸壁上，手指端沿肋间隙从内向外滑动，左右各重复10次左右。
揉腹	一手五指张开，指端向下，从胃脘部起经脐右揉到下腹部，然后向右、向上、向左、向下，沿大肠走向擦揉。可以牵拉腹内脏器，使肠胃蠕动加大，促进胃液、胆汁、胰腺和小肠液的分泌，增强消化吸收作用。
揉小腿	双手掌挟紧一侧小腿腿肚，旋转揉动，左右各20次左右。腿是担负人体上部重量的骨干，是足三阳经和足三阴经的必经要路，揉腿可使膝关节灵活，腿肌增强，防止肌肉萎缩，有助于减少各种腿疾。
搓腰	双手按紧腰部，用力向下搓到尾闾部，左右手一上一下，两侧同时搓20次左右。
擦大腿	双手抱紧一大腿根部，用力下擦到膝盖，然后擦回大腿根，往来20次左右。
旋揉两膝	双手掌心各紧按两膝，先一起向左旋揉10次，再同时向右旋揉10次。膝关节处多横纹肌和软性韧带组织，喜温怕冷，经常揉膝，可促进皮肤血液循环，增高膝部温度，驱逐风寒，从而增加膝部功能，有助于防止膝关节炎等难治之症。
按摩脚心	双手摩热搓涌泉穴，用手搓至脚心发热，先左后右，分别进行。

以上按摩法可从整体中分出若干节来进行，既可分用，也可合用。操作顺序由下而上，即从足趾到头部，老年人则可从上到下。

颜老古方今用，辨证施药治痴呆不费力

① 大医智慧

痴呆病位在脑，病因与肾、心、肝、脾四脏关系最为密切。其发病由于痰、瘀、火等病邪积聚为患，痰瘀互阻，上扰清空，清窍受蒙，脑髓失养，及年高正气亏虚、七情内伤、久病耗损、情志失调，而致五脏气血不足、阴阳失调、髓海失充、脑失所养，终至神明失用，痴呆遂生。

——《颜德馨中医心脑病诊治精粹》

② 精彩解读

心脑血管疾病主要原因是血管壁平滑肌细胞非正常代谢造成的，血管组

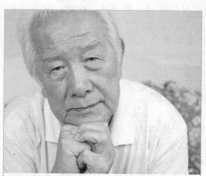

◎痴呆病位在脑，病因与肾、心、肝、脾四脏关系最为密切。

织和人体的其他组织会在一定周期内完成新陈代谢的过程，但是由于新的细胞组织不能正常的形成，使血管壁本身存在"缺陷"，因此就容易产生炎症。血管收缩不畅，就像是一条破烂不堪的旧管道，随时都有阻塞或破裂的可能。血

管是血液流通的重要通道，同时它也受神经系统的支配，因此神经系统不正常也能够导致供血的紊乱。

再者由于长年饮食习惯问题，饮食中脂类过多，醇类过多，同时又没有合理的运动促进脂类醇类的代谢，导致体内脂类醇类物质逐渐增多；加上随着年龄增长，人体分泌抗氧化物酶能力减低，导致体内自由基水平升高，使血脂中的低密度脂蛋白、胆固醇氧化后沉积在血管壁，久之使毛细血管堵塞，随着时间的推移，脂类醇类物质容易和体内游离的矿物质离子结合，形成血栓，产生心脑血管疾病。

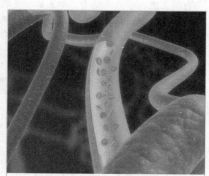

◎心脑血管疾病主要原因是血管壁平滑肌细胞非正常代谢造成的。

作为当代心脑血管国宝级专家，颜德馨教授对痴呆有深入研究。他认为痴呆虽然是一种脑病，但其形成的根源却与肾、心、肝、脾四个脏器有着密切的关系。因此，在治法上必须根据不同的表现症状进行辨证诊治。具体来说，主要分为以下3种类型。

肝郁气滞，瘀血内凝

症状	是指由于肝的疏泄功能异常，疏泄不及而致气机郁滞所表现的证候，又称肝气郁结证，简称肝郁证。 　　肝性喜条达而恶抑郁，肝失疏泄，气机郁滞，经气不利，故胸胁或少腹胀满窜痛，情志抑郁寡欢，善太息；肝郁气滞，血行不畅，气血失和，冲任失调；痰气搏结于颈部，则为瘿瘤；若气滞日久，血行瘀滞，肝络瘀阻，日久可形成肿块结于胁下；苔白，脉弦，为肝郁气滞之象。 　　虽然神志活动统摄于心，但与肝的疏泄功能密切相关。肝气郁结，气机疏通受阻，便形成了肝火，进而肝木火焚以伤心，从而出现焦虑、抑郁等症状，发展下去就会形成痴呆。在治疗上，颜老多选用丹栀逍遥散、小柴胡汤、柴胡加龙骨牡蛎汤、抑肝散等方药，并常配伍应用祛风方药，如薄荷、桑叶、菊花等。
抑肝散配方	【出处】《保婴撮要》。 　　【组成】柴胡9克，川芎9克，当归9克，白术9克，茯苓9克，钩藤15克，甘草3克。 　　【用法】水煎服。 　　【功效】可调肝理血，对于神呆健忘、闷闷不乐、烦躁不安、头晕头痛、胸胁闷胀、夜寐多梦、舌黯苔薄的痴呆患者有奇效。 　　【加减】肝郁化火、烦躁动怒者，加丹皮、山栀、薄荷清肝凉血；肝阳上亢、眩晕耳鸣者，加天麻、灵磁石、珍珠母平肝息风；胃纳不馨、食少便溏者，加山药、扁豆衣、建莲肉健脾养胃；胸闷心痛、舌质有瘀点瘀斑者，加丹参、赤芍、红花活血化瘀；忧思难眠、乱梦纷扰者，加知母、茯神、酸枣仁益肝安神。 　　另外，颜德馨教授还指出，对于此类痴呆患者采用非药物疗法也颇为可取，如收听悦耳的音乐、参加体育锻炼、多与亲友交流等。

心火内炽，清窍蒙蔽

症状	如果痴呆患者表现为经常想一些稀奇古怪的事，并且幻视幻听、躁狂打骂，则属于心火内炽，清窍蒙蔽。颜老临证常以黄连、苦参、连翘心、麦冬等组成清心开窍之剂，或选用古方黄连解毒汤。 　　痴呆是指病人在意识清醒的状态下出现的职业和社会活动技能减退和障碍，认知功能下降，记忆力减退和丧失，视空间技能损害，定向力、计算力、判断力等丧失，并相继出现人格、情感和行为改变等障碍，且呈进行性加重的一种症状。 　　导致痴呆的危险因素主要有：年龄(高龄)、性别(女性)、低教育水平和低经济水平等。此外，近年的研究还发现，老年人孤独感、缺乏工作和社交活动、文娱体育活动等亦为引起痴呆的危险因素。在上海地区所做的调查结果显示，兴趣狭窄、缺乏锻炼和活力，以及某些环境因素如经济状况低下等是痴呆的主要危险因素。

续表

黄连解毒汤配方	【出处】《外台秘要》。 【组成】黄连3克，黄芩9克，黄檗9克，栀子9克。 【用法】上药剉成粗末，水煎服，每日1剂，分2次服用。 【功效】对于妄思离奇、幻视幻听、动而多怒、躁狂打骂、便干尿黄、面红目赤、舌红苔黄的痴呆患者，可用本方清心开窍。 【加减】情绪激动，伴有大便秘结者，加生大黄、芒硝通腑泄热；心烦不寐、手足心热者，加生地、百合、知母养阴清热；动而多怒、打人毁物者，合龙胆泻肝汤以清心肝之火；闷闷不乐、胸胁闷胀者，加柴胡、郁金、丹皮、薄荷解郁清热；头晕如蒙、舌苔厚腻者，加石菖蒲、郁金豁痰开窍；日夜颠倒、烦躁不宁者，加苦参、水牛角清心凉血。

阳气虚衰，正气大亏

症状	痴呆到了末期，患者多会出现阳气虚衰、正气大亏的状况，表现为终日卧床不动，表情淡漠，与周围环境已无法进行正常互动，动作明显减少，或有肢体痉挛，两便失禁，舌质多偏淡紫。此时，颜老认为"当以扶阳为主，以冀延长寿命，提高生存质量"，临证常用古方当归芍药散。
当归芍药散配方	【出处】《金匮要略》。 【组成】当归9克，白芍9克，川芎9克，白术9克，茯苓9克，泽泻9克。 【用法】水煎服。 【功效】对于遇事善忘，表情淡漠，动作迟缓，面色晦暗，神疲乏力，胃纳减少，舌淡暗苔薄，或有半身不遂，口舌歪斜，肢体麻木，下肢水肿的痴呆患者，可用本方益气养血，化瘀利水。 【加减】精神昏愦、卧床不起者，加黄芪、人参大补元气；畏寒肢冷、大便溏薄者，加制附子、肉桂、人参温阳补气；心悸怔忡、不寐多梦者，加酸枣仁、柏子仁、制首乌养血安神；半身不遂、肢体无力者，加地龙、桃仁、赤芍化瘀通络；口舌歪斜、言语謇涩者，加白附子、全蝎、羌活祛风化痰。

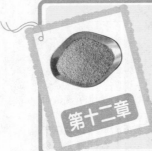

第十二章

程莘农：三才进针创绝学，打通经穴病无痕

◎程莘农，1921年8月出生于江苏省淮安市，16岁拜温病大家陆慕韩为师临床实习，1975年转调至中医科学院，2009年6月被评为"国医大师"。

程氏饮食七律，让全家人吃出百年健康身

❶ 大医智慧

我的养生之道，现在是两个：一个呢，不生气。人家骂我，我也不睬他，我这个耳朵进，这个耳朵出，有的时候我这个耳朵进都不进。

……

第二呢，我吃饭呢，吃个八九分饱，我不吃足了。这饭呢，我总留一点，还有一口，我就不吃了。

——《21世纪中医现场·田原访谈录》（第一卷）

❷ 精彩解读

程莘农教授不仅是针灸泰斗，在饮食养生方面也有独到的见解，他将这些见解归纳为"饮食七律"。律，就是原则、规律。饮食七律，就是有益于健康的7个饮食养生规律，每一个规律由3个字概括，虽然加在一起只有短短21个字，却蕴含了中医保健的深刻道理。下面，就为大家详细介绍程老饮食七律的具体内容。

程氏饮食七律

合五味

《素问·藏气法时论》中说"毒药攻邪，五谷为养，五果为助，五畜为益，五菜为充，气味合而服之，以补精益气"，讲的是杂食的原则，就是说平素饮食不要过于单一，不要过于偏好，要五谷、五果、五畜、五菜，多种食物混而食之，如此方能均衡营养，补精益气，为脾胃提供充足的能量来源。但程老所说的"合五味"并不是简单地五味杂食，所谓"气味合而服之"，强调的是要将性味相宜的食物放在一起食用。

《素问·五藏生成》篇中有"故心欲苦，肺欲辛，肝欲酸，脾欲甘，肾欲咸，此五味之所合也"，意思是说，食物有苦、辛、酸、甘、咸五味，对应着人体的心、肝、脾、肺、肾五脏，要想做到五味与五脏相宜，必须要考虑五脏的虚实、五行生克补泻以及时令节气的变化等诸多因素，将性味相宜的食物调配食用。

续表

宜清淡	清，对应着油腻；淡，对应着咸和味重。程老认为，过食油腻或口味过咸过重，对脾胃都是伤害。程老祖籍江苏，口味素为清淡，老年后更不喜肥甘厚味，日常以粗茶淡饭为主。事实上，相对于饮食的清淡来说，程老更注重情志的"清淡"。他曾经说过：清与淡分别代表着清心寡欲和淡泊名利，说白了就是欲望不要太多，挫折不要看得过重，正所谓"心清水现月，意定天无云"，以养心为重。事实上，程老也的确是这样做的，作为针灸泰斗，他从不自满，常常虚心向人求教，一针一师，一穴一师，一德一师，不断吸取他人长处，掌握更多的医疗技术，以便更好地为患者服务。
吃暖食	程老在日常饮食中从不吃生冷的食物，他认为脾胃容易被寒气、湿气困扰，暖食对它最有益，暖可温暖脾胃，增加消化、吸收食物的能力。暖不是烫，也不是凉，食物既不可以烫口，也不能凉胃，以热不灼唇、冷不冰齿为度。 程老还指出，生冷的食物不仅仅只局限于大家所熟悉的冰淇淋、冰棍和一些甜品，还包括未煮熟的食物和凉拌的菜肴，甚至一些性寒凉的食物也当在此列。同时，大部分食品都是不宜生吃的，特别是肉类，需要经过烹调加热后变成熟食食用才好，这样食物更容易被机体消化吸收。除温暖食物外，程老还喜欢饮热茶，甚至夏季消暑解渴，也是以热制热。
讲卫生	程老此处所说的卫生，指的不仅仅是做饭菜的人要注意卫生，同时更强调吃饭的心境，是专心于食物，还是忙乱于其他。他强调在用餐过程中需要注意"食不言"——吃饭专心，心平气和，脾胃才能不受过怒、过喜、过思、过悲、过恐的负面情绪影响，而专心发挥它消化食物、运化精微、化生气血的作用。
饿才吃	程老指出，在没有食欲时勉强进食，或过分强食，脾胃也会受到伤害。因此，进食前要分清楚自己到底是哪里饿，眼睛饿了看一看，舌头饿了舔一舔，肚子饿了，才是人最基本的需求。在现实生活中，吃饭被赋予了越来越多的内容，仔细想一想，我们现在有哪一顿饭是真正为了肚子去吃呢？聚会、应酬、商务会谈、工作餐等，大多不是眼睛饿了，就是舌头饿了。因此，程老建议大家，正确的做法是吃下一餐时，摸着自己的肚子，问问它：你真的饿了吗？如果的确不在饭点儿，却又真正感觉肚子饿了，程老认为这大多是由于工作忙、用脑过度造成的，可以吃点小点心垫一垫，而不能大吃一顿，还是当以三餐为主餐。
七分饱	太饱伤胃，太饥伤脾，吃饭应以"七分饱"为宜，不仅为了体型的美，更为了健康。程老在进餐时虽然对各种食物都不挑剔，但每类食物都适量而止，绝不多吃，每餐只吃七分饱。如果不小心吃多了，他会按摩腹部来促进运化。 程老认为，摩腹是一项极好的运动，它可以使胃肠等脏器的分泌功能活跃，从而加强对食物的消化、吸收和排泄，明显地改善大小肠的蠕动功能，防止和消除便秘。睡觉前按揉腹部，有利于人体保持精神愉悦，有助于入睡，防止失眠。对于患有动脉硬化、高血压、脑血管疾病的患者，按揉腹部能平息肝火，心平气和，血脉流通，可起到辅助治疗作用。
食有节	程老指出，选择与人体相宜的食物，合理搭配，适量而止，避情志所扰，远寒热刺激，这是饮食的节制；一日三餐，规律进食，顺应四时，饿就吃，这是饮食的节律；少盐少油，饱而不食，食而不言，这是饮食有节。除了吃什么、怎么吃、什么时候吃、吃到什么程度外，程老还强调饮食要注意节气的规律。在不同的节气，要注重不同的饮食养生原则和饮食搭配方法，例如"春生"之节多甜少酸，呵护肝气；"夏长"之节多进粥汤，清凉解暑，呵护脾胃；"秋收"之时多食酸味果蔬，收敛肺气，养阴润肺；"冬藏"之节少食生冷，养藏阳气，等等。

程莘农常用保健十穴，打开健康人生之门

❶ 大医智慧

要讲针灸的理论就是经络理论，经和络……但是我们讲新的东西没有旧的东西多。比如我们现在讲神门穴，治疗安眠比较好；阴郄穴呢，治疗盗汗比较好；通里呢，治疗那些不能说话、喉咙哑的病就比较好。

——《21世纪中医现场·田原访谈录》（第1卷）

❷ 精彩解读

穴位，保健医学上指人体可以针灸的部位，多为神经末梢密集或较粗的神经纤维经过的地方，也叫穴、穴道。

程莘农对单穴极有研究，下面是他常用的10个保健穴位，希望能给大家送去健康的祝福。

小贴士

脏、腑、气、血、筋、脉、骨、髓的精气分别会聚于8个腧穴。八会穴首载于《难经》，它与其所属的8种脏器组织的生理功能有着密切关系，并与经穴中的某些特定穴有重合。如章门为脏之会穴，因五脏皆禀于脾，为脾之募穴；中脘为腑之会穴，因六腑皆禀于胃，为胃之募穴；膻中为气之会穴，因其为宗气之所聚，为心包之募穴等。在临床方面，凡与此八者有关的病证，均可选用八会穴治疗。如脏病取章门，腑病取中脘，各种出血病证取血会膈俞。另外，八会穴还能治疗某些热病。

十大保健穴位

通里	通里是手少阴心经的络穴。通，通往；里，内里。心经络脉由此穴分出，与小肠经互为表里而相通。本穴具有通神开窍的作用，上班族感觉工作很累、效率低下的时候，按揉它就可以醒脑提神。方法为：将手的小鱼际放在桌子的边沿上，从手腕内侧开始，沿着桌边向上推，一直推到手肘部位，反复推30～50次。
少商	少商为手太阴肺经的井穴，行泻法可醒脑开窍，清诸脏之热，点刺出血则有清热泻火、活血消肿、利咽止痛之效，常用于治疗扁桃体炎、咽炎、喉炎等。程老用其治疗鼻出血，疗效显著。方法为：以中等火针，用速手法点刺少商穴，热盛者可挤出少量血液。
侠白	侠白为手太阴肺经穴，位于肘上5寸，因肺主皮毛，白色应肺，故侠白有调理肺气、行气活血、养荣肌肤的功效。程老常用其治疗白癜风。方法为：采用艾卷温和灸，微热刺激穴位，每次半小时，以增强行气活血之效。本法如配合阿是穴火针点刺、背部放血拔罐和局部围刺，效果更佳。
中冲	中冲在手中指末节尖端中央，是手厥阴心包经的井穴。冲是冲要、通达的意思，表明此气血充足，且运行速度很快。程老常用中冲放血法治疗麦粒肿。方法为：用三棱针或家用的缝衣针，用火或者95%的酒精消毒后，捏紧中冲穴处的皮肤，迅速地点刺几下，挤出几滴血，然后迅速用棉球压紧止血，通常1～3次即可见效。

续表

三阴交	三阴交为脾经大穴，位于脚内踝尖上3寸，就是从内踝向上量4指，胫骨（小腿内侧骨）后缘凹陷处，用手按时比其他部位敏感，有点胀疼的感觉。本穴又名"女三里"，是妇科病的"万灵丹"。刺激本穴可用点按手法，也可用艾灸法。方法为：艾炷灸3～7壮，或艾条灸5～15分钟。如为月经病，可于月经前5～6天开始刺激。
极泉	极泉在腋窝顶点，腋动脉搏动处，属手少阴心经。程老用此穴治疗暴饮暴食引发的胃胀、胃酸、胃疼、打嗝等胃部不适，常获佳效。因为，少阳相火是推动胃消化食物的主要动力，大量的食物进入胃里后，使得人体用于消化的少阳相火不够，于是人体便调动少阴君火来凑数，即"相火不够，君火来凑"。可惜，少阴君火并不能用于消化，其蓄积于胃反而会导致胃胀难受。所以，要想消除胃胀，就得让少阴君火撤回去。
太白	太白穴位于足内侧缘，第一跖骨小头后下方凹陷处，是足太阴脾经的原穴。中医认为，脾主肌肉，当人突然运动时，会导致脾气一下子耗费过多，使肌肉内部气亏，而艾灸脾经原穴太白，可以疏通经气，迅速消除肌肉酸痛。方法为：取艾条一段，采用温和的灸法灸两侧太白穴15～20分钟，半小时后酸痛感可消失。如果手边没有艾条，用拳头或保健的小锤敲击太白穴也可见效。
阴廉	阴廉为足厥阴肝经穴位，位于曲骨穴旁3寸，直下2寸，程老常用其治疗妇科疾病，尤其是治疗不孕症，疗效显著。方法为：大艾炷直接灸阴廉穴5～7壮，泻法，灸完一侧再灸另一侧。每日1次，10次一疗程，疗程间休息5天。
章门	章门为肝经穴位，是脾之募穴，八会穴之脏会。章指彰盛，章门为脏气出入之门的意思。常用于治疗胁痛、积聚痞块、腹痛、泄泻、食积不化等症。作为肝经大穴，其最大的作用是退除黄疸，强化肝功能。有条件的可以每天用艾条灸10分钟，没有条件的也可以用手指按摩，效果非常好。
神门	神门穴是手少阴心经上的重要穴位，是心经之气出入的门户，故具有保养心脏系统的作用。经常刺激这个穴位，可以防治胸痛、便秘、焦躁、心悸、失眠、食欲不振等多种疾病。因为这个穴位用手指刺激不明显，所以在按摩时应用指关节按掐或按压，早、晚各1次，每次2～3分钟，长期坚持下去可补心气、养心血，气血足了，身体也就健康了。

❸ 健康锦囊

针灸是针法和灸法的合称。针法是把毫针按一定穴位刺入患者体内，用捻、提等手法来治疗疾病。灸法是把燃烧着的艾绒按一定穴位熏灼皮肤，利用热的刺激来治疗疾病。

针灸疗法最早见于战国时代问世的《黄帝内经》一书。《黄帝内经》说"藏寒生满病，其治宜灸"，便是指灸术，其中详细描述了九针的形制，并大量记述了针灸的理论与技

术。两千多年来，针灸疗法一直在中国流行，并传播到了世界各地，而针灸的出现则更早。

《山海经》载："有石如玉，可以为针。"这是关于石针的早期记载。我国考古人员在考古中曾发现过砭石实物。可以说，砭石是后世刀针工具的基础和前身。

中医针灸学认为，人的气血周流出入皆有定时，血气应时而至为盛，血气过时而去为衰，逢时而开，过时

而阖。在针灸的应用过程中，泻则乘其盛，即所谓刺实者刺其来；补者随其去，即所谓刺虚者刺其去。刺其来迎而夺之，刺其去随而济之，按照这个原则取穴，可以取得更好的疗效，这就叫子午流注法。具体来说，人体十二经脉的开阖时间如下。

人体十二经脉的开阖时间

时间	经脉
子时（23—1点）	足少阳胆经当令
丑时（1—3点）	足厥阴肝经当令
寅时（3—5点）	手太阴肺经当令
卯时（5—7点）	手阳明大肠经当令
辰时（7—9点）	足阳明胃经当令
巳时（9—11点）	足太阴脾经当令
午时（11—13点）	手少阴心经当令
未时（13—15点）	手太阳小肠经当令
申时（15—17点）	足太阳膀胱经当令
酉时（17—19点）	足少阴肾经当令
戌时（19—21点）	手厥阴心包经当令
亥时（21—23点）	手少阳三焦经当令

● "三才进针法"，开创针灸治病的全新时代

① 大医智慧

扎针的方法有百十种的不同，我就认为三才法很适合教学，又进一步改进三才法，去掉了一些复杂的东西，所以把这种方法就叫改进的三才进针法。天、地、人叫三才，天在上面，地在下面，人在中间，叫天、地、人，我把扎针叫天、人、地，天、地，中间是人。

——《中国纪录》

② 精彩解读

20世纪70年代，针灸以其成本低、无消耗、见效快等特点，被广泛应用于临床。程莘农教授在推广针灸疗法的同时，还不断对自己的针灸手法进行完善。他在元朝开创的"三才

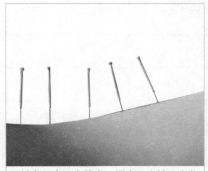

◎针灸还有一大特点，即有双向性，穴位既可以升血压，又可以降血压。

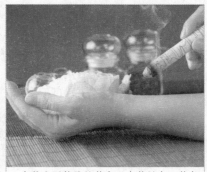

◎灸偏向于传统的艾灸，有艾绒灸、艾条灸等。

法"基础上，经长期总结、摸索，终于形成了自己独特的针灸手法，医界同行称之为"程氏三才法"。在针灸界，人们对这种手法的普遍评价是：进针快、穴位准、见效快。

程老认为，三才进针法最适合教学。在过去，中医扎针的方法有百十来种，学起来非常麻烦，学生不容易掌握。而三才法则把针灸简单化了，天、地、人叫三才，天在上面，地在下面，人在中间，他把扎针叫天、人、地，天就是浅，人就是在中间，地就是深，实际上就是"浅、中、深"，从而轻巧利索、准确迅速地将点穴、押指、穿皮、进针等融合为一体，在一两秒钟内快速完成，让患者没有任何疼痛感。

除此之外，程老又指出，针灸还有一大特点，即有双向性，穴位既可以升血压，又可以降血压；既可以止大便，又可以通大便。并且，针灸也讲补和泻，顺着经脉进针就是补，逆着经脉进针就是泻。在取穴方法上，应以大、小、缓、急、奇、偶为原则，取穴的多与少则应以证为凭、以

精为准、以适为度、以效为信，所以在临床取穴时，他一般少至一两穴，多达十几、二十穴不等。

❸ 健康锦囊

针灸是一门专业性较强的学问，一不留神就可能会出问题。针由远古时代的骨针、石砭开始，发展到如今长短、大小、式样、材料、方法各不相同的针具，如电针、磁针、水针等；灸偏向于传统的艾灸，有艾绒灸、艾条灸等，现代医学中采用红外线照射也有类似作用。针灸爱好者在学习时一定要谨记以下几点禁忌。

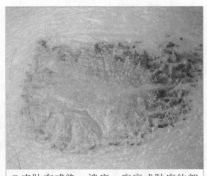

◎皮肤有感染、溃疡、瘢痕或肿瘤的部位不宜针刺。

针灸禁忌

皮肤有感染、溃疡、瘢痕或肿瘤的部位不宜针刺。

常有自发性出血或损伤后出血不止的患者，不宜针刺。

不宜针刺小腹部的腧穴；怀孕三月以上者，腹部、腰骶部腧穴不宜针刺；三阴交、昆仑、合谷、至阴等腧穴在怀孕期亦应予禁针；妇女行经时，若非为了调经，亦不应针刺。

小儿囟门未合时，头顶部的腧穴不宜针刺。

患者过于饥饿、疲劳或精神过度紧张时，不宜进行针刺；对于身体瘦弱、气虚血亏的患者，进行针刺时应尽量选用卧位，且手法不宜过重。

针刺眼区和项部的风府、哑门等穴，及脊椎部的腧穴，要注意一定的角度，更不宜大幅度提插、捻转和长时间留针，以免伤及重要组织器官，产生严重的后果。

对胸、胁、腰、背脏器所居之处的腧穴，不宜直刺、深刺。

对尿潴留等患者在针刺小腹部腧穴时，应掌握适当的针刺方向、角度、深度，以免误伤膀胱等脏器，出现意外事故。

针灸疗法是一种专业性较强的中医疗法，对于穴位的把握及进针的尺度要求很高，因此最好请专业医师进行操作。对于非专业人士，建议采用艾灸疗法，其原理和疗效与针灸相似，但方法很简单，只需将艾条点燃对准穴位熏，不过也要把握好尺度，不要烫伤皮肤。

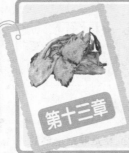

第十三章

张琪：培补先天之本，让肾病有去无回

◎张琪，1922年出生于河北省乐亭县，1938年进入黑龙江省哈尔滨市天育堂学医，1942年毕业后开始行医。2009年6月被授予"国医大师"称号。

❤ 培补肾元，固精益髓，不让早衰靠近

① 大医智慧

人体在生、长、壮、老的生命过程中，必将不断消耗能量而伤及肾气，进入老年阶段而出现身体自衰。《素问·阴阳应象大论》说："年过四十，而阴气自半也，起居衰矣；年六十，阴痿，气大衰。"由于肾气的虚衰而逐渐衰老是人的生理特点之一。

——《张琪老中医临证备忘录》

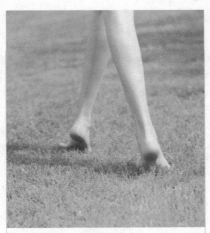

◎踮脚走路，就是足跟提起，完全用足尖走路，有利于通畅足三阴经。

② 精彩解读

衰老是人类生命活动的自然规律，是生命机体生长变化的一个必然结果，正因为衰老的存在，人才由小到大，由年轻到老年，直到死亡。正常的衰老是机体生理机能的老化，表现出随着年龄的增长而产生一系列生理功能和形态方面的各种老化征象，导致人体对内外环境的适应能力逐渐减退的表现，也称为生理性衰老。早衰是指由于体内或体外的各种原因导致人体发生病理性变化，使机体提前发生老化现象，也称为病理性衰老。张琪老先生认为："肾虚与衰老密切相关，肾为人体先天之本，内寓元阴元阳，藏先天之精，为生命的物质基础。"肾气在人体发育过程中起着重要作用。人体在生、长、壮、老的生命过程中，必将不断消耗能量而伤及肾气，进入老年阶段而出现身体自衰。如果肾气消耗过快，与一般人相比，就会过早衰老。由此可见，杜绝早衰，补肾是极为重要的。

培补肾元、固精益髓方

组成	熟地黄100克，山茱萸50克，山药50克，菟丝子30克，枸杞子30克，仙灵脾30克，仙茅30克，鹿角胶30克，人参50克，附子30克，肉桂30克，冬虫夏草20克，巴戟天20克，肉苁蓉20克，天冬20克，蛤蚧1对，龙骨30克，牡蛎30克，酸枣仁50克，甘草30克，黄芪100克。
用法	上药碾为细末，炼蜜为丸，每丸重10克，每天服2次，每次服1丸。

❸ 健康锦囊

俗话说"人老腿先老"，防止腿

脚老化对于防老抗衰是非常重要的一个方面。在这里，推荐一套锻炼腿脚的保健动作。

锻炼腿脚的保健动作

卧位趾与踝运动	仰卧床上，下肢平伸，双足一起做屈趾、伸趾交替运动30次，五趾分离、并拢30次，然后屈髋、屈膝、伸屈旋转踝关节30次，这是整套运动的热身阶段。
四肢爬行降血压	用四肢爬行50米。爬行时，躯体变成水平位，减轻了下肢血管所承受的重力，血管变得舒张松弛，心脏排血的外周阻力下降，有利于缓和高血压，这已为大量实践所证实。
坐姿蹬滚子运动	把长40厘米、直径10～20厘米的圆木或石滚子放在地板上，人坐在床边，双足蹬在滚子上前后滚动100次，可以达到舒筋活血的目的。
踮脚走路练屈肌	踮脚走路，就是足跟提起，完全用足尖走路，行走百步，不但可锻炼屈肌，从经络角度看，还有利于通畅足三阴经。
足跟走路练伸肌	把足尖翘起来，用足跟走路，这样可练小腿前侧的伸肌，行百步可以疏通足三阳经。
侧方行走练平衡	侧方行走可使前庭的平衡功能得以强化，有预防共济失调的作用。先向右移动50步，再向左移动50步。
倒退行走益循环	倒退有利于静脉血由末梢向近心方向回流，更有效地发挥双足"第二心脏"的作用，有利于循环。另外，倒退时，改变了脑神经支配运动的定式，强化了脑的功能活动，可防因废用而脑萎缩，每次倒退百步为宜。
踩足按摩促回流	如果有3～5岁的小孩，你可以趴在床上，双足背贴床面，足心朝上，让孩子赤脚踩压你的双足，孩子的足跟对准大人的足心，做踏步动作50～100次，对促进血液回流大有好处。没有孩子帮助，也可自己按摩。

我们如果能每天坚持上述锻炼，一定会推迟双腿先衰的到来，也有利于心、脑、脏腑的保健，你不妨试试看。

薏苡附子败酱散，张琪推荐慢性前列腺炎对治妙方

❶ 大医智慧

本病（慢性前列腺炎）之所以为临床中老年多发病，主要是与中年以及老年以后肾气虚弱、下元阳气不足的生理特点密切相关……在治疗上要时刻注意标本兼顾，消补兼施，调补肾中阴阳与清热利湿、活血化瘀相辅相成，方能取得满意疗效。

——《张琪老中医临证备忘录》

❷ 精彩解读

前列腺是男性特有的器官，也是男性最大的附属性腺，参与生殖代谢。然而，前列腺是个"多事"的地方。很多中老年男性都有不同程度的前列腺炎，这一点从大街上随处可见的治疗前列腺炎的小广告可以得到证明。

前列腺炎是男性泌尿生殖系统的常见病，在50岁以下的男性中为最常见的泌尿系统疾病。1978年，德拉赫（Drach）最早提出了前列腺炎综合征的概念，并将前列腺炎分为4类：①急性细菌性前列腺炎；②慢性细菌性前列腺炎；③慢性非细菌性前列腺炎；④前列腺痛。

前列腺炎在中医学属于"白浊""精浊"等范畴，中医认为该病是由于"下焦湿热""气化失调"所引起。由于前列腺扼守着尿道上口，一旦发炎，首先排尿便会受到影响，从而导致尿频、尿急、尿痛、尿线细、尿等待、尿分叉、小腹胀等症状，给男性带来难以言状的痛苦。此外，前列腺炎还会导致性功能障碍，甚至可能成为癌症的帮凶。

不过，我们也不能把前列腺炎想象得那么可怕，只要不是细菌感染的，稍微有点炎症并不严重，只要遵循相应的规律，完全可以使其自然痊愈。

其实，对于相对严重的前列腺炎，我们也可以通过自己的调节治愈。这里，肾病专家张琪教授给了我们一些建议，大家不妨试一试。

张教授指出，急性前列腺炎相对比较容易治疗，口服清热解毒利湿中药，如龙胆泄肝汤加茯苓、黄柏，或八正散之类，就会收到显著疗效。常发生于中老年人的慢性前列腺炎，由于多数以增生为主，阻塞尿路，病势较为缠绵，相应的就比较难治，需要一些特殊的方子。

张教授认为，中老年人之所以慢性前列腺炎发病率高，是因为人至中老年以后，就会造成肾气匮乏、肾元亏虚，从而没有力气将毒邪驱出体内，导致气滞、血瘀、湿热、痰浊交互为患，使病情迁延，反复不愈。以此理念为基础，张教授在前列腺炎的治疗上注意扶正与祛瘀并重，临床常用薏苡附子败酱散加减。

前列腺炎除了药物治疗，还可以采用坐浴疗法，具体操作如下：

将40℃左右的水（手放入不感到烫）倒入盆内，约半盆即可，每次坐

薏苡附子败酱散

组成	附子15克，薏米30克，败酱草50克，蒲公英30克，金银花25克，竹叶15克，瞿麦15克，熟地黄20克，山茱萸15克，山药15克，川楝子15克，橘核15克，茴香15克，鹿角霜20克，芦巴子15克，芡实15克，金樱子20克，丹参15克，桃仁15克，赤芍20克，甘草15克。
用法	水煎，每日1剂，早晚温服。

10~30分钟，水温降低时再添加适量的热水，使水保持有效的温度，每天1~2次，10天为一个疗程。热水中还可加适当的芳香类中药，如苍术、广木香、白蔻仁等。若导入前列腺药栓后再坐浴，可促进药物的吸收，提高疗效。

应当指出的是，对已确诊为因前列腺炎引起的不育者，不应采用坐浴法。这是因为精子属于高级细胞，对生存条件要求很高，当阴囊内的温度因某种原因升高时，可使精子的产生出现障碍，从而进一步减少受孕的可能。

❸ 健康锦囊

前列腺炎的病因多种多样，不同的前列腺炎类型，其病因也不一样。细菌性前列腺炎的发病中感染因素占主导地位，在非细菌性前列腺和前列腺痛的发病中，感染因素可能只是诱发或初始作用因素，而非感染性因素可能占主导作用。

前列腺炎的致病菌以大肠埃希杆菌为主，约占80%，其次为变形杆菌、克雷白氏菌、肠杆菌、假单胞菌属、沙雷菌。革兰阳性菌除肠球菌外很少致病。

治疗慢性前列腺炎，按摩疗法也有一定的功效，下面就向大家介绍一种操作简便的按摩疗法，具体操作方法有2种。

按摩疗法

医生帮助按摩	便后，清洁肛门及直肠下段即可行按摩治疗。患者取胸膝卧位或侧卧位，医生用食指顺肛门于直肠前壁触及前列腺后，按从外向上、向内、向下的顺序规律地轻柔按压前列腺，同时嘱患者做提肛动作，使前列腺液排出尿道口，并立刻小便。
自我按摩	患者取下蹲位或侧向屈曲卧位，便后清洁肛门及直肠下段后，用自己的中指或食指按压前列腺体，方法同前，每次按摩3~5分钟，以每次均有前列腺液从尿道排出为佳。按摩时用力一定要轻柔，按摩前可用肥皂水润滑指套，以减少不适。每次按摩治疗至少间隔3天以上。如果在自我按摩过程中，发现前列腺触痛明显，囊性感增强，要及时到专科门诊就诊，以避免病情加重。

除按摩疗法外，慢性前列腺炎患者还要养成健康的生活习惯，在饮食方面要注意多吃富含维生素的食品，多吃新鲜蔬菜和水果，饮食要清淡易消化，并注意少食多餐，保持能量的供给，戒烟酒及刺激性食物。

张琪治疗肾小球肾炎经验谈：兼顾气阴两虚

❶ 大医智慧

清心莲子饮……主治心火妄动，气阴两虚，湿热下注，遗精白浊，妇人带下赤白；肺肾亏虚，心火刑金，口舌干燥，渐成消渴，睡卧不安，四肢倦怠，病后气不收敛，阳浮于外，五心烦热之证……经过辨证化裁变通，对肾病综合征、慢性肾小球肾炎、慢性肾盂肾炎皆有良好疗效。

——《张琪肾病医案精选》

❷ 精彩解读

泌尿系统有一个重要的器官，叫作肾小球，它是一种血液过滤器。在正常状况下，血液里的绝大部分蛋白质都不能滤过而被保留于血液中，只有小分子物质如尿素、葡萄糖、电解质及某些小分子蛋白能滤过，通过尿液被排出体外。一旦肾小球出现病变，它的过滤性能就会降低，使一些血液中的大分子营养也被排出体外，造成对人体的伤害。这种病变，我们称之为肾小球肾炎。

由于肾病隐匿性较强，肾小球肾炎早期症状并不明显，同时易被人忽视。临床调查显示，肾小球肾炎患者往往会失去最佳的治疗时机而导致肾脏纤维化逐步进展，最终发展到肾衰竭、尿毒症，从而导致死亡。因此，了解肾小球的症状，早确诊早治疗，对于本病的治愈非常关键。一般来说，肾小球肾炎的主要症状有蛋白尿、血尿、水肿和高血压4点，患者

临床表现为周身乏力、腰酸腰痛、头晕心悸、手足心热、口干咽干、舌尖红等。

张琪教授对肾小球肾炎的治疗有独特的见解，他认为肾小球肾炎最初多是由气虚阳虚引起，时间一长就会转而伤阴，阳损及阴便形成气阴两伤。因此，在治疗上，顾及气虚的同时，还要顾及阴虚。张教授常以清心莲子饮治疗本病，收效显著。

张教授指出，本方是清补兼施之剂。方中党参、黄芪、甘草补气健脾，助气化以治气虚不摄之蛋白尿；但气虚夹热，故用地骨皮退肝肾之虚热；黄芩、麦门冬、石莲子清心肺之热；茯苓、车前子利湿；益母草活血利水，因慢性肾小球肾炎多兼血瘀之证；白花蛇舌草清热解毒。诸药合用，具有益气固摄、清热利湿解毒的功效。

另外，张教授还指出，本方虽然治疗气阴两虚，在方中黄芪、党参用量较重（30～50克），在辨证时较适合以气虚为主的患者。本方服用一段时间后，有的患者出现咽干口干、纳食减少、舌尖红，显露伤阴之象，此时可加滋阴清热之品，减少参芪补气用量，否则坚持原方不变，就会出现阴虚症状加重、尿蛋白再次增加的状况。伴有血尿者，可加入二蓟、藕节、蒲黄等。

❸ 健康锦囊

肾小球肾炎可分为原发性肾小

清心莲子饮

组成	黄芪50克，党参20克，地骨皮20克，麦门冬20克，茯苓15克，柴胡15克，黄芩15克，车前子20克，石莲子15克，白花蛇舌草30克，益母草30克，甘草15克。
用法	水煎服，每日服2次。

球肾炎和继发性肾小球肾炎。原发性肾小球肾炎是原发于肾脏的独立性疾病，病变主要累及肾脏。继发性肾小球肾炎的肾脏病变是由其他疾病引起的，肾脏病变只是全身性疾病的一部分。

对肾小球肾炎患者来说，此时仅有小面积的肾脏病理损伤，肾脏纤维化刚刚启动，如果抓住此时的治疗时机，阻断肾脏纤维化的进展，修复肾脏受损功能，蛋白尿、血尿就会自然而然消失。

适当的运动对肾小球肾炎患者的恢复很有帮助，缓解期的运动应在医师的指导下进行，以散步、打太极拳、慢骑自行车、做广播体操等较为缓和的、耗能较少的运动为主，对于长跑、球类等大运动量的运动应该避免。

慢性肾小球肾炎患者不宜在饱食后进行运动，至少在饭后2小时再进行。在室外进行较好，因空气清新，有助新陈代谢，但如遇气温骤变和大雾、大风、大雪等恶劣天气，则应该改在室内进行。定期到医院检查血压、血尿素氮及肌酐，如未升高，则表明运动量合适，否则应减少运动量。

肾小球肾炎患者运动注意事项

游泳	有游泳基础的病人，可以参加游泳锻炼。游泳时速度要慢，呼吸自如。每天1次，每次20～30分钟。
散步或慢跑	慢跑前要做适当的准备活动，或从步行过渡到慢跑，慢性病人进行运动可以从散步开始。
打太极拳	适合体质较好的慢性肾小球肾炎病人锻炼。每次可锻炼20～30分钟，每天1～2次。为增加运动量，在练拳时可将重心往下沉一些，动作幅度大一些。
做健身操	持轻物（1～2千克）做健身操，每次做1～2套，每天做2～3次。也可做拉力器练习，根据自己的体力，由少到多，逐渐增加持械重量和次数。

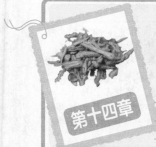

第十四章

王静安：国医大师献良方，儿童疾患迎刃解

◎王静安，1922年生于成都。9岁开始学医，先后师从廖里癸、李辉儒等12位蜀中名中医。1956年6月到成都市中医医院工作。国务院有突出贡献科技专家特殊津贴获得者。

♥ 牢记王静安护儿要诀，让疾病远离宝宝

❶ 大医智慧

婴幼儿皮肤娇嫩，腠理不固，护理失当易患疾病。皮肤宜每日洗浴，去污除垢，开泄腠理，使血脉畅通，则可健康成长。尿布应经常换洗，否则易引起皮肤感染，发生湿疹、尿布皮炎等。穿衣不宜过暖，最好用棉布、柔软的布料制作衣裤，以便透发汗浊之气，保持皮肤清润，真气相滋。

——《王静安临证精要》

❷ 精彩解读

如何让孩子健康成长是父母最关心的问题之一。婴幼儿就像娇嫩的蓓蕾一样，肌肤娇嫩，抗病力弱，对外界环境还需要逐步适应，因此特别需要呵护，精心抚养。若稍有疏忽，极易患病，容易造成不良后果。但年轻的父母对养护孩子没有什么经验，在孩子的吃饭穿衣等问题上容易走进误区。一旦遇到意外情况更是不知所措，常常因为孩子有一点儿症状就急忙去医院，其实孩子并没有病，而只是出现了生长发育中的一些看似"异常"的正常现象。

为了帮助孩子健康成长，缓解父母的压力，王静安老先生为年轻的父母们提供了一些育儿指南与医学保健常识，年轻的父母们需要好好学习。

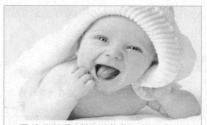

◎婴幼儿就像娇嫩的蓓蕾一样，肌肤娇嫩，抗病力弱，对外界环境还需要逐步适应。

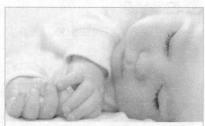

◎在婴儿睡觉的时候，枕头不宜过高，一拳的高度就可以了。

育儿指南与医学保健常识

哺乳要领	新生儿应该用母乳喂养，同时应强调"乳贵有时，食贵有节"。如果稍有疏忽，极易招致肠胃病变，影响孩子今后的生长发育，所以千万大意不得。 在喂乳方法上，古人强调在哺喂之前，应该拭口去毒，待胎粪（新生儿的第1次大便）下后，方可哺乳。母亲在哺乳之前，应先按摩乳房，使乳汁流畅，并先将哺乳挤出，因为乳腺管端数滴乳可能有不洁物质，挤掉后再给小儿吸吮，既卫生又可防病。喂乳时间不宜过长，饱而不过度，喂乳后在婴儿背部轻拍3～6次，然后轻放平卧。在用奶瓶喂奶的时候，要注意奶瓶清洁，防止病从口入。
皮肤护理	婴幼儿皮肤娇嫩，腠理不固，如果护理失当，很容易患上疾病。在护理婴儿的时候，应该每日给婴儿洗澡，去除皮肤上的污垢，使血脉畅通，帮助孩子健康成长。尿布应该经常换洗，否则尿布上的细菌容易引起皮肤感染，发生湿疹、尿布皮炎等，损害婴儿的皮肤。婴儿穿衣不宜过暖，最好用棉布、柔软的布料制作衣裤，便于透发汗浊之气，保持皮肤清润，真气相滋。
婴儿体位	新生儿在百日之内，因小儿形气娇嫩，骨骼柔软，不宜采取竖抱的姿势，否则容易引起头倾、头软、脊柱侧偏等畸形。在半岁前，不要让婴儿独坐，以免产生龟背伛偻的症状。
睡卧要点	在婴儿睡觉的时候，枕头不宜过高，一拳的高度就可以了。枕头的质地要柔软，如棉花、芦花、绿豆衣等皆可作枕头。婴儿睡觉的地方要保证光线柔和、空气流通，而且还要禁止噪音，走路要轻，说话的声音要低，电扇不宜直吹，保持安静舒适的环境，使婴儿免受外界不良影响而气血生长旺盛。 婴儿的睡姿应该采用侧卧的姿势，左右交接，头脚交换，不宜仰卧，更不宜俯卧。在看护婴儿睡觉的时候，母亲的呼吸气息不能对准婴儿的口、鼻、眼、头部等，否则容易造成风疾之患，甚至使婴儿的气道闭阻。睡觉的时候，婴儿的头顶部不要放置玩具，以免婴儿一直盯着玩具看，造成直视、斜视、双目对视等。
衣物晒晾	婴幼儿的衣服在洗后晾晒的时候要在白天，切忌夜晚晾在室外，否则衣物容易沾染污秽之物，或者落上鸟的羽毛等物，从而引起过敏性皮炎，或引起其他皮肤病。如果衣服已经夜露，可用酒精或醋进行消毒杀菌处理。

❸ 健康锦囊

除了以上的护理知识外，王静安先生还为广大家长提供了一些养子要诀，对于预防婴幼儿疾病有显著的作用，家长们可以参考一下。

养子要诀

背要暖，肚要热	背为肾所主，背暖则肾源不断；肚为脾胃所主，肚热则脾胃升降传输正常，气血生化不断。
脾胃宜温	婴幼儿不可食用生冷瓜果，寒则伤阳，脾阳不振，容易患上其他疾病。

续表

脚要暖，头要凉	头是人体最高的地方，如果遇到风袭，那么邪热就会上犯，从上到下，从外到内，外邪逐渐深入，传变为其他的疾病，所以头部宜凉不宜热。脚是人最低的地方，脚暖则气血通达，运行无阻，所以脚部宜暖不宜寒。
勿与病人吻抱	小孩子脏腑娇嫩，气血初旺，正不压邪，很容易患病。病人身上的疾病可能通过呼吸、喷嚏、唾沫等传染到孩子身上，而吻抱最有可能将病人身上的疾病传给孩子，所以不要让病人接触孩子。
心胸不受热	如果心胸热积，那么孩子就会高热烦渴，心烦不眠，或者饮食积滞，睡卧不安，或者阳明腑实，大便坚硬，或者肺热喘咳等。
食不宜哭	在婴幼儿啼哭结束之前，不要往嘴里塞食物，强饮强食，否则可能导致孩子呕吐，还容易影响孩子的消化吸收功能。
勿见怪物，勿闻异声	小孩子肝常不足，心脑发育不全，神气怯弱。如果见到奇怪的东西，听到奇怪的声音，容易惊惕，在睡觉的时候会惊叫甚至抽搐，所以要保证婴幼环境的安静祥和。
勿乱吃药物	婴幼儿患病具有发病容易、传变迅速、易寒易热、易虚易实的特点，如果用药不慎，很有可能扰乱孩子的气息，破坏身体阴阳平衡，为阴阳的调节造成困难。
勤洗澡，勤换衣服、被枕	经常给小孩子洗澡能够除去他们身上的污垢，调达气血；经常换洗衣物可以避免病菌的传播，有利于孩子健康。
合理饮食	多吃热，少吃冷；多吃饭，少吃杂；多吃咸，少吃甜。

❤ 治疗儿疾有良方，王氏推拿帮您忙

❶ 大医智慧

推拿古称按摩，是一种特殊的非药物疗法，已有数千年的发展史，具有调节各种生理功能、使气机通畅、增强身体的抵抗力、疏经活血、通利关节等疗效。根据不同疾病的需要，运用不同的手法进行先轻后重、由上到下的推拿是其主要方法。

——《王静安临证精要》

❷ 精彩解读

推拿医术是中国古老的医治伤病的方法，是目前中医学的一个组成部分。推拿是医生用双手在病人身体上施加不同的力量、技巧和功力，刺激某些特定的部位来达到恢复或改善人体的生机、促使病情康复的一种方法。

孩子生病是家长最为头疼的事情，大部分孩子对吃药和打针都有抵触情绪，尤其是吃药，中药汤剂就更是不便。这时候，如果家长会一些推拿技巧，就可以在家给孩子做一些简单的具有保健和治疗功能的按摩推拿，缓解孩子的症状，还有助于孩子健康的恢复。

王静安先生十分推崇小儿推拿手法，在临床上经常使用，具有很好的疗效。据王老先生介绍，小儿推拿的常用手法有推、揉、按、摩、运、

捏、掐、分筋8种，以单手或双手在相应部位进行不同的手法操作，或泻或补，或泻补兼用，达到去滞开结、扶正祛邪的目的。操作时，必须手法稳定，穴位准确，才能达到治疗效果。

　　下面举例说明王静安先生在临床上经常使用的一些推拿手法，家长们不妨学习一下。

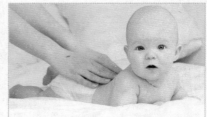

◎由上而下推按孩子背部的膈俞、膈关、三焦俞等穴位，有通经活络、调和气血、健脾强胃的功效。

推拿手法

脾胃病的推拿治疗	儿童经常因为饮食过量而损伤脾胃，以致脘腹胀满，食欲不振，甚至厌食，心易恼怒，不能安睡。严重的时候，大便腥臭，偶尔呕吐。这时候，通过服药和推拿相结合，可以很好地帮助孩子恢复健康。 　　（1）让孩子仰卧在床上，或者平坐在父母的双腿上。 　　（2）父母在按摩的时候，用单侧或双侧手掌根，主要以鱼际肌发力，由上而下推揉孩子腹部的膻中、上脘、建里、下脘等穴位，连续29～49次，以达到消积导滞、调畅气机、除烦安神的目的。 　　（3）由上而下推按孩子背部的膈俞、膈关、脾俞、意舍、胃俞、胃仓、三焦俞等穴位，连续49～64次，以达到通经活络、调和气血、健脾强胃的功效。
直推前臂法要领	使用直推前臂法进行按摩的时候，父母用左手托住孩子的左手，用右拇指或食指、中指并用，在选定的穴位上向前做直线推动，一般应根据患儿年龄的大小、病情的轻重虚实、体质的强弱等具体情况适度推按，不要用力过猛。 　　（1）补法：向心为补。例如，在推三关（用拇指桡侧面或食、中二指自腕推向肘，称推三关）的时候，由腕部至肘部直线向上推按孩子前臂桡侧边缘，具有温阳补气的功效，主治小儿脾胃虚弱、厌食、疳积、体虚外感无汗等症状。 　　（2）泻法：离心为泻。例如，在推六腑（六腑穴在前臂伸侧面尺侧缘）的时候，由肘部至腕部直线向下推按孩子前臂尺侧边缘，可以起到泻热解毒的功效，主治小儿高热、昏迷、流行性腮腺炎、鹅口疮、便秘等症状。
常用按掐法要点	使用按掐法按摩的时候，父母要用拇指在一定的穴位上逐渐向下用力按压，必要时要用指尖或者指甲刺激穴位。根据穴位的不同、手法的轻重，可以治疗不同的疾病。例如，按掐双合谷穴、劳宫穴可以治疗高热、昏迷，按掐中指横纹能够祛除小儿心烦、夜睡不安等，按掐人中穴、百会穴能够治疗昏厥、惊风，按掐涌泉穴能够治疗烦热、鼻子流血、尿血等症状。

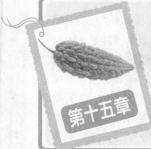

方和谦：便宜小药治大病，补脾养肝有良方

◎方和谦，首都医科大学附属北京朝阳医院主任医师、教授，全国老中医药专家学术经验继承工作指导老师，"首都国医名师"及首届"国医大师"之一。

第十五章

天食人以五气，地食人以五味——听方老细说"四气五味"

❶ 大医智慧

四气：寒、热、温、凉（平）。五味：辛、甘（淡）、酸、苦、咸。《素问·六节藏象论》曰："天食人以五气，地食人以五味。五味入口，藏于肠胃，味有所藏，以养五气，气和而生，津液相成，神乃自生。"天地生长离不开气味，人体生命的运转亦离不开气味……辛、甘、淡者为阳，酸、苦、咸为阴。而温热者治寒，寒凉者治热。总之，有机体接受外界物质，均起到滋养形体的新陈代谢作用。

——《中国现代百名中医临床家丛书：方和谦卷》

❷ 精彩解读

方和谦教授的案头总有一本《黄帝内经》，他闲时便顺手拿来翻一番，而且每读必有新得。有一次，他读到《素问·六节藏象论》中"天食人以五气，地食人以五味。五味入口，藏于肠胃，味有所藏，以养五气，气和而生，津液相成，神乃自生"一段，立即联想到药物的药性与气味，迅速写成一篇名为《论四气五味》的小文，其中不乏闪光之处。

方老指出，四气包括寒、热、温、凉（平），五味包括辛、甘（淡）、酸、苦、咸。天地生长万物离不开气味，人体生命的运转也离不开气味，中药就是利用药物的不同气味的作用，来调节人体各个器官功能的平衡，产生不同反应和治疗效果。每一种药物都有气、味两方面，一般气味

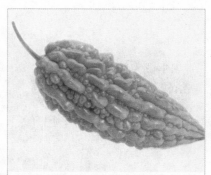

◎苦味食物含有较丰富的氨基酸，对癌细胞能产生较强的抑制作用。

相同的药物作用相近，但它们又各有特性；气味不同者，作用功能则不同。"辛、甘、淡者为阳，酸、苦、咸为阴。而温热者治寒，寒凉者治热"。日常临证处方用药，都是以药性的一性之偏，以补人体的一气一味之不足。

俗话说"药食同源"，药物有四气五味之分，食物也同样有四气五味之别。方老认为，饮食的四气五味不能太偏，否则就会生病。在日常生活中，常常遇到因不懂四气五味而偏食致病者。如过食生冷，导致脾阳损伤，使寒湿内生，发生腹泻腹痛等；过食肥甘辛辣厚味，致湿热痰浊、气滞血壅，症见痔疮、痈疽；过食酸的东西，会使肝气太旺、脾胃虚弱，症见胃脘胀满、两肋隐痛等；过食咸的东西，会伤肾气，症见肌肉萎缩、腰膝酸软。事实上，不论是平时的饮食，还是体弱进行食补，都要用四气五味理论来指导。如体质偏热、病属热证者，宜吃凉性食物；若体质偏寒、病属寒证者，宜吃温热性食物，如吃寒性食物，则会出现腹泻、腹痛

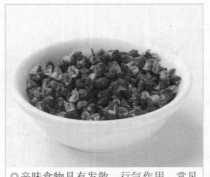

◎辛味食物具有发散、行气作用，常见的有姜、葱、花椒、薄荷等。

等，使病情加重。

在治病时，根据四气五味配合食疗，则疗效显著。例如老人因肝肾阴虚、肝阳上亢而致头昏目眩者，宜多食贝类海产品；肺热咳嗽、吐痰黄稠、口干思饮、便干者，宜多食雪梨、百合、豆腐等清热化痰之品；肝火上亢而致目赤眩晕等，宜吃荸荠、海蜇皮等清热泻火；心脾血虚而致心慌心悸、面色萎黄、失眠者，宜多吃桂圆、红枣等温补气血。

方老还指出，人体五味的需要，不是恒定不变的，要根据身体内的五味盛衰来调整。如咸味的食盐，乃五味中不可缺少之物，尤其夏天或运动后出汗多、有病时用利尿药小便多等，都会使体内的盐消耗过多。如不及时补充，则人体会感到无力；相反，如及时补充，无力感即可消失，故有"咸能壮力"之说。然而，饮食过咸，又会促使身体贮存大量水分，易发高血压或加重肝肾疾病之病情，因此有此类疾病的患者当少吃咸食。

总之，日常饮食中不要偏食，否则会使四气五味偏盛偏衰，致使人体阴阳也偏盛偏衰而生疾病。应当根据四气五味理论来调整日常饮食，以保健延年。

❸ 健康锦囊

有些水果并非人人皆宜，吃得太多或吃法不当容易引发"水果病"。下面就为大家介绍几种常见的"水果病"。

常见水果病

荔枝病	过量进食荔枝容易引发低血糖，表现为头晕恶心、面色苍白、四肢冰凉、浑身乏力、大量出虚汗，伴有腹痛腹泻，严重者还会出现昏迷抽搐、心律失常，需要及时口服或注射葡萄糖。这主要是由于荔枝内含有丰富的果糖，过量食用后来不及经肝脏转化成葡萄糖，使血液中葡萄糖含量严重不足所致。儿童和老人体内的转化酶原本就少，因此更不应多食荔枝。
芒果皮炎	芒果有"热带果王"之称，滋味独特。部分对芒果过敏的人进食几小时后，口唇、面颊和双耳等部位的皮肤会出现红肿、红斑，并迅速向全身蔓延。这是芒果汁内含的异型蛋白和蛋白酶引起的即发型接触性皮肤反应。出现上述症状时，首先应该停止吃芒果及其他水果，尤其是新鲜的水果，同时外用抗过敏药物。
柿结石症	柿子内含有大量柿胶酚、单宁酸和果胶质。果胶会与胃酸凝结成不溶性物质，所以空腹进食，会导致胃脘疼痛、消化不良等症状。胃寒、胃酸多的人最好忌食柿子。切忌与螃蟹、山芋和菱角等同食。
樱桃病	樱桃虽然酸甜可口，但含有大量的铁和氢氰式，过量食用会引起铁中毒，甚至氰化物中毒。
菠萝过敏症	菠萝内含的菠萝蛋白酶能帮助消化鱼肉蛋白，尤其适合于"大鱼大肉"的盛餐之后食用。但有些人在吃完菠萝后会感到口舌麻木、皮肤潮红、面颊瘙痒，甚至心慌头痛。这主要是由于菠萝内含5-羟色胺产生的过敏反应会导致血管收缩、血压升高，因此心血管病患者要慎食菠萝。也有人多吃菠萝后会出现恶心呕吐、头痛头晕、腹部绞痛等过敏反应，这是因为菠萝蛋白酶会使胃肠黏膜通透性增大，引起胃肠道乃至全身过敏反应。另外，吃菠萝切忌空腹，也不要吃新鲜或生硬不熟的菠萝，应切片浸泡于淡盐水后再食用。

❤ 以姜入药——人可三日无食，不可一日无姜

❶ 大医智慧

　　临床用姜要把握好分寸。姜在临床应用中有生姜（煨姜、生姜皮）、干姜(炮姜)之分，其功用是不尽相同的。
　　——《中国现代百名中医临床家丛书：方和谦卷》

❷ 精彩解读

　　姜不仅是一种居家饮食必不可少的调料，同时也是效用极广的药物。平常感冒发烧，人们都喜欢熬姜汤喝。不仅如此，在中医用药当中，姜的使用率也非常高。在张仲景所著的《伤寒论》中，共拟用113方，其中用生姜的有37方，用干姜的有23方，可见姜的重要性。不过，方老提醒我们，姜在入药之时，需要区分生姜与干姜，虽然都是姜，但功效不同。

生姜与干姜的不同功效

生姜

生姜味辛，性温，长于发散风寒、化痰止咳，又能温中止呕、解毒，临床上常用于治疗外感风寒及胃寒呕逆等症，前人称之为"呕家圣药"。在《本草纲目》中，李时珍对生姜是这样评价的："姜辛而不荤，祛邪辟恶，生啖熟食，醋酱糟盐，蜜煎调和，无不宜之，可疏可和，可果可药，其利溥矣!"

虽然生姜的好处很多，但吃生姜是要分时间的，早上吃对身体有好处，晚上吃就变成了毒药。这是因为，早上人的胃中之气有待升发，吃点姜可以健脾温胃。并且生姜中的挥发油可加快血液循环、兴奋神经，使全身变得温暖。在冬天的早晨，适当吃点姜，还可驱散寒冷，预防感冒。到了晚上，人体应该是阳气收敛、阴气外盛，因此应该多吃清热、下气消食的食物，比如萝卜，这样更利于夜间休息。而生姜的辛温发散作用会影响人们夜间的正常休息，且晚上进食辛温的生姜还很容易产生内热，日久就会"上火"。

需要注意，生姜性属微温，过量食用会伤阴助阳，因此阴虚火旺的人不宜多吃。腐烂的生姜中含有有毒物质黄樟素，可诱发肝癌、食道癌等，因此千万不能食用。

晨起含姜片与喝生姜大枣汤都是不错的吃姜方法，具体方法为：

（1）含姜片：早晨起床后，先饮一杯开水，然后将生姜刮去皮，切成薄片，取4～5片烫一下，再将姜片放入嘴里含10～30分钟，咀嚼。坚持食用，可预防感冒。

（2）生姜大枣汤：早晨取大枣10个，生姜5片，红糖适量，煎汤代茶饮，每日1次，可有效改善冬季手脚冰凉。

干姜

干姜性热，辛烈之性较强，长于温脾胃之阳，兼能温肺化痰，临床上常用于治疗中焦虚寒、阳衰欲脱与寒饮犯肺喘咳等病。金代名医张元素对干姜是这样评价的："干姜气薄味厚，半沉半浮，可升可降，阳中之阴也。又曰：大辛大热，阳中之阳，其用有四。通心助阳，一也；去脏腑沉寒痼冷，二也；发诸经之寒气，三也；治感寒腹痛，四也。"这是对干姜的临床应用言简意赅的总结。

干姜可以治各类病，历代医书都有记载，下面为大家推荐几则古医书中利用干姜治病的验方，仅供参考：

（1）治中寒水泻：干姜（炮）研末，饮服二钱（《千金方》）。

（2）治头目眩晕吐逆：川干姜二两（炮），甘草一两（炙赤色）。上二味为粗末。每服四五钱，用水二盏，煎至八分，食前热服（《传信适用方》）。

（3）治妊娠呕吐不止：干姜、人参各一两，半夏二两。上三味，末之，以生姜汁糊为丸，如梧子大。每服十九，日三服（《金匮要略》）。

（4）治暴赤眼：干姜末，水调，贴脚心（《普济方》）。

（5）治痈疽初起：干姜一两。炒紫，研末，醋调敷患部周围，留头（《诸症辨疑》）。

"和肝汤""滋补汤"，方老自创补脾养肝良方

① 大医智慧

全方（和肝汤）具有养血柔肝、健脾益气、疏肝理气解郁之功效。用以治疗肝郁血虚、脾不健运之证……临床应用是非常广泛的，可用于多系统的疾病治疗。

（滋补汤）集益肺、养心、健脾、和肝、补肾于一方，所用之药看似平常，实则配伍严谨、立法有度，其专为虚证而设。

——《中国现代百名中医临床家丛书：方和谦卷》

② 精彩解读

和法是中医内治八法之一，即运用寒凉、温热、辛散、补益等不同功效的药物配合使用，以达到疏通表里、和解寒热、调理脏腑等作用的治法。适应范围很广，如外感少阳证、肠胃不和、肝脾不和以及疟疾等病证，症见寒热往来、胸胁胀满、胁肋疼痛、默默不欲饮食、恶心、呕吐、心下痞满、肠鸣腹泻、腹痛、月经不调等。因为病证不同，和法的具体运用也不同，常用的治法有和解少阳、和解肝脾、和解肠胃等。此外，因疟疾多从少阳经辨证论治，所以习惯上截疟也属和法范畴。

和解肝脾用疏肝、健脾的药物，治疗肝脾不和，适用于肝气犯脾和肝郁脾虚之证，症见胸胁胀满、胁肋疼痛、腹痛腹胀、肠鸣腹泻、神疲食少、妇女月经不调、乳房作胀、脉弦等，常用柴胡、枳实、芍药、当归、陈皮、白术等药。临床上根据不同的证候选用不同的方剂。如症见脘腹疼痛、泄泻或里疾后重者，用四逆散透解郁热、疏肝理脾；症见两胁作痛、头痛、目眩、神疲食少，或月经不调、乳房作胀、脉弦而虚者，用逍遥散疏肝解郁、健脾养血；症见肠

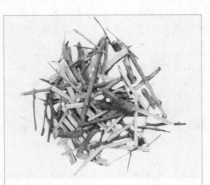
◎柴胡具有疏肝、健脾的疗效，能治疗肝脾不和。

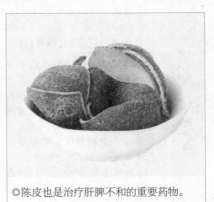
◎陈皮也是治疗肝脾不和的重要药物。

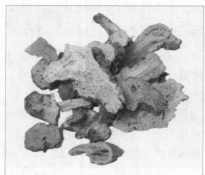

◎白术是"滋补汤"中的重要药物。

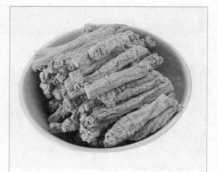

◎党参是"和肝汤"中的重要药物。

鸣腹痛、大便泄泻、泻必腹痛、舌苔薄白、脉弦缓者，用痛泻要方疏肝补脾。

方和谦教授善用"和法"治病疗疾，他总结多年临床经验，提出了"和为扶正、解为散邪"的精辟见解，其独创的"和肝汤"是治疗肝郁血虚、脾不健运的代表方剂。与此同时，他还以补气血重在补脾、滋阴阳重在益肾为原则，自拟"滋补汤"，作为补虚扶正的基本方剂。下面，分别为大家介绍一下这两个方子。

宜忌食谱

和肝汤	"和肝汤"是方老积多年临床经验，师法《伤寒论》中小柴胡汤和解之法所拟的方子。本方的应用范围极广，方老曾用于治疗肝胆系统疾病、脾胃系统疾病、心脏系统疾病、泌尿系统疾病、神经系统疾病等，均取得了较理想的效果。当然，这些病的病机必须是由于各种原因导致的肝血不足、肝气不柔、肝气郁滞、疏泄不利、脾不健运、水湿内停或筋脉失养、经络阻滞不畅，除此无效，其方如下： 【组成】当归10克，白芍10克，党参10克，柴胡10克，茯苓12克，香附10克，白术10克，苏梗6克，大枣4枚，薄荷（后下）5克，炙甘草6克，生姜3片。 【用法】水煎服，每日1剂。
滋补汤	在《金匮要略·血痹虚劳篇》补法九方的基础上，方老自拟"滋补汤"作为补虚扶正的基本方剂。在此方中，用四君子汤之党参、茯苓、白术、炙甘草补脾益气，培后天之本；四物汤之当归、熟地、白芍滋阴补肾、养血和肝，固先天之本；另外，佐官桂、陈皮、木香、大枣温补调气、纳气归元，使其既有气血双补之功，又有温纳疏利之力，使全方补而不滞，滋而不腻，补气养血，调和阴阳。不管临床表现如何，只要是气血不足、五脏虚损，均可灵活加减使用，其方如下： 【组成】党参9克，白术9克，茯苓9克，炙甘草5克，熟地黄9克，白芍9克，当归9克，官桂5克，陈皮9克，木香5克，大枣4枚。 【用法】水煎服，每日1剂。

❸ 健康锦囊

《黄帝内经》中说："肝者，将军之官，谋虑出焉。胆者，中正之官，决断出焉。"足厥阴肝经在里，负责谋虑；足少阳胆经在表，负责决断。只有肝经和胆经表里相照，一个人的健康才有保证。那么，我们究竟应该如何来养肝护胆呢？

养肝护胆注意事项

三七花茶，保肝良方	方和谦教授指出，三七花具有保肝明目、降血压、降血脂、生津止渴、提神补气之功效。三七花的用法很简便，可用开水泡饮，或同茶共同泡饮，每次4～6朵。每天1杯三七花茶，不仅保肝，还可治疗高血压、耳鸣、咽喉炎等多种疾病。
养肝最忌发怒	肝疏泄气机、疏泄情志，如果一个人经常发怒，肯定会影响到肝。当肝气郁结时，人就容易感觉郁闷，忧郁症就会接踵而至。因此应该注意保持情绪稳定，遇事不要太激动，尤其不能动怒，否则对肝脏损伤会很大。
酒伤肝，要警戒	白酒的主要成分为乙醇，有刺激、伤害肝细胞的毒性作用，可使人的肝细胞发生变性和坏死，一次大量饮酒，可以损伤饮酒者大量的肝细胞，引起转氨酶急剧升高；如果长期饮酒，还可导致酒精性脂肪肝、酒精性肝炎，甚至酒精性肝硬化。研究表明，一个人如果每日饮白酒3两以上，1年就可发生酒精性脂肪肝。
疏肝利胆，按日月、风池二穴	日常生活中，按摩日月穴和风池穴对疏肝利胆很有好处。日月穴在乳头之下，人的第7根肋骨间隙，它是胆经上的募穴，足少阳经、足太阴经在这里交会，按摩它可起到疏肝利胆的功效。风池穴在颈部耳后发际下凹窝内，它是足少阳经与阳维脉的交会穴，按摩它可以疏风清热、明目开窍。
这样吃，肝脏才高兴	养护肝脏，最重要的是饮食要清淡，尽量少吃或不吃辛辣、刺激性食物，这些食物会损伤肝气，直接影响到肝。如生姜、辣椒，这些东西要尽量少吃。要多吃新鲜蔬菜、水果，要养成不暴饮暴食或饥饱不匀的好习惯。养肝血，则可以吃枸杞、当归、阿胶等。 　　肝开窍明目，如果肝血不足，则易使两目干涩，视物昏花。中医有一句话："春令进补有诀窍，养肝明目是首要。"丹参黄豆汤是养肝的不错选择，即把丹参洗净放砂锅中，黄豆洗净用凉水浸泡1小时，捞出倒入锅内加水适量煲汤，至黄豆烂，拣出丹参，加蜂蜜调味更好。

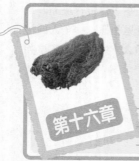

张镜人：对付慢性病，三分治七分养

◎张镜人，1923年出生于上海，家族世代行医，1946年张镜人开始独立应诊。2009年6月14日，"国医大师"表彰大会前夕，在上海华东医院病逝，享年86岁。

第十六章

❤ 慢病缓治用膏方，滋养调补得健康

① 大医智慧

膏方作为传统中医的一种治疗方法，比较适合慢性病或急性病恢复期的调养，只可缓缓图功，切不可急功近利，膏方用药定以脾胃接受为度。

——《海派名老中医的养生之道》

② 精彩解读

膏方，又叫膏剂，以其剂型为名。在中医理论里，膏方是一种具有高级营养滋补和兼具治疗、预防综合作用的成药。它是在大型复方汤剂的基础上，根据人的不同体质、不同临床表现而确立不同处方，经浓煎后掺入某些辅料而制成的一种稠厚状半流质或冻状剂型。

膏的含义较广：如指物，以油脂为膏；如指形态，以凝而不固称膏；如指口味，以甘甜滑腻为膏。如指内容，以为物之精粹。如指作用，以滋养膏润为长。膏剂有外敷和内服2种。外敷膏剂是中医外治法中常用药物剂型，除用于皮肤、疮疡等疾患以外，还在内科和妇科等病症中使用。

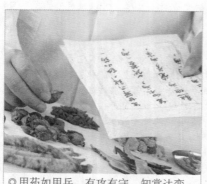

◎用药如用兵，有攻有守，知常达变，贵在灵活，化裁在我，唯求取胜。

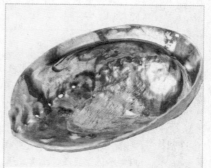

◎石决明具有平肝清热、明目去翳的功效。

俗话说："月膏进补，春至体壮可打虎，秋燥时节必无苦，夏日无风也可过。"自古以来，膏方就广泛应用于内、外、妇、儿等临床各科，以其适应证广、疗效显著和服用方便深受患者的欢迎。

张镜人教授善用膏方调治慢性疾病。他认为，对于急症、重病，中医自然需用中药、针灸等各种方法治疗，对于慢性病或急性病恢复期的调养，则比较适合使用膏方。

在膏方配制上，张老主张"调补兼施，寓治于补"。他说："制定膏滋，选药可众，冬令季节，封藏之际，人体服用，多可收藏，故善于补气养血，填精助阳，调养脏腑，充养机体之用，对于脏气虚损、阴阳不足者颇有效验。但是若一味投补，补其有余，实其所实，往往会适得其反。"

因此，膏方用药不仅要考虑"形不足者，温之以气；精不足者，补之

以味"，还应根据患者的症状，做到"损有余而补不足"，调补兼施，寓治于补。

一般来说，膏方主要用于哮喘、慢性反复发作型咳嗽、鼻炎、慢性消化系统疾病、肾病、风湿病等慢性病的调治，因为这些病大部分存在免疫功能紊乱，调整其体质状态有利于疾病的临床治愈。调配这类膏方时，既要针对疾病的治疗，又要考虑发病机理给予脏腑功能调理，从而达到治本的目的。

1985年，张老接诊了一名男性

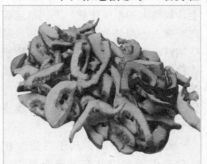

◎枳壳具有理气宽中、化痰消积的功效。

健脾补肾膏方

组成	炒党参90克，炒白术60克，茯苓60克，炙甘草20克，炒山药60克，香扁豆60克，建莲肉（去莲心）60克，炒白芍60克，制半夏60克，炒陈皮60克，炒枳壳60克，制香附60克，佛手片60克，八月札60克，白杏仁60克，白豆蔻30克，川石斛60克，枸杞子60克，炒滁菊60克，炒知母60克，炒黄檗30克，山萸肉60克，泽泻60克，生石决60克（先煎），白蒺藜60克，女贞子60克，旱莲草60克，菟丝子60克，制狗脊60克，炒川续断60克，炒杜仲60克，川草薢60克，炒当归60克，丹参60克，炙远志20克，炒山楂60克，炒神曲60克，香谷芽60克。
制法	上药水浸1宿，武火煎取3汁，沉淀沥清，文火收膏时，加入清阿胶200克，白冰糖400克，熬至滴水成珠为度。
用法	每日服1汤匙，温开水调送，清晨最宜。如遇感冒食滞需暂停数天。

患者，这位患者原本就有胃病，经过治疗虽然有所缓解，但是依然"便行不实，时或头晕面浮"。张老认为，"肾为水火之窟，水亏于下则为溲溺余沥"，脾胃失健多是肾精受损，因此为其开了一剂健脾补肾的膏方，病人用药之后，不久便恢复了健康。

❸ 健康锦囊

在中医理论中，膏方是一种具有高级营养滋补和治疗、预防综合作用的成药。它是在大型复方汤剂的基础上，根据人的不同体质、不同临床表现而确立不同处方，经浓煎后掺入某些辅料而制成的一种稠厚状半流质或冻状剂型。其中，处方中药物尽可能选用道地药材，全部制作过程操作严格，只有经过精细加工的膏方才能成为上品。

膏方历史悠久，起于汉唐，在《黄帝内经》中就有关于膏剂的记载，如马膏，主要供外用；东汉张仲景《金匮要略》记载的大乌头膏、猪膏发煎是内服膏剂的最早记载。唐代《千金方》中个别"煎剂"已与现代膏方大体一致，如苏子煎；稍后王焘的《外台秘要》中有"煎方六首"。

为了使膏方能在服用期间保质，从而充分发挥药力，存放方法至关重要。

首先，在膏方制成后，等其充分冷却后才可加盖。可以将它存放在瓷罐（锅、钵）中，也可以用搪瓷锅存放，但不宜用铝、铁锅作为盛器。

其次，由于膏方用药时间较长，尽管服药期以冬季为多，但遇暖冬时就可能发霉变质。因此，一般多放在阴凉处，放在冰箱冷藏更好。如果放在阴凉处，遇暖冬气温连日回升，应让其隔水高温蒸烊，但是忌直接将膏锅放在火上炖烊，这样会造成锅裂和底焦。在膏药蒸烊后，一定要把盖子打开，直至完全冷却才可盖好。注意，千万不要让锅盖的水落在膏面上，否则过几天就会出现霉点。

再次，在每天服用膏方时，应该放一个固定的汤匙，以免把水分带进膏里而造成发霉变质。

最后，一旦气候潮湿，或者天气变暖，在膏上出现一些霉点，此时宜用清洁的水果刀刮去表面有霉点的一层，再隔水高温蒸烊。如果霉点很多且在膏面的深处也有霉点，就不能服用了。

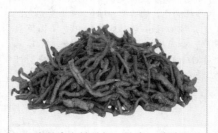
◎远志具有安神益智、祛痰、消肿的功效。

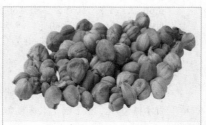
◎白豆蔻具有化湿行气、温中止呕的功效。

哮喘分冷热症，对治有中药、针灸、外涂法

1 大医智慧

哮症是一种顽固难治的疾患，病程颇长，反复举发，根深蒂固，难求速愈。发作期应积极治疗，缓解期应抓紧时间，认真服用调理扶正的汤药，或针刺、艾灸。慎起居，节饮食，注意劳逸结合。坚持适当的体育锻炼，如太极拳、练功十八法等，以增强机体抵抗能力，减少发作，部分病人可望获得根治。

——《中国百年百名中医临床家丛书：张镜人卷》

2 精彩解读

支气管哮喘（简称哮喘），是一种过敏性疾病，多数在年幼或青年时发病，以后每遇气候变化、疲劳过度、饮食不当、起居失宜等因素而诱发。一般秋冬季节最易发病，其次是春季，夏令多能缓解，部分则常年反复发作。发病时，呼吸困难，呼气延长，并伴哮鸣、咳嗽、痰多呈黏液或稀涎样、咯吐不利等症，必须等咳出方可短暂平息，但转眼又开始发作，每次发作持续数分钟、数小时或数日不等，令患者十分痛苦。

哮喘发病的危险因素包括宿主因素（遗传因素）和环境因素两个方面。遗传因素在很多患者身上都可以体现出来，比如绝大多数患者的亲人（有血缘关系、近三代人）当中，都可以追溯到有哮喘（反复咳嗽、喘息）或其他过敏性疾病（过敏性鼻炎、特应性皮炎）病史。大多数哮喘患者属于过敏体质，本身可能伴有过敏性鼻炎和特应性皮炎，或者对常见的经空气传播的变应原（螨虫、花粉、宠物毛、霉菌等）、某些食物（坚果、牛奶、花生、海鲜类等）、药物过敏等。

哮喘患者若出现严重急性发作，

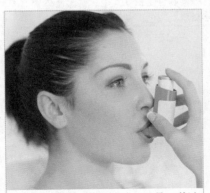

◎支气管哮喘（简称哮喘），是一种过敏性疾病，多数在年幼或青年时发病。

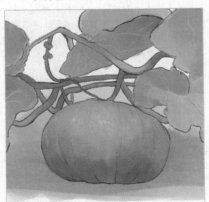

◎据《本草纲目》记载，南瓜性温味甘，具有补中益气、化痰止咳的功能，可治支气管哮喘等症。

救治不及时时可能致命。病情控制不佳的哮喘患者日常工作及日常生活都会受到影响。

根据发作期的不同，可以将哮喘分为冷哮与热哮2大类，辨证施治时须区别对待。

冷哮与热哮辨证施治

冷哮	一般因感受寒邪、引动伏痰、痰气相搏所致。初起恶寒，发热，头痛，无汗，咳嗽，呼吸紧迫感，喉痒，鼻痒或身痒，鼻流清涕如水样；继则喘促加剧，喉中痰鸣如水鸡声，咳吐清稀，不得平卧，胸膈满闷如窒，面色苍白或青灰，背冷，口不渴，或渴喜热饮，舌淡，苔白滑，脉浮紧为常见症状。在治疗上，张老常用小青龙汤加减方。 【组成】麻黄5克，桂枝5克，细辛3克，苏子9克，杏仁（去皮尖）9克，紫菀9克，半夏9克，甘草3克。 【用法】水煎汁，分上下午温服。 【加减】痰多稀薄色白者，加干姜3克；咳喘有汗者，加五味子3克；喉间痰鸣如水鸡声者，加射干5克。
热哮	一般是由热痰交阻、肺失宣肃所致。主要症状为：发热有汗，头痛，呼吸急促，喉间带哮鸣音，胸高气粗，张口抬肩，不能平卧，咳嗽阵作，痰黏色黄，不易咯出，面赤烦闷，口渴喜饮，舌质红。《医宗必读》卷九："别有哮证，似喘而非，呼吸有声，呀呷不已，良由痰火郁于内、风寒束于外，或因坐卧寒湿，或因酸咸过食，或因积火熏蒸，病根深久，难以卒除。"在治疗上，张老喜用定喘汤加减方。 【组成】麻黄5克，杏仁（去皮尖）9克，苏子9克，桑皮15克，款冬9克，半夏9克，黄芩9克，甘草3克。 【用法】水煎汁，分上下午温服。 【加减】喘剧加大地龙9克、葶苈子（包）9克；咳甚加象贝9克，前胡9克；痰多加鱼腥草30克，冬瓜子30克；如痰热壅盛阻塞气道、喘息急促者，另用猴枣散，1日2次，每次0.3克，温开水送服。

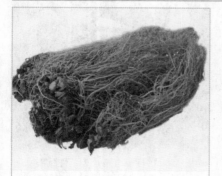

◎细辛具有解表散寒、祛风止痛、通窍、温肺化痰的功效。

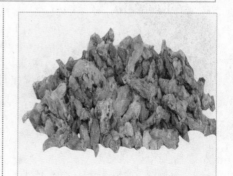

◎款冬具有润肺下气、化痰止咳的功效。

针灸疗法及白芥子涂法

针灸疗法	实证宜针刺，常用穴位有大椎、身柱、风门、肺俞、丰隆、膻中、曲池、合谷、外关、商阳、鱼际等。虚证宜灸，常用穴位有肺俞、璇玑、膻中、天突、复溜等穴位。
白芥子涂法	白芥子（研末）、延胡索各30克，甘遂、细辛各15克，再加入麝香1.5克，研末杵匀，姜汁调涂肺俞、膏肓（在第4胸椎棘突下，旁开3寸）、百劳（在项部，当大椎穴直上2寸，后正中线旁开1寸）等穴，10日一换，最好在夏月三伏天涂治。

治疗哮喘，在进服汤药的同时，若配合针灸疗法及白芥子涂法，效果会更佳。

❸ 健康锦囊

哮喘患者在饮食上须加强注意，饮食最好清淡一些，少刺激，不宜过饱、过咸、过甜，忌生冷、酒、辛辣等刺激性食物。过敏性体质者宜少食异性蛋白类食物，一旦发现某种食物确实可诱发患者支气管哮喘发病，应避免进食。经常吃食用菌类能调节免疫功能，如香菇、蘑菇含香菇多糖、蘑菇多糖，可以增强人体抵抗力，减少支气管哮喘的发作，尤其是老年哮喘患者，更应注重增加自身抵抗力。

下面，再为大家介绍几则老年哮喘的食疗方。

哮喘食疗方

核桃仁膏	取核桃仁1000克、补骨脂500克为末，蜜调如饴，晨起用酒调服一大匙。不能饮酒者用温开水调服，忌羊肉。适用于肺虚久嗽、气喘、便秘、病后虚弱等症。
糖水白果汁	取白果仁50克，小火炒熟，用刀拍破果皮，去外壳及外衣，清水洗净切成小丁。锅洗净，入清水一碗，投入白果，上旺火，烧沸后转小火焖煮片刻，入白糖50克，烧一沸滚，入糖桂花少许，即可食用。
杏仁粥	杏仁10克去皮，研细，水煎去渣留汁，加粳米50克，冰糖适量，加水煮粥，每日2次温热食，能宣肺化痰、止咳定喘，为治咳喘之良药。
蜜饯双仁	炒甜杏仁250克，水煮1小时，加核桃仁250克微煎，收汁，汁将尽时，加蜂蜜500克，搅匀煮沸即可，每次服食1匙，早晚各一次。杏仁苦辛性温，能降肺气，宣肺除痰。本方可补肾益肺、止咳平喘润燥。

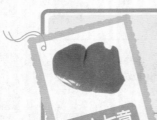

刘弼臣："东方小儿科王"，治疗小儿疾病有奇方

◎刘弼臣，1925年6月6日出生于江苏扬州，2008年9月辞世，是著名中医儿科专家、儿科教育家、研究生导师。

第十七章

❤ 快速治疗百日咳，三大阶段各不同

① 大医智慧

本病（百日咳）的辨治，一般根据初咳、痉咳、恢复期的临床表现，施以宣肺化痰、泻肺涤痰、润肺养阴之法。初咳期当分风寒、风热，治宜疏风宣肺。风寒轻证者，宜用杏苏散加减；风寒重症者，宜用华盖散加减。风热轻证者，宜用桑菊饮加减；风热重证者，宜用麻杏石甘汤加减。痉咳期治宜润肺镇咳，宜用桑白皮汤加减。恢复期治宜润肺健脾。偏于肺阴耗损者，宜用沙参麦冬汤；偏于脾胃气虚者，宜用人参五味子汤加减。

——《中国百年百名中医临床家丛书：刘弼臣卷》

② 精彩解读

百日咳因病程较长，可延续百日（2~3月），因此得名"百日咳"。百日咳是由百日咳杆菌引起的小儿呼吸道传染病，传染性很强，主要表现为咳嗽逐渐加重、呈阵发性痉挛性咳嗽，咳末有鸡啼声。婴儿及重症者易并发肺炎及脑病。唐代《千金方》中有类似百日咳的记载，至明朝寇平的《全幼心鉴》中正式定名为百日咳。民间称"鹭鸶咳"或"疫咳"。

刘老认为，本病多由于内蕴伏痰，外感时行疫疠之气，侵入肺系，导致肺失肃降而得病。小儿"肺常不足"，易感外邪，若与伏痰搏结，阻遏气道，肺失清肃，而致肺气上逆，故易生此病。由于本病感邪有轻重，且患儿体质亦不同，故临床症状差异较大。本病初起，邪伤肺卫，表现为肺卫标证，与伤风感冒咳嗽相似；继则痉挛性咳嗽阵作，甚则连咳数十声，必待痰涎吐出后，气道才得通畅，咳嗽暂时缓解。

因此，刘老认为治疗该病时宜根据其初咳、痉咳、恢复期的临床表现，分别施以宣肺化痰、泻肺涤痰、润肺养阴的治疗方法。

百日咳治疗方法

初咳期	初咳期当分风寒、风热，治宜疏风宣肺。风寒轻证者，宜用杏苏散加减；风寒重症者，宜用华盖散加减。风热轻证者，宜用桑菊饮加减；风热重证者，宜用麻杏石甘汤加减。
痉咳期	痉咳期治宜润肺镇咳，宜用桑白皮汤加减。
恢复期	恢复期治宜润肺健脾。偏于肺阴耗损者，宜用沙参麦冬汤；偏于脾胃气虚者，宜用人参五味子汤加减。
注意事项	此外，需要注意的是，由于小儿脏腑娇嫩，行气未充，如果罹患百日咳得不到及时救治，可能导致痰郁化火、迫血妄行，出现吐血症状，而且痰涎壅盛、闭塞喉间，随时可能发生窒息毙命的危险。因此对百日咳的治疗宜抓紧时机，给予患儿肃肺涤痰、降咳镇痉的治疗方，尽量缩短其病程，降低风险。

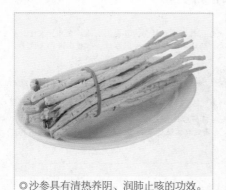

◎沙参具有清热养阴、润肺止咳的功效。

❸ 健康锦囊

治疗小儿百日咳，还可使用一些按摩的方法。下面，介绍一些常见的治疗小儿百日咳的按摩法。

百日咳按摩法

患儿仰卧，家长以食指、中指相叠，按揉患儿天突穴1分钟。

患儿仰卧，家长以食指、中指、拇指挤捏膻中穴处的肌肉，反复操作，至局部发红为止。

清肺经300次，推天河水（为前臂正中总筋至曲池穴的一条直线）100次，推六腑200次。

按揉肺俞穴20次，掐揉丰隆穴10次。

此外，需要注意的是，咳嗽初期有表证者加推攒竹穴10次，推太阳穴20次，拿风池穴10次，拿肩井穴3次；痉挛性咳嗽期加揉鱼际穴300次，揉一窝风穴200次，顺运内八卦100次；恢复期加摩中脘穴5分钟，按揉足三里穴1分钟，横擦背部1分钟。

辨证根治小儿厌食，刘老自有五大妙方

① 大医智慧

刘老认为，小儿厌食与心、肝、脾、胃、肺等脏腑关系密切，临证之时当审其因，分施以不同的治疗方法。

——《中国百年百名中医临床家丛书：刘弼臣卷》

② 精彩解读

小儿厌食症是指小儿（主要是3~6岁）较长时期食欲减退或食欲缺乏为主要特征的一种症状，并非一种独立的疾病。小儿厌食症主要表现为呕吐、食欲不振、腹泻、便秘、腹胀、腹痛和便血等，因此被称为"消化功能紊乱"。由此可知，小儿厌食症不仅反映出患儿消化道的功能性或器质性病变，且常出现在其他系统的疾病中，尤其多见于中枢神经系统疾病或精神障碍及多种感染性疾病。

刘老认为，小儿厌食与心、肝、脾、胃、肺等脏腑关系密切，临证之时当审其因，分施以不同的治疗方法。

小儿厌食症治疗方法

消食导滞法	曾有5岁男性患儿来刘老处求诊，其病因病状为：患儿平素挑食，喜食肉及油炸食品，求诊的3天前中午，因暴饮暴食后，当日晚曾呕吐一次，从此不思饮食，嗳腐吞酸，肚腹胀满，大便臭秽，且舌质偏红、苔厚腻。 刘老诊断其为乳食积滞，宜采取消食导滞法，于是处方保和丸加减。 【组成】神曲19克，麦芽10克，山楂10克，法半夏5克，陈皮5克，茯苓10克，莱菔子10克，连翘10克，鸡内金10克，香稻芽10克。 【用法】5剂，水煎服，每日1剂。 服药完，家人带患儿前来二诊，发现患儿在服药后饮食大增，二便调，舌质淡红，苔白略腻，脉细滑，乃乳食积滞尚未完全消尽，于是嘱咐继续服用保和丸，持续1个月后，患儿不再挑食，饮食恢复正常。
扶土抑木法	曾有4岁女性患儿来刘老处求诊，其病因病状为：患儿在求诊之时已近3个月厌食拒食，其间家人强迫喂食则导致患儿呕吐，而且患儿平素性情拗执，急躁易怒，夜眠不安，嗜饮酸奶、可乐等，时腹痛阵作，痛则大便溏泄。曾在某医院做木糖试验及尿淀粉酶、小肠吸收功能测定，均低于正常儿童，诊断为小儿厌食症，经多方治疗后效果不佳。而且，患儿面色萎黄，舌质淡红，苔薄白，脉弦细。 刘老诊断其为脾虚肝亢，宜采取扶土抑木、平肝调胃的治疗方法，于是开方如下： 【组成】代赭石10克（先煎），白芍10克，焦山楂10克，炒白术10克，枳壳6克，防风5克，白芷5克，青陈皮各3克。 【用法】5剂，水煎服，每日1剂。 患儿服药后，食欲增加，呕吐症状消失，夜眠安和，但性情仍烦躁，因此刘老在原方的基础上去白芍，加钩藤10克，香稻芽10克，调理2周后，患儿痊愈。

续表

调肺健脾法	曾有3岁男患儿来刘老处求诊，其主要病因病状为：求诊前2个月患儿感冒，之后经常鼻塞，时流浊涕，咽部不适，每天早上起床时轻咳，有痰，不思饮食，大便干，服用消食导滞的中药治疗后效果不佳。患儿面色偏黄，咽红，双扁桃体不大，心肺功能差，舌质红，苔白，脉细滑。刘老诊断其为肺气失和、脾失健运，为肺脾同病，宜采取调肺健脾的治疗方法，遂开方如下： 【组成】辛夷10克，苍耳子10克，玄参10克，板蓝根15克，山豆根5克，枳壳10克，郁金10克，青陈皮5克，半夏5克，焦三仙各10克，鸡内金10克，香稻芽10克，熟大黄10克。 【用法】7剂，水煎服，每日2剂。 患儿服药后鼻塞、流涕、咳嗽症状消失，食欲也较之前明显增加，大便正常。但二诊时舌质淡红，苔薄白，脉细，属于肺气已宣、唯脾运尚未健的症状，还应采取健脾助运的治疗方法，于是刘老开方如下： 【组成】太子参10克，茯苓10克，白术10克，白芍10克，枳壳10克，桔梗10克，木香3克，砂仁1克，青陈皮5克，半夏5克，焦三仙10克，香稻芽10克。 【用法】7剂，水煎服，每日1剂。 服药后，患儿进食基本正常，面色转红润，二便正常。
健脾助运法	曾有9岁女患儿求诊于刘老，其主要病因病状为：患儿在求诊前1个月患"肠炎"，治疗后食欲下降，纳食量明显减少，自服"化积口服液"治疗2周后效果不明显。患儿不思饮食，饮食稍有不慎则大便溏泻，面色萎黄，舌质淡，苔白，脉细弱无力。 刘老诊断其为脾胃虚弱的病症，宜采取健脾助运的治疗方法，遂开方七味白术散加减。 【组成】太子参10克，白术10克，白芍10克，茯苓10克，炙甘草3克，木香3克，藿香10克，葛根10克，焦三仙10克，鸡内金10克，香稻芽10克。 【用法】7剂，水煎服，每日1剂。 患儿服药后食欲见增，大便基本成形，但二诊时患儿舌脉未变，因此刘老嘱咐家人继续让患儿服用上方。 三诊时，患儿饮食基本正常，面色转红色，二便调，刘老开方启脾丸健脾善后，以巩固疗效。
养阴益胃法	曾有6岁男患儿来求诊于刘老，其主要病因病状为：求诊之时，患儿不思乳食已6个月，多方治疗却效果不佳。患儿食欲下降，挑食，时胃脘隐痛，不愿食蔬菜、水果，但喜食膨化食品，面色萎黄，欠光泽，大便干燥，舌质红，少苔有剥落，脉细数。 刘老诊断其为胃阴不足的病症，宜采取滋阴养胃的治疗方法，遂开方益胃汤加减。 【组成】生地10克，麦冬10克，石斛10克，沙参10克，玉竹10克，扁豆10克，炒白术10克，白芍10克，生谷芽10克，生山楂10克。 【用法】7剂，水煎服，每日1剂。 患儿服药后胃口大开，纳食略增，大便基本正常，但二诊时胃脘仍时时隐痛，面色及舌脉基本如前，于是刘老在原方的基础上加延胡索5克、川楝子10克，7剂。 三诊时发现患儿药后纳食明显改善，胃脘不再疼痛，面色转红润，二便调，舌质红，苔薄白，脉细。为了巩固疗效，刘老在原方的基础上去延胡索、川楝子，加茯苓10克，7剂。患儿服药后痊愈。

❸ 健康锦囊

要想孩子不厌食，家长们必须在给予孩子健康合理的饮食的同时，尤其应注重培养孩子良好的饮食习惯，尽量做到让孩子全面均衡地摄入营养，帮助孩子健康快乐地成长。一般来说，对孩子厌食的心理矫治应注意做好以下几点。

儿童厌食心理矫治注意事项

给孩子做个好榜样	大量事实证明，如果父母挑食或偏食，则孩子往往也会成为挑食者，久而久之易诱发厌食症。
注意引导	当孩子不愿吃某种食物时，大人应当有意识、有步骤地引导他们品尝这种食物，既不无原则地迁就，也不过分勉强。
创造良好的就餐气氛	要使孩子在愉快心情下进食。
忌补药和补品	不要使用补药和补品弥补孩子营养的不足，而要给孩子耐心讲解各种食品的味道及其营养价值。

❤ 治疗小儿重症肌无力，重在补脾益气

① 大医智慧

重症肌无力是目前世界公认的一种疑难病，我国政府将此列入"七五"重点攻关项目。刘老根据"病在肌肉，症在无力"的特点，经过大量的临床研究，研制出了疗效显著的"复力冲剂"，并因此在1991年获得"国家科技进步"三等奖。

——《中国百年百名中医临床家丛书：刘弼臣卷》

② 精彩解读

刘老认为，重症肌无力的主要病机为脾气虚弱、脾肾阳虚及肝肾阴虚，其中以脾虚最为常见。而小儿脾常不足，运化功能相对较弱，因此小儿多发重症肌无力症。由此可知，重症肌无力的主要治疗原则是：虚则补之，损者益之，以固护中气为本。对偏于脾胃气虚者，宜补中益气，健脾升提；偏于脾胃阳虚者，予以益气温阳，培补脾肾；偏于肝肾不足者，予以滋肾养肝，益气通络。并根据患儿病情，遵循"急则治其标，缓则治其本"，或"标本兼顾"的原则积极进行治疗。

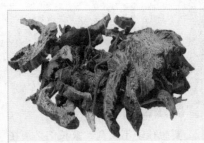

◎当归具有抗血栓形成、改善血液循环的作用。

小儿及成人重症肌无力治疗方法

脾气虚弱型	【主要症状】眼睑下垂，肢体痿软无力，逐渐加重，遇劳则甚，休息后可缓解，乏力倦怠，少气懒言，饮食减少，进食呛咳，甚者吞咽困难，大便溏薄，面浮无华。舌体胖，苔薄白，脉细弱。 【刘老开方】补中益气汤。 【组成】黄芪15克，人参（党参）10克，白术10克，当归10克，陈皮10克，升麻10克，柴胡10克，炙甘草10克。 【加减】若有眼睑明显下垂者，加入阳明经的葛根以鼓舞胃气上行，升发中阳，以助肌力；如果气虚得厉害，则加黄精、山药以加强健脾益气的功效。 【功效】补中益气，健脾升阳。 【备选方剂】参苓白术散。具有补气健脾、渗湿和胃之功效，适用于脾胃气虚而夹湿之证，症见形体虚弱、肌肉无力、饮食不消、胸脉缓弱。
脾肾阳虚型	【主要症状】眼睑下垂或四肢无力，甚至全身无力，容易疲乏，畏寒肢冷，腰膝酸软，小便频数或夜尿多，大便稀溏或完谷不化，舌质淡，边有齿痕，舌苔薄白，脉沉细。 【刘老开方】右归饮。 【组成】熟地10克，山药15克，枸杞子10克，杜仲10克，肉桂6克，制附子6克，山茱萸10克，炙甘草10克。 【功效】益气温阳，培补脾肾。 【加减】如果脾气虚较为明显，加黄芪、升麻以升提中气；如果肾阳虚弱较重，则加补骨脂、肉豆蔻以温补肾阳。 【备选方剂】八味肾气丸。具有温补脾肾之阳气的功效，适用于肾阳不足、腰酸脚软、脉虚弱等症。
肝肾阴虚型	【主要症状】眼睑下垂，斜视或复视，下肢软弱无力，不能久立，甚则行动不利，肌肉瘦削，腰脊酸软，耳鸣目浑，女子月经不调，男子遗精阳痿，潮热盗汗。舌红少苔，脉细数。 【刘老开方】六味地黄汤。 【组成】熟地黄10克，山药10克，山茱萸10克，茯苓10克，泽泻10克，丹皮10克。 【功效】滋补肝肾，益气通络。 【加减】如果脾虚较为明显，加黄精、白术以补中益气；如果伴有复视、斜视的症状，则加覆盆子、菟丝子。 【备选方剂】知柏地黄丸。具有补益肝肾、滋阴降火之功效，适用于肝肾阴虚、阴虚火旺而致的腰膝身软、虚烦盗汗、面色潮红、脉细数。
重症肌无力危重型	【主要症状】脾胃虚极，肺气亦虚，复感外邪或突然中断治疗，导致中气下陷，气短不足以息，因此出现吞咽困难、语气低微、痰涎壅盛却无力咳出、舌淡苔白、脉微弱或脉大无根等症状。 【刘老开方】升陷汤。 【组成】黄芪30克，知母10克，升麻10克，柴胡10克，桔梗6克。 【功效】升阳举陷，峻补脾气，豁痰开窍。 【加减】痰壅胸中，肾不纳气者，加黑锡丹以镇纳浮阳，祛散阴寒；中气虚极，加人参以大补元气。 【备选方剂】参附龙牡救逆汤。具有回阳、益气、固脱之功效，适用于元气大亏、阳气暴脱，症见呼吸微弱、汗出不止、手足厥冷、脉微欲绝，必要时采取中西医结合疗法进行救治。

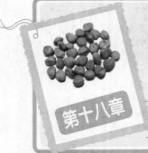

第十八章

唐由之：守护心灵之窗，不让眼病成为幸福绊脚石

◎唐由之，中国中医科学院主任医师、研究员，中医眼科专家，著有《沙眼和沙眼并发症中医疗法》等，2009年6月唐老荣获"国医大师"称号。

❤ 眼科专家郑重推荐的养眼功法：眼保健操

❶ 大医智慧

我们熟悉的眼保健操是根据中医学眼科推拿、经络理论，结合体育医疗手段提炼而成的自我按摩法。它通过对眼部周围太阳穴、风池穴等穴位的按摩，使眼部气血通畅，改善眼肌、视神经营养，以达到消除睫状肌紧张或痉挛的目的。实践表明，常做眼保健操，平时注意用眼卫生，可以预防、控制近视眼的新发病例与发展，起到保护视力、防治近视的作用。

——《科技日报》

❷ 精彩解读

眼保健操作为中国校园文化的传统，早已融入几代人的生活，承载着几代人的回忆。我国著名眼科专家唐由之教授在接受《科技日报》采访时指出："我们熟悉的眼保健操是根据中医学眼科推拿、经络理论，结合体育医疗手段提炼而成的自我按摩法。它通过对眼部周围太阳穴、风池穴等穴位的按摩，使眼部气血通畅，改善眼肌、视神经营养，以达到消除睫状肌紧张或痉挛的目的。实践表明，常做眼保健操，平时注意用眼卫生，可以预防、控制近视眼的新发病例与发展，起到保护视力、防治近视的作用。"

2008年，新版眼保健操问世。它根据中医经络理论，对原来的两个章节进行修改，又对其中一个章节进行替换，总时长仍为5分钟。在保证效果的同时，也考虑到了学生的兴趣，不仅使学生全身得到放松，而且新颖的方式也使学生们感到"很有意思"。

小贴士

近视眼大多是由不良的用眼习惯引起的，但也与饮食偏好有关，由于经常偏食或挑食，造成营养不能满足身体和眼睛生长之需要，导致近视眼发生。患近视眼的青少年，要少食酸性和甜性的食物，否则会使血中产生大量的酸，这对近视的发生和发展有一定的影响。另外，近视眼患者除注意补充蛋白质、钙质和磷质、维生素等营养物质外，还需补充锌、铬等元素。黄豆、杏仁、紫菜、海带、羊肉、黄鱼、奶粉、茶叶等食物中锌的含量较高；谷物、肉类、肝类等食物中含铬较为丰富。

新版眼保健操

第一节：闭目入静	【动作要求】坐姿或站姿。双脚分开与肩等宽，双臂自然下垂，身体挺直，全身放松，两眼轻闭。 【动作要点】两眼轻闭，切勿睁眼。
第二节：按压睛明	【动作要求】双手食指分别按压双侧睛明穴，其余手指呈握拳状，每拍按压1次。 【动作要点】由于睛明穴离眼球很近，做操前要保证手部卫生，同时力度要适宜。
第三节：按揉太阳、攒竹，抹刮眉弓	【动作要求】第一二个八拍，双手拇指按揉太阳穴，食指按揉攒竹穴，每拍按揉1次。第三四个八拍，双手食指弯曲，其余手指握拳，由眉毛内端向外抹刮，每2拍抹刮1次。 【动作要点】对太阳穴和攒竹穴采取按揉手法，而不是挤压。抹刮眉弓时，采用由内向外的方式进行。
第四节：按压四白	【动作要求】每拍按压四白穴1次。 【动作要点】取准穴位，采取按压手法，而不是按揉手法。
第五节：捻压耳垂，转动眼球	【动作要求】双手拇指和食指分别夹住耳垂，每拍捻压1次。转动眼球，第一二个八拍眼球沿逆时针方向转动，其转动顺序为上、左、下、右，每拍转动一个方向。第三四个八拍眼球沿顺时针方向转动，其转动顺序为上、右、下、左，每拍转动一个方向。 【动作要点】耳垂采取捻压手法，而不是挤压和按压手法。转动眼球时，头部不动。
第六节：揉捻合谷，眺望景物	【动作要求】第一二个八拍右手拇指压于左手合谷穴，食指垫于掌面与拇指呈对应位置，每拍揉捻1次。第三四个八拍，左右手互换，每拍揉捻1次。与此同时双眼远眺景物。 【动作要点】合谷穴采用揉捻手法。远眺景物与揉捻合谷穴同时进行，但须注意，远眺时应背向阳光，尽力眺望远处目标。如在教室内做眼保健操，应起立透过窗户注视远处目标。

❸ 健康锦囊

据调查数据表明，我国青少年的近视率正在逐年增加。为了下一代的健康成长，控制和降低青少年的近视率，应采取如下预防措施：

（1）教室要有良好的照明条件，桌椅高低要适宜，教室大小适宜，黑板的距离要适中，不能近于2米，远不能超过6米，教导学生学习时眼与书本的距离保持在30～35厘米，黑板不要反光，所用印刷品字迹要清楚，对比要鲜明，学生座位前、后、左、右要定期调换。

（2）防止用眼过度，近距离工作一次以不超过50分钟为宜，每隔一个小时应休息10分钟，极目远眺松弛调节，可以预防近视。

（3）不要在阳光直射下或暗处看

书，不要在躺着、趴着或走动、乘车时看书。

（4）建立眼保健操制度，定期检查视力，对视力低下的同学应及时采取有效措施。

（5）上课做作业时要经常眨巴眼睛，感到眼睛疲劳时，应闭目半分钟，但不要揉眼睛，这对预防近视有一定的帮助。

（6）必须注意个人用眼卫生，保持眼睛周围清洁。

（7）提倡户外活动，并经常进行远眺，每日3～4次，每次起码要5～10分钟。

光线适度，远近调节——唐由之教授的养眼小建议

1 大医智慧

我作为一名眼科医生可以提供一些眼睛保护的方法。首先，看书学习时一定保证光线良好，傍晚和清晨要早开灯，保证光线充足，光线要从自己面前的左上方照射下来，一则保证光线充足，二则保证自己在书写时手不会遮挡光线……最后，要注意眼部卫生，避免脏手揉眼、用不卫生的纸巾擦拭眼部，特别是在做眼保健操时一定要注意手的卫生。另外就是看书读报时的坐姿：胸离书桌一拳，眼离书本一尺。

——《国医大师谈养生》

2 精彩解读

作为眼科专家，唐由之教授的养眼方法无疑是科学可信的，下面为大家介绍唐由之教授的一些养眼建议，以供参考。

唐教授的养眼建议分为4点：首先，看书学习时一定要保证光线良好，傍晚和清晨要早开灯，保证光线充足，光线要从自己面前的左上方照射下来，一则保证光线充足，二则保证自己在书写时手不会遮挡光线；其次，光线也不能太强，室外活动光线太强时可戴太阳镜保护；再次，要注意远近调节，一般看书、看报、看电视持续45分钟左右后，要向远处眺望一会儿，缓解眼睛疲劳；最后，要注意眼部卫生，避免脏手揉眼、用不卫生的纸巾擦拭眼部，特别是在做眼保健操时一定要注意手的卫生。另外就是看书读报时的坐姿：胸离书桌一拳，眼离书本一尺。

除此之外，唐教授在其他场合也谈到了一些养眼方法，我们经多方搜集，汇集为以下几点。

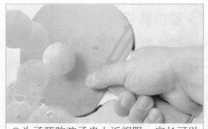

◎为了预防孩子患上近视眼，家长可以让孩子经常打乒乓球，每天练习1～2个小时，就可收到明显的效果。

日常养眼方法

异物入眼，妙招来帮忙

唐老指出，灰尘入眼后切勿闭目，更不可用手乱揉。应用两指揪拉已进灰尘眼睛的眼皮上部，再睁开，能达到排出灰尘的效果。小虫等进入眼中，切勿重揉，须闭上眼睛使异物顺泪而出。若是不奏效，可洗净手指，翻开上眼皮，眼向下看，将露出的异物用消毒棉签轻拭擦出。如异物钻进了眼中，可用柚子核烧灰放到舌头上，异物便能自行排出。当石灰入眼后，可将眼皮翻开，用白糖水滴入眼内，这样可免被石灰灼伤。

小方法祛除黑眼圈

唐老认为，有黑眼眶的人多半肾气亏损，他建议在饮食中增加优质蛋白质的摄入量，多吃富含优质蛋白质的瘦肉、牛奶、禽蛋、水产等；增加维生素A、维生素E的摄入量，因为二者对眼球和眼肌有滋养作用。富含维生素A的食物有动物肝脏、禽蛋、胡萝卜等。富含维生素E的食物有芝麻、花生米、核桃、葵花籽等。另外，唐教授还介绍了几个祛除黑眼圈的小方法：

（1）土豆片眼膜：将土豆削皮洗净后，切成2毫米厚的片。平躺在床上，将土豆片敷在眼上，约5分钟后再用清水洗净。这款眼膜最好在晚上敷，更有助于消除眼部疲劳。值得注意的是，有芽的土豆不要用，因为有毒。

（2）茶叶包敷眼：用冷水浸泡茶叶包（红茶除外），之后取出敷在眼睛上，15分钟后取下，每周1次，可有效淡化黑眼圈。

（3）按摩疗法：用无名指按压瞳子髎（在眼尾处）、球后（下眼眶中外1/3处）、四白（下眼眶中内1/3处）、睛明（内眦角上方）、鱼腰（眉正中）、迎香（鼻翼外侧）等几个穴位。每个穴位按压3~5秒后放松，连续做10次。中指放在上眼睑，无名指放在下眼睑，轻轻地由内眦向外眦按摩，连续10次。用食指、中指、无名指指尖轻弹眼周3~5圈。注意按摩的力度一定要轻柔，避免大力拉扯肌肤，防止细纹的出现。

打乒乓球可防近视眼

预防孩子患近视眼，家长可以让孩子经常打乒乓球，每天练习1~2个小时就可收到明显的效果。因为孩子在打球时，双眼以球为目标，不停地上下调节运动，可以改善睫状肌的紧张状态，使其放松和收缩；眼外肌也可以不断活动，促进眼球组织的血液循环，提高眼睛视敏度，消除眼睛疲劳，从而起到预防近视的作用。

③ 健康锦囊

老花眼又称"视敏度功能衰退症"，最直接的表现为近距离阅读模糊、疲劳、酸胀、多泪、畏光、干涩及伴生头痛等症状，患者可采用以下方法进行自我护理。

眼部日常自我护理方法

经常眨眼	利用一开一闭的眨眼方式来振奋、维护眼肌，然后用双手轻揉眼部，这样能使眼肌经常得到锻炼，延缓衰老。
经常转动眼睛	经常向上、下、左、右等方向来回转动眼睛，可锻炼眼肌。
掌握正确的阅读方法	读书时要舒适地坐着，全身肌肉放松，读物距离眼睛30厘米以上，身体不要过分前倾，否则，会引发背部肌肉的劳损。不要在床上躺着看书，过度疲劳时不要强行读书。
从暗处到阳光下要闭目	不要让太阳光直接照射眼睛。看电视、电影的时间不宜过久，保持好视力。
按摩眼睛	两手食指弯曲，从内眼角横揉至外眼角，再从外眼角横揉至内眼角，力度适中；再用食指尖按太阳穴数次。每日早、晚各做1遍，不仅可预防老花眼，还可防治白内障等慢性眼病的发生。
注意锻炼、合理膳食	要多做全身运动，增加全身血液循环。多食富含维生素、优质蛋白的食物，如瘦肉、鱼、牛奶等。另外，常吃黑豆和黑芝麻也可减缓视力衰退。

💗 唐氏三妙方，将白内障"扼杀在摇篮"

① 大医智慧

凡内障病之起，初觉眼前似有点条状，似蚊蝇飞舞之状，目力缓慢下降，如在烟雾中看物。经历年久，渐至失明，双目可同时起病，亦可先后发生，间隔之长短，各人不同。此症除视力昏蒙外，无任何头疼、眼痛、痒、涩等不适之症。眼外轮廓亦与常人相似，当金井内障翳发展成淡白色，目力已降至不辨人物，但对日、月、火三光仍能感觉，瞳神依然圆整，阴阳开合，展缩如常。

——《中国医学百科全书》

② 精彩解读

人眼中有一个组织叫作晶状体，正常情况下它是透明的，光线通过它及一些屈光间质到达视网膜，人才能清晰地看到外界物体。一旦晶状体由于某些原因发生混浊，就会影响光线进入眼内到达视网膜，使人看不清东西，即白内障。

白内障是致盲和视力损伤的首要原因，多见于50岁以上的中老年人，并且多为双眼发病，但两眼可有先后。在发病初期，常有固定不飘动的眼前黑点，亦可有单眼复视或多视。

随着病情的加重，患者会感到视力模糊、怕光，所看到的物体变暗、变形，乃至失明。

虽然古代中医没有白内障这一病名，但是有圆翳内障、如银内障等相关的记载，并且在治疗上取得了相当大的成果。唐由之教授研究白内障多年，参考了大量中医古籍文献，积累了丰富的临床经验。他认为，白内障的晚期必须经过手术治疗，而在发病初期是可以通过药物治愈的。不过，要根据不同的病机，采用不同的治疗方法。一般来说，白内障可以分为以下几类。

白内障的治疗方法

证属脾肾阳虚	【症状】双目昏糊，视远不清，眼前蝇飞蝶舞，瞳神内黄精有少许淡淡纹理，可见脸色发白，神疲体乏，形寒肢冷，溺清便溏，或夜尿频频，舌质淡嫩，脉沉细。 【方药】磁石（煅，醋淬）、龙齿（煅）、苁蓉（酒浸）、茯苓各60克，人参、麦门冬（去心）、远志（去心）、续断、赤石脂（煅，醋淬）、鹿茸（酥炙）各45克，地黄（干者）90克，韭子（炒）、柏子仁、丹参各37.5克。 【加减】酌加白术、炙黄芪、升麻等。 【用法】上药为末，蜜为丸，如梧桐子大。每服30～50丸，空腹时用温酒送下。 近代医家根据白内障的致病原理，创制了一套保健按摩操，配合药疗效果更好。具体方法为：患者取坐姿，施术者站其头前侧，首先用一指禅推法从睛明穴到攒竹穴，再沿眼眶做环形推摩治疗，每侧3～4分钟。再按揉攒竹穴、承泣穴、睛明穴各半分钟，然后按揉上眼眶下缘1分钟，继续按揉太阳穴、百会穴各1分钟。随即按揉两侧风池穴、翳明穴各1分钟，再从风池穴而下至大椎穴，反复按摩5～7遍，然后拿肩井穴，点按心俞、肝俞、肾俞每穴1分钟。患者仰卧，用拇指指腹点按丰隆穴、光明穴、血海穴、三阴交穴3～5分钟，拿合谷穴，揞养老穴各1分钟。
证属肝虚血少、阴虚阳亢、肝阴不足、阴不潜阳	【症状】头眩耳鸣，腰膝酸软无力，眼干，烦躁不眠，唇红颧赤，津少口干，口苦舌红，脉弦。治以滋阴降火、育阴潜阳、养血明目。 【方药】泽泻、茯苓各7.5克，生地黄（酒洗，晒干）、牡丹皮、山茱萸、当归梢（酒洗）、五味子、干山药、柴胡各15克，熟地黄60克。 【用法】上研为细末，炼蜜为丸，如梧桐子大，朱砂为衣。每服50丸，空腹时用淡盐汤送下。 白内障早期，除了用药之外，还可以用针刺疗法，但必须由专业医生施行，取穴风池、睛明、承泣、瞳子髎、丝竹空、临泣、肝俞、脾俞等穴，每日取1～2穴，一般隔日行针1次。如果白内障已积久年深，针药已难见效，则必须进行手术治疗。
证属肝肾不足、目失涵养、阴虚血少	【症状】眼前有点条状阴影飘浮，视物昏花，或伴有耳鸣耳聋、腰酸足软等。脉搏细数，舌质红、少苔。治宜平补肝肾、滋阴明目。 【方药】制首乌15克，黄精15克，熟地黄15克，菟丝子15克，枸杞子12克，薤仁10克，磁石15克，神曲12克，凤凰衣6克，枳壳10克。 【加减】如兼有眼睑启闭无力、久视易乏者，酌加白术12克、炙黄芪12克、升麻7克。 【用法】水煎服。

❸ 健康锦囊

民间有一些治疗白内障的食疗偏方，有一定的疗效，现介绍如下。

食疗偏方	红枣7枚，枸杞子15克，加适量水煎服，每日1剂，连续服用3个月。红枣含蛋白质、维生素C及钙、磷、铁等微量元素，可补血明目、提高视力。
	猪肝150克，鲜枸杞叶100克，先将猪肝洗净切条，与枸杞叶共同煎煮，饮汤吃肝，每日2次，可明目清肝，改善视功能。
	黑芝麻炒熟研成粉，每次以1汤匙冲入牛奶或豆浆中服用，并可加入1汤匙蜂蜜。黑芝麻富含维生素E、铁和蛋白质，可延缓机体衰老，改善眼球代谢，能维护和增强造血系统、免疫系统的功能。
	枸杞子20克，龙眼20枚，水煎煮连续服用有效。枸杞子富含胡萝卜素、维生素及钙、磷、铁等微量元素。龙眼肉富含维生素B_2、维生素C和蛋白质，这些营养素均能益精养血、滋补明目。

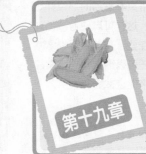

贺普仁：针灸按摩齐保健，经络养生第一功

◎贺普仁，1926年出生于河北省涞水县一个普通农民家庭，14岁拜京城针灸名家牛泽华为师，22岁学成之后悬壶乡里，2009年6月荣获"国医大师"称号。

第十九章

❤ 贺普仁推拿减肥法，让你轻松拥有好身材

❶ 大医智慧

推拿减肥法是以祖国医学的经络学说为指导，以推拿有关穴位为治疗部位的一种手段，起到疏通经络、祛除痰浊、调畅气机的作用，从而消除过剩的脂肪，达到减肥健美的目的。

——《中国现代百名中医临床家丛书：贺普仁卷》

❷ 精彩解读

随着社会的发展，人民生活水平越来越高，导致肥胖人群迅速增加，因此减肥的队伍越来越壮大。与此同时，各种减肥方法如雨后春笋般冒了出来，这些方法有的压根儿没有效果，有的对一部分人有效果，有的虽然有效但对人体的危害很大。在这种情况下，贺普仁教授力主推拿减肥，受到了众多肥胖患者的推崇。

贺教授指出，推拿可以分很多种类，而且根据部位的不同，推拿的手法也有一定差异。普通的推拿手法是使用整个手掌，来回揉搓推拿，特别适用于肌肉硬的部位。抓捏式推拿则是使用第1、2两节手指对减肥部位进行抓捏、推拿，就像拉着皮肤一样，手指在体表移动，适用于皮肤松弛或脂肪丰富的部位。也有以拇指为主力，其他手指为辅助，左右、反方向来回扭转的推拿手法，比较适合用于肌肉多且脂肪厚的部位。推拿后可以再辅以

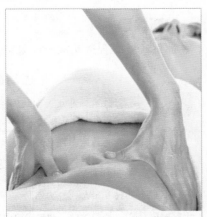

◎搓揉腹部，可以刺激神经末梢，使皮肤以及皮下脂肪的毛细血管开放，加快新陈代谢。

抚摸、扭转、摩擦、收缩、弯曲、拍打等动作来增强减肥效果。

在推拿减肥过程中，要讲究推拿的方法与方向。首先在自己希望瘦身部位的上部开始推拿，然后顺着肌肉，由下向上推拿，并由离心脏远的部位开始向心脏方向推拿。这样可以使血液循环更好，新陈代谢旺盛，从而增强推拿减肥效果。此外，还可以通过穴位推拿、局部推拿等方法来促进减肥。

穴位推拿、局部推拿方法

旋揉脐周减肥法	受术者取坐姿或仰卧姿，推拿者右手四指并拢，指面放在肚脐上适当用力下压，左右各旋揉10下。此法既可去腹部赘肉，又能舒筋通络。
压四穴减肥法	受术者取坐姿或仰卧姿，施术者用拇指尖分别按在上脘、中脘、双天枢（即脐旁2寸，左右各1穴）、气海等各络穴上，感觉到酸疼后，拇指尖在各穴位上揉转10圈。此法既可减肥，又对忧郁、腹凉有效。
泰式推拿减肥法	（1）手掌法：用整个手掌，通过使用力量的强弱，来回搓揉推拿部位，适用于肌肉较硬的部位。 （2）抓捏推拿法：用手指前2个关节抓捏式推拿，适合肌肉松弛或脂肪多的部位。
环摸减肥法	右手掌从心口窝开始摸，经左肋下，向下摸到小腹，向上经右肋下回摸到原处。如此环摸36圈，然后以左手掌从心口窝以同样的手法向相反方向环摸36圈。 这是一种最简便的方法。晚上睡觉前或看电视的时候都可以进行。搓揉腹部，可以刺激神经末梢，使皮肤以及皮下脂肪的毛细血管开放，加快新陈代谢，促进皮肤组织的废物排出，当然有助于燃烧脂肪。

③ 健康锦囊

推拿减肥配合运动减肥效果更佳。下面为大家介绍的这套体操，可以对腹、臀、腿、腰等部位进行减肥。

运动减肥体操

腹部减肥	睡前仰卧床上，双脚并拢，脚尖朝上，将双脚尽力向上举到接近头部，然后缓慢放至离床面1厘米处，双脚不着床，每晚连续举20～30次。
小腿减肥	先两脚跟提起静止5秒钟放下，然后两脚跟同时提起一起一落60次，再左右两脚交换轮流提起60次。或每日跳绳60个。
臀部减肥	双手扶椅子靠背处，一脚站地，一脚用力向后往上踢，两脚轮换各踢16～20次。
大腿减肥	两手撑腰，两腿弯曲向下一蹲一站50次，每日1～2次。
腰部减肥	仰卧床上，双膝弯曲成直角，以双脚和肩背为支撑点，将身体慢慢抬高拱起，一起一落16次。

贺普仁针灸戒烟法，给肺脏以最好的呵护

❶ 大医智慧

吸烟有害健康是众所周知的常识……但戒烟并不容易，因为戒烟后会出现戒断症状，即情绪烦躁、恶心、流涎、疲倦不舒、食欲减退等一系列瘾癖症状。针灸能够减轻戒断症状，甚至可以戒烟，因为针灸可以通过中枢神经系统调节血中的内啡肽水平。

——《中国现代百名中医临床家丛书：贺普仁卷》

❷ 精彩解读

吸烟是一种有害健康的不良嗜好。据科学家测定，烟雾中含有尼古丁、烟焦油、苯并芘、一氧化碳等百余种有毒化合物。它与冠状动脉性心脏病、高血压病、慢性支气管炎、肺气肿等多种疾病的发病直接相关。它能提高多种恶性肿瘤的发生率，通过调查发现，死于肺癌且与吸烟有关者竟达80%左右，而肺癌已经成为威胁中国人健康的头号杀手之一。尽管如此，由于长期吸烟，人体对尼古丁产生了依赖性，体内环境也发生了相应变化，一旦突然戒烟，尤其是嗜烟成性、体质虚弱的人，体内环境来不及调整，往往会出现戒断症状，如烦躁、失眠、失落感、焦虑感、口中乏味、口腔糜烂或形成溃疡等。针灸对此有不错的缓解效果，又易于操作，不妨一试。

针灸戒烟法

耳针法	【取穴】口、肺、神门反射点。 【备用穴】皮质下、内分泌、内鼻、肾上腺、咽喉等反射点。 【操作】一般只取一侧常用穴，当效果不明显时，可加1～2个备用穴。在两侧耳屏探到敏感点后，以28号或30号0.5寸毫针呈45度角快速刺入穴位，深度以针尖抵达软骨为宜，至有胀或痛感后，快速小幅度捻转（频率约为120次／分）半分钟，至耳郭发热、潮红，留针15～20分钟。也可用弱刺激刮针术运针10～15分钟，力争感应通达胸部及全身较远的部位。两耳交替进行，每日或隔日1次，5次为一疗程。若效果不明显可继续做一疗程。 【注意事项】 （1）必须注意耳郭及针具的严格消毒。 （2）对于烟瘾大、烟龄长的吸烟者，运针及留针时间宜延长，或采用弱刺激刮针术为主。 （3）本法多于3次内见效，如超过5次未见效，应改用其他方法。

续表

体针法	【取穴】分2组。第1组取甜美穴（经外奇穴，在列缺和阳溪之间，距桡骨颈突边缘约1拇指之柔软处，有明显压痛之凹陷点，又称戒烟穴）；第2组取百会、神门。 【备用穴】足三里、列缺、三阴交、关元。 【操作】以常用穴为主，效果不明显时加备用穴。常用穴每次取1组。甜美穴双侧同取。令患者手背向上，找到压痛点后以28号1寸针垂直进针，刺入0.8寸左右。进针时要求患者吸气后屏住呼吸，至进针完毕才呼气，适当捻转至有明显胀酸之感，留针15分钟，以针后患者双手有沉重感为佳。亦可用30号1.5寸毫针向上逆肺经的方向斜刺1寸许，用捻转泻法使相应穴位产生酸、麻、胀感。 　　常用穴第2组宜穴同取。先取百会，以28号1.5寸毫针平刺，继取神门，以1寸针直刺，均至有胀重感后，捻转1分钟左右，捻转频率在120～140次/分之间，刺激宜略强，然后留针。备用穴每次取2～3穴，用针刺得气后，施平补平泻，均留针30分钟。上述方法，每日或隔日1次，3次为一个疗程。 【注意事项】 　　（1）甜美穴又称甜味穴，取穴时要找准压痛点。针刺方法任选一种，但以前者更常用。实践表明，仅用该穴多可获效。 　　（2）选穴时，以精为好，一两个穴能奏效时，绝不可随意增加。 　　（3）针灸戒烟过程中，最关键的10天内，在想吸烟的时候可按压甜美穴，尽量坚持不吸烟。以后随着治疗次数的增加，想吸烟的念头就会逐渐减弱，最终戒断。为了巩固疗效，在戒断以后，应再增加数次治疗，这样远期效果更好。

③ 健康锦囊

在日常生活中，有不少人自己想戒烟，却苦于没有什么好办法来戒掉，如果你真的想戒烟，不妨试试以下8个戒烟小窍门。

戒烟小窍门	在随身携带的手机上贴上自己肤色黯淡、牙齿发黄的照片，看到它，也许会使你抽烟的手有所退缩。
	把准备买烟的钱放在一个储钱罐内，一天，一个月，一年，用这些钱奖励一下自己，买件衣服，买些奢侈品或换种生活方式享受生活等。
	闲暇时尝试做一些事情，比如做手工艺品、家居修理、园艺，甚至填字游戏等。
	抛弃消极的想法。憧憬一下没有烟草会使你的生活更美好，注意力不要放在戒烟有多么困难上。
	将所有的烟蒂收集在一个透明的大玻璃瓶中，每天看看，以培养你对吸烟的厌恶感。
	去看牙医，去除吸烟留下的牙斑，使你的牙齿保持洁白，并经常与黄牙照片对比。
	丢掉所有烟草、打火机和其他吸烟用具，在家中和工作区创造一个干净清新的无烟环境。
	享受户外活动或者去禁止吸烟的场所，例如图书馆、博物馆、电影院、商店。去餐馆吃饭，尽量选择坐在餐馆的无烟区。

贺老常用保健十穴，为我们送来健康福音

① 大医智慧

　　研究穴位既要注意普遍性，也不可忽视其相对的特异性。分析单穴疗法的突出特点，其一是穴位单一；其二是操作方法有特色，如手法、针刺方向和角度以及患者的体位等。临床实践证明，单穴疗法易被患者接受，减轻了患者对针刺的恐惧心理和痛苦，操作方便，更主要的还是疗效好，见效快，有效如桴鼓之势。

　　——《中国现代百名中医临床家丛书·贺普仁卷》

② 精彩解读

　　作为当代针灸泰斗，贺普仁教授在长期的临床实践中积累了丰富的经验，取得了显著的临床疗效。贺老重视研究穴位，在取穴配穴上有独到见解，形成了独特的风格。他用穴比较少，有时甚至只选择一个穴位进行治疗，而效果却很好，贺老称之为单穴治疗，目前在针灸界也有人称之为"独穴疗法"。

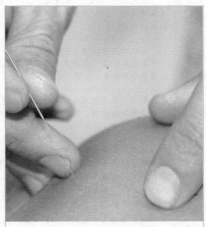

◎对于选用一个穴位进行治疗的方法，贺老称之为单穴治疗。

贺老常用的一些单穴

肾俞	肾俞为肾脏之气输注之所，可益肾填精，强壮元阳，灸此穴可防治由肾气亏虚、肾阳不足引起的各类肾病，如阳痿、早泄、慢性肾炎、肾病综合征等。方法为：艾炷灸或温针灸5～7壮，或艾条温灸10～15分钟。另外，用手心快速摩擦肾俞穴，频率保持在80～100次/分，坚持3～5分钟，也可起到相应的保健作用。
天枢	枢，指枢纽。此穴在脐旁。脐，上应天，下应地，此穴有连通三焦、职司升降之功，故名天枢。此穴属足阳明胃经，又为大肠募穴，可升降气机，调整肠胃功能。脸上长痘痘，大多是由于胃火造成的，按摩此穴可以缓解。方法为：每天早晨起床后，先用大拇指指腹按揉两侧天枢2分钟，可通便；饭后半小时，再按揉天枢2分钟，可降胃火。按摩时力量要稍大一点，直到感到疼痛为止。
阳池	阳池穴的位置在手背间骨的集合部位，将手背往上翘起，在手腕出现的皱褶中，正中央有个压痛点即是。刺激该穴的方法是：以此穴为中心，互相摩擦两手背，手背摩擦生热的同时，阳池穴便会受到刺激，从而达到温暖全身的目的，经常感觉手脚冰冷的女性可采用此法。

续表

养老	养老穴为手太阳经的郄穴,在前臂内侧,尺侧茎状突起直上中央凹陷中。每天点按此穴有助于防治各种老年病,延年益寿。方法为:两手屈肘在胸前,一手掌心向下,另一手四指经外侧托在下面拇指端按放养老穴处,用指端做推擦动作,连续做1分钟。
条口	条口穴属足阳明胃经,胃经多气多血,如果它能够平和调顺,就会使内外得养,五脏皆安。贺老认为,刺激条口穴能鼓舞脾胃中焦之气,令其透达四肢,祛除风寒湿邪,促使滞涩之经脉通畅,濡养筋骨,通利关节。灸此穴治疗肩周炎,每每获效。方法为:艾炷灸3~7壮,或艾条灸5~15分钟。
风池	风池穴在项部,当枕骨之下,与风府相平,胸锁乳突肌与斜方肌上端之间的凹陷处。经常按摩风池穴,对于眼睛的很多问题,比如视神经萎缩、近视、突眼症、头晕眼花等,都有极好的疗效。
曲池	曲池穴为手阳明大肠经的合穴,尤以活血化瘀见长,按摩此穴及周围痛点可以降血压。也可采用敲打法:先将右手手掌摊开,左臂微微弯曲,用右手的掌侧敲打左手的手肘处,也就是曲池穴所在的位置。
臂臑	臂臑穴属手阳明大肠经穴位,垂臂屈肘时,在肱骨外侧三角肌下端。本穴具有清热明目、通经活络之功,贺老常用它治疗眼疾,疗效颇佳。方法为:艾炷灸3~7壮,或艾条温和灸10~20分钟,隔日一灸。
伏兔	伏兔穴位于髂前上棘与髌底外侧端的连线上,髌底上6寸,大腿前面股四头肌处。本穴属足阳明胃经,为"足阳明脉气所发",又为"脉络之会",故有强腰益肾、通经活络之功。贺老常用此穴治疗下肢麻木、肌肉萎缩、坐骨神经痛、腰椎间盘突出症等症。方法为:艾炷灸3~5壮,或艾条灸5~10分钟。施灸时患者取跪姿。
液门	液门穴为三焦经的荥穴,可通三焦之气,肺属上焦,肾为下焦,故此穴也可调畅肺肾气机,起到育阴生津润喉的效果。贺老常用它治疗声音嘶哑、失音等症。方法为:用艾炷灸3~5壮,或艾条灸5~10分钟,每日一灸或隔日一灸,5次为一个疗程。

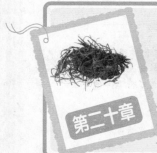

周仲瑛：诸病多虚症，滋补正是祛除法

第二十章

◎周仲瑛，1928年出生于江苏省如东县，从小随父亲周筱斋学习中医，后就读于上海中国医学院。2009年6月，被授予"国医大师"称号。

♥ 冬季吃膏方，对治亚健康——周仲瑛的进补建议

❶ 大医智慧

现代社会的亚健康人群，特别适合膏方调理。长期处于过度操劳而体力消耗相对减少、饮食不节、嗜烟酗酒或生活无规律的状态下，久而久之，精力减退、体质下降、容易疲劳、胸闷气短、情绪波动、烦躁易怒、食欲下降、腹胀不适、腰酸膝软、下肢乏力、性欲减退、头晕耳鸣、夜寐不安或稍静即困、容易感冒……到医院做理化检查，可能完全正常，也可能某些指标处于"边缘状态"。这种亚健康状况，西医往往无药可治，而通过中医中药的调理常可达到意想不到的效果。

——《周仲瑛医论选》

❷ 精彩解读

临床实践证明，中医中药的调理对治疗亚健康常常能收到神奇的效果。周仲瑛教授指出，中医的膏方是调理亚健康的最佳方法。所谓"膏方"，是中医根据患者体质不同与病情的需要，选择多种药物组成方剂，经多次煎熬，浓缩而成的膏剂。周教授认为，冬季是最好的膏方调理季节，因为冬季是精气藏于肾的季节，肾精充沛，有扎实的物质基础，体质增强，活力增加，足以将亚健康状态逆转向健康状态。因此，配一料膏方，服用一个冬天，为身体"加油""充电"，即可像俗话说的那样"冬令进补，来年打虎"。

临床上膏方的具体服法，一是根据病人的病情决定；二是考虑病人的体质、应时的季节、气候、地理条件等因素，做到因人、因时、因地制宜。一般来说，服用膏方多由冬至即"一九"开始，至"九九"结束。

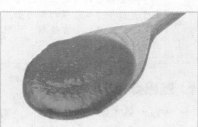

◎每次服用膏方一般取1汤匙为准（约合15～20毫升）。

膏方服用法

服用方式	（1）冲服 　　取适量膏滋放在杯中，将白开水冲入搅匀，使之溶化，服下。如果方中用熟地、山萸肉、巴戟肉等滋腻药较多，且配药中胶类剂量又较大，则膏药黏稠较难烊化，应该用开水炖烊后再服。根据病情需要，也可将温热的黄酒冲入服用。 　　（2）调服 　　将胶剂如阿胶、鹿角胶等研为细末，用适当的汤药或黄酒等隔水炖热，调好和匀服下。 　　（3）噙化 　　亦称"含化"。将膏滋含在口中，让药慢慢在口中溶化，发挥药效，如治疗慢性咽炎所用的青果膏等。
服用时间	（1）空腹服 　　《神农本草经》谓："病在四肢血脉者宜空腹而在旦。"其优点是可使药物迅速入肠，并保持较高浓度而迅速发挥药效。滋腻补益药，宜空腹服。如空腹时服用肠胃有不适感，可以改在半饥半饱时服用。 　　（2）饭前服 　　一般在饭前30～60分钟时服药。病在下焦，欲使药力迅速下达者，宜饭前服。 　　（3）饭后服 　　一般在饭后15～30分钟时服药。病在上焦，欲使药力停留上焦较久者，宜饭后服。 　　（4）睡前服 　　一般在睡前15～30分钟时服用。补心脾、安心神、镇静安眠的药物宜睡前服。
服用剂量	服药剂量的多少，应根据膏方的性质、疾病的轻重以及病人体质强弱等情况而决定。一般每次服用膏方取常用汤匙1匙为准（约合15～20毫升）。 　　药物分有毒无毒、峻烈缓之分。一般性质平和的膏方，用量可以稍大。凡有毒、峻烈的药物，用量宜小，并且应从小剂量开始，逐渐增加，以免中毒或耗伤正气。 　　轻病、慢性病，剂量不必过大；重病、急性病，用量可适当增加。因为病轻药重，药力太过，反伤正气；病重药轻，药力不足，往往贻误病情。 　　患者体质的强弱，性别的不同，在剂量上也应有差别。老年人的用药量应小于青壮年；体质强的用药量，可重于体质弱的病人；妇女用药量，一般应小于男子，而且妇女在经期、孕期及产后，又应小于平时，但仍须从病情等各方面做全面考虑。

❸ 健康锦囊

　　中医一贯主张"药食同源"，对于亚健康，如果没有条件长期服用膏方，不妨在饮食方面加以调节，效果也是一样的。下面就介绍几类有针对性的调节自身亚健康状况的饮食，以供参考。

调节自身亚健康状况的饮食

神经过于敏感	适合吃蒸鱼，但要加点绿叶蔬菜，吃前先躺下休息一会儿，松弛紧张的情绪；也可以喝少量红葡萄酒。
失眠烦躁	多吃含钙、磷的食物，含钙多的饮食有大豆、牛奶（包括酸奶）、鲜橙、牡蛎等，含磷多的有菠菜、粟子、葡萄、土豆、禽蛋等。
眼睛疲劳	可在午餐时食用鳗鱼，因为鳗鱼含有丰富的维生素A。另外，吃韭菜炒猪肝也有效。
大脑疲劳	多吃花生、瓜子、核桃、松子、榛子等坚果，它们对健脑、增强记忆力有很好的效果。
脾气不好	牛奶、酸奶、奶酪等乳制品以及小鱼干等都含有丰富的钙质，有助于消除火气；吃香菜能消除内火。
记忆力不好	应补充维生素C及维生素A，增加饮食中蔬菜、水果的摄入量，少吃肉类等酸性食物。富含维生素C及维生素A的食物主要有辣椒（新鲜的，绿色和红色都行）、鱼干、竹笋、胡萝卜、牛奶、红枣、田螺、卷心菜等；绿茶中也含有维生素A，每天喝1杯（冲泡2次）对改善记忆力也很有好处。

　　当一个人处于亚健康状态时，往往会有多种表现，所以在选择食物时，可选2～3种，互相搭配，效果会更好。

♥ 滋养胃阴，根除胃痛，用周仲瑛秘方"滋胃饮"

① 大医智慧

　　阴虚胃痛多见于现代医学的慢性萎缩性胃炎或溃疡久延不愈、胃酸缺乏的病例，具有反复发作的特点……胃之阴液虚少，不能濡润胃腑是阴虚胃痛的关键。滋胃饮酸甘配伍，酸得甘助而生阴，加强了养阴生津的功能。

　　　　　　　　——《周仲瑛医论选》

② 精彩解读

　　阴虚，是指精血或津液亏损的病理现象。在中医理论中，它是导致许多疾病的源头，而它本身主要是由阳虚造成的。中医说的阳和气指的是功能，功能不行时会影响到身体的营养供应，叫"阳损及阴"，比如脾气虚引起的贫血，一开始是阳虚、气虚，人没精打采的。如果消化不好，时间长了就会发生贫血、血虚，也就是从阳虚到阴虚了。

　　胃阴虚证，以胃病的常见症状和阴虚证共见为辨证要点。胃阴不足，则胃阳偏亢，虚热内生，热郁胃中，胃气不和，致脘部隐隐疼痛，饥不欲食。胃阴亏虚，上不能滋润咽喉，则口燥咽干；下不能濡润大肠，故大便干结。胃失阴液滋润，胃气不和，可见脘痞不舒；阴虚热扰，胃气上逆，可见干呕呃逆。舌红少津，脉象细数，是阴虚内热的征象。

周老对脾胃病多有研究，尤其是对阴虚胃痛的治疗，临床疗效极为显著。他在经验总结中指出："胃痛以气滞、寒凝、火郁、湿热、食滞、瘀血及气虚、阳微等多见，但阴虚胃痛并不乏见，且治法方药有其特殊性。"他认为阴虚胃痛多见于慢性萎缩性胃炎或溃疡久延不愈、胃酸缺乏，表现为胃脘部痞胀隐痛或灼热而痛，食少乏味或嘈杂如饥而不欲食，甚至厌食不饥，或以进食酸味、甜味为舒，干呕泛恶，口干渴，大便干燥，舌干质红等。同时，他还指出："胃之阴液虚少，不能濡润胃腑是阴虚胃痛的关键。"基于此，周老配制了滋胃饮，应用于临床，屡建奇功。

滋胃饮方

组成	乌梅肉6克，炒白芍10克，炙甘草3克，北沙参10克，大麦冬10克，金钗石斛10克，丹参10克，炙鸡内金5克，生麦芽10克，玫瑰花3克。
用法	将上药放入容器内，加冷水浸过药面，浸泡15分钟后即行煎煮，煮沸后改用微火再煎20分钟。滤取药液约300毫升服之。
功效	滋养胃阴，疏肝柔肝。
加减	口渴较著、阴虚甚者加大生地10克；伴有郁火，脘中烧灼热辣疼痛，痛势急迫，口苦而燥，渴而多饮，加黑山栀6克、黄连3克；舌苔厚腻而黄、呕恶频作、湿热留滞于胃者加黄连3克、厚朴花3克、佛手3克；津虚不能化气或气虚不能生津，津气两虚，兼见神疲、气短、头昏、肢软、大便不畅或便溏者，加太子参10克、山药10克。

在临床上，周老主要将滋胃饮用于慢性萎缩性胃炎或溃疡久而不愈、胃酸缺乏者，一般表现为胃脘隐隐作痛，烦渴思饮，口燥咽干，食少，便秘，舌红少苔。

3 健康锦囊

俗话说，"三分治七分养"，有胃病的人养胃应从"胃病五养法"做起。

胃病五养法

平心静养	专家认为，胃病、十二指肠溃疡等症的发生与发展，与人的情绪、心态密切相关。因此，要讲究心理卫生，保持精神愉快和情绪稳定，避免紧张、焦虑、恼怒等不良情绪的刺激。同时要注意劳逸结合，防止过度疲劳而殃及胃病康复。

续表

饮食调养	胃病患者的秋季饮食应以温、软、淡、素、鲜为宜，做到定时定量、少食多餐，使胃中经常有食物和胃酸进行中和，从而防止胃酸侵蚀胃黏膜和溃疡面，导致加重病情。
忌口保养	胃病患者要注意忌口，不吃过冷、过烫、过硬、过辣、过黏的食物，更忌暴饮暴食，应戒烟禁酒。另外，服药时应注意服用方法，最好饭后服用，以免刺激胃黏膜，导致病情恶化。
保暖养护	秋凉之后，昼夜温差变化大，患有慢性胃炎的人要特别注意胃部的保暖，适时增添衣服，夜晚睡觉盖好被褥，以防腹部着凉而引发胃痛或加重旧病。
运动健养	肠胃病人要结合自己的体质，进行适度的运动锻炼，提高机体抗病能力，减少疾病的复发，促进身心健康。

♥ 活血化瘀治气虚，肥胖病症方解除

❶ 大医智慧

　　肥胖症是指体内脂肪堆积过多和（或）分布异常，体重增加，是一种多因素的慢性代谢性疾病，已被WHO（世界卫生组织）定为一种疾病……故肥胖总属本虚标实之证，治疗以健脾利湿、益肾化痰为大法。

　　　　　　　　——《周仲瑛医案赏析》

❷ 精彩解读

　　关于肥胖症，中医自古就有记载。《灵枢·卫气失常》把肥胖者分为膏型、脂型、肉型。而宋代杨仁斋则指出："肥人气虚生寒，寒生湿，湿生痰……故肥人多寒湿。"元代朱丹溪首次提出"肥白人多痰湿"的观点。清代《石室秘录》中有"肥人多痰，乃气虚也，虚则气不运行，故痰生之"的记载，强调肥胖者痰湿的形成与气虚的关系。清代名医叶

天士指出"夫肌肤柔白属气虚，外似丰溢，里真大怯，盖阳虚之体，惟多痰多湿"，阐明肥胖者的病理属性是本虚标实，气虚阳虚为本，多痰多湿为标。

　　周仲瑛教授总结前人经验，加上自己多年临床经验，提出了"痰瘀同源"学说，认为津血失于正常输化形成痰瘀，而津血本属同源，为水谷

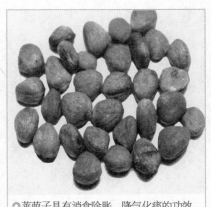

◎莱菔子具有消食除胀、降气化痰的功效。

精微所化生，流行于经脉之内为血，布散于经脉之外、组织间隙之中则为津液。在病理状态下，不仅会聚津为痰，滞血为瘀，而且痰瘀常可兼夹同病。因此，在肥胖症的辨证治疗中，除了要注意健脾利湿、益肾化痰药物的使用，还要注意运用活血化瘀通络的药物。

1999年，周老曾接诊过一位男性患者，46岁，初诊时体重已达103千克，多次检查显示血脂高。经诊断，是由痰瘀阻络、津血输布失常所致，以化痰祛瘀通络为法。处方如下：生大黄（后下）4克，炒莱菔子12克，山楂肉15克，泽兰15克，泽泻15克，荷叶15克，决明子15克，海藻15克，天仙藤15克，炒苍术10克，大腹皮15克，鬼箭羽15克，川芎10克，法半夏10克。常法煎服，11剂。

此方服用1个月，在原方基础上又加制首乌12克、片姜黄10克，连续服用3个月，体重已降至86千克，检查血脂亦已降至正常范围，腹围明显缩小，肢体灵活，体力增加，已无不适。

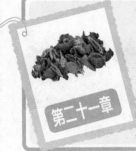

李济仁：生命有节律，养生治病皆须顺时而行

第二十一章

◎李济仁，1931年出生于安徽歙县，12岁开始跟从新安名医张根桂学习中医。2009年6月荣获"国医大师"称号。

♥ 关注服药时间，协调动静配合——李济仁提高药效小秘诀

❶ 大医智慧

《素问·生气通天论》曰："阳气者，一日而主外，平旦人气生，日中而阳气隆，日西而阳气已虚，气门乃闭。"《灵枢·顺气一日分为四时》曰："夫百病者，多以旦慧昼安，夕加夜甚。"精辟地阐明了人体脏腑气血阴阳之生理活动与病理变化无时不处于动态之中，故服用方药亦应结合人体之动态和药物作用之特点，选择最适宜时间，以充分发挥其功效。

——《中国百年百名中医临床家丛书：李济仁、张舜华卷》

❷ 精彩解读

李济仁教授认为，人体脏腑气血阴阳的生理活动与病理变化随时处于动态之中，所以服用方药也应当结合人体动态和药物作用的特点，选择最适宜的时间，这样才能充分发挥药性，使疾病好得更快。

李老以肝病为例，认为治疗肝病的药物最好在睡前服，或药后即卧，宜静不宜动。这是因为"人卧血归于肝"，药物有效成分吸入血中，流入肝中，肝血流量愈大，药物在肝内有效浓度相应增高，疗效也就越好。

李老曾经接诊过一位陈姓患者，患病毒性肝炎近2年。肝功能长期不正常，自觉神疲肢软，乏力纳差，食后则饱胀不适，矢气较多，胁肋胀痛及背，肝肋下一指，质中，触痛，大便初硬后溏。舌质淡，苔白，脉弦。

李老以紫丹参30克，广郁金10克，败酱草20克，怀山药20克，焦白术10克，炒枳壳10克，杭白芍9克，炒柴胡6克，粉甘草6克为基本方，随症加减。嘱药后卧床休息2小时以上。

患者共服药20剂，肝功能恢复正常，除胁肋偶有不适外，余症悉平。

还有一个急性黄疸型肝炎患者，李老初用茵陈蒿汤加减为治，服药多剂，黄疸虽有减轻，但其他症状与肝功能均未好转。后加大药量，并告患者服药期间卧床休息。续服10剂，病情迅速减轻，再服20剂，诸症尽失，肝功能恢复正常。

在这个案例中，虽然肝炎有急、慢性之分，李老所用方药也有区别，但就以前各自的用药而言，与本次用药出入不大，为何前治效微，今治速愈？李老认为，这与"睡前服药或药后卧床休息"有关。

除此之外，在服药时间上，我们还应注意以下几点。

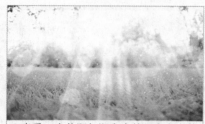

◎春季，人体阳气顺应自然，向上向外疏发，因此要注意保卫体内的阳气，凡有损阳气的情况都应避免。

❸ 健康锦囊

服药时间注意事项

饭后服	病在上焦的（心、肺部），欲使药力停留较久，宜饭后服。
饭前服	病在下焦的（膀胱、肠），欲使药力迅速下达，宜饭前服。
空腹服	清热解毒药、润肠泻下药、滋补药宜空腹服（早饭前1小时或晚饭后1小时），此时胃中空虚容易吸收。
特殊药物应特殊服用	如助消化药在服药前应少量进食以助药效；驱虫药应在早晨空腹服，服药前应喝点糖水，这样可以提高杀虫的效果；攻下药在大便后应立即停服；安神药、滋补药、延缓衰老的药物宜睡前服用；安眠药应在睡前2小时服用。

正确服药，还应注意温度。汤剂在治疗一般疾病时均宜采用温服法，对有特殊治疗需要的应按特殊的服法服用。凡属理气类药，热则易舒，凉则增滞；活血、补血、凉血、止血类药，寒则瘀滞，热则沸溢。凡解毒剂，俱宜冷服，这样可使毒物之淤滞易于排出，热服则会导致毒物扩散。凡热性病宜冷服，而寒性病宜热服，发散攻下，以助药力。行血脉通络达筋骨者宜热服，收涩固精止血之剂则宜冷服。除烦止渴祛暑之剂宜热服，解表药多属辛散之品，功能疏散肌表，宜热服；清热药和消暑药宜冷服。大热病用寒药应温服，大寒病用热药应冷服。对于不应冷服的汤剂在服用后会引起胃肠刺激，出现腹痛或呕吐，用生姜擦舌即止。

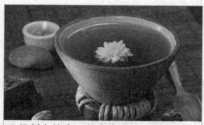

◎汤剂在治疗一般疾病时均宜采用温服法。

冬病夏治，解决哮喘、风湿、老寒腿、肩周炎、冻疮

① 大医智慧

冬病夏治法基本思想是：一方面借助自然界夏季阳旺阳升、人体阳气有随之欲升欲旺之趋势，体内凝寒之气易解的状态，对阳虚者用补虚助阳药，或内寒凝重者用温里祛寒药，以求更好地发挥扶阳祛寒的治疗功能。另一方面为秋冬储备阳气，阳气充足，则冬季不易被严寒所伤。

——《中国百年百名中医临床家丛书：李济仁、张舜华卷》

② 精彩解读

李济仁教授对"冬病夏治"颇有研究，它是我国传统中医药治疗中的一种特色疗法，其原理在于根据《素问·四气调神论》中"春夏养阳"的

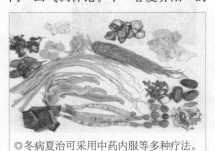

◎冬病夏治可采用中药内服等多种疗法。

原则，利用夏季气温高、机体阳气充沛的有利时机，结合经络针灸疗法，在人体的穴位上进行药物敷贴，调整人体的阴阳平衡，以扶持正气，增强抗病能力，从而达到直接或间接治病、养病的目的。

在这里，"冬病"指某些好发于冬季，或在冬季加重的病变，主要包括过敏性哮喘、支气管炎、过敏性鼻炎等慢性呼吸道疾病，除此之外，还包括类风湿性关节炎、结肠炎、冻疮、慢性腹泻、部分虚寒型妇科病引起的关节痛、肾虚引起的腰痛、老年畏寒症以及属于中医脾胃虚寒类的疾病。这类疾病大多具有阳气虚损、遇寒发病的特点。"夏治"则指这些病情到夏季一般会有所缓解，所以在一年中阳气最旺盛的夏季三伏天，对"冬病"进行辨证施治，适当内服和外用一些方药，可改善体质、增强免疫力，预防冬季旧病复发，或减轻其症状。

在治疗方法上，冬病夏治包括针灸、擦浴、拔火罐、按摩、理疗、食疗、穴位贴敷、中药内服等多种疗法，其中穴位贴敷最为常用。下面就为大家推荐几种贴敷验方。

贴敷验方

哮喘患者	用白芥子、苏子、延胡索各20克，甘遂、细辛各10克，研成细末。每次用1/3的药粉，加生姜汁调成膏状，分别摊在6块直径5厘米的塑料布上，贴在背部的肺俞、心俞、膈俞（分别位于第3、5、7胸椎棘突下旁外开1.5寸），用胶布固定，3～6小时后去掉。在头伏、二伏、三伏，共贴3次。

续表

肩周炎患者	可取桂枝10克，透骨草20克，青风藤、豆豉姜各30克，伸筋草、片姜黄、川芎、威灵仙各15克，羌活12克，煮成药汁，再用麦麸皮300~400克放锅中炒黄，趁热加入药汁和1匙陈醋，拌后盛入纱袋内热敷肩关节痛处，每袋可用1周。从初伏起，每日1次，每次6~8小时，一直敷到三伏末。
老寒腿患者	用川乌50克，吴茱萸30克，艾叶、透骨草各9克，细辛6克，研为细末。把药末用纸包好后，外用纱布重包，用线缝好，垫在脚心上。从初伏开始使用，二伏换一剂药，三伏再换一剂。
风湿性关节患者	用肉桂、干姜各50克，白胡椒、细辛各50克，公丁香20克，乳香30克，黑老虎50克，共研为细末，再将200克蜜熬成膏，将药末纳入蜜膏内拌匀，摊在白布上，在初伏第10日开始贴患处，每天贴6~8个小时，到三伏末日为止。
易发冻疮者	可用桂枝25克，红花、紫苏叶、附子、荆芥各10克，生姜30克，加水适量浓煎，取药液熏洗冻疮好发部位，每天1剂，连用10天为一疗程。

③ 健康锦囊

不适宜敷贴治疗的人群	孕妇及2岁以下的婴儿。
	有严重先天性心脏病、糖尿病等器质性疾病患者。
	短时间敷贴皮肤即会大量起疱的人。
	对贴敷药物成分过敏的人。
	疾病发作期（如发烧、正在咳喘等）的病人。
	皮肤长有疱、疖以及皮肤有破损者。

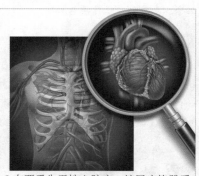

◎有严重先天性心脏病、糖尿病等器质性疾病患者不适宜敷贴治疗。

♥ 减肥、治失眠、防心脑血管病，调时差就见效

① 大医智慧

所谓时差治疗法就是利用人体生理、病理活动节律制定的一种不用任何药物、针刺等，仅仅通过改变作息、进餐时间来调整人体节律从而愈病的方法。

——《中国百年百名中医临床家丛书：李济仁、张舜华卷》

② 精彩解读

中医强调天人合一，认为人体的健康与大自然息息相关，在此基础上，李济仁教授提出了"时差疗法"，即利用人体生理、病理活动节律，通过改变作息、进餐时间来调整

人体节律，达到治病的目的。在临床上，他将这种方法运用于减肥、失眠、预防心脑血管病变发作、消化道溃疡等多种疾病，都收到了很好的疗效。

❸ 健康锦囊

配合时差疗法，失眠者还可以服用一些具有催眠功能的小药膳，这样效果会更好。

宜忌食谱

减肥	李济仁教授认为，吃饭时间的选择对体重的影响甚至比人体摄入热量的数量及质量还重要。因此，调节吃饭时间对减肥是极有帮助的。 　　由于人体生理活动节律是早晨强于下午，下午又比晚上强，人体的新陈代谢峰值时间在上午7时至中午12时。因此，肥胖者将进餐时间避开新陈代谢高峰就能达到减肥的效果。具体方法为：早晨可在5—6时吃早餐，午饭可推迟到下午1—2时，晚饭可在傍晚5—6时。将吃饭时间提前或推迟，可在进食量减少的同时，降低人体对食物的吸收与利用，达到减肥的目的。
治失眠	失眠是人体睡眠节律周期的紊乱，通常失眠患者为使自己有更多的入睡机会，常常提前睡卧，以求延长睡眠时间，但往往事与愿违，越早就寝越难以入眠，并且心烦不安、思虑焦躁等。根据人体生物节律，时差睡眠疗法有利于失眠患者入睡。方法为：将就寝时间比平时向后顺延2—3小时。
预防心血管疾病发作	心血管病变多在夜间发作，如心肌梗死、脑血栓形成等。研究发现，晚餐进食量过多、油腻物过量是本病诱发因素之一。针对这种情况，将晚餐时间提前在下午4—5时，同时减少食量、减少油腻物的摄入，可预防或减少心脑血管病变发作。

有催眠功能的小药膳

莲心茶	莲心2克，生甘草3克。开水冲泡，如茶饮，每日饮数次，适用于心火上炎，烦躁不眠。
百合粥	生百合100克，粳米100克，洗净，加水1000毫升，煮至米烂，日服2次，适用于心阴不足之虚烦不眠（口干、干咳）。
酸枣仁粥	酸枣仁50克，捣碎，浓煎取汁。用粳米100克，加水煮粥，煮至半熟时，加入酸枣仁汁同煮，至粥成，趁热服食，可根据个人口味加糖，适用于心脾两虚，惊悸健忘，失眠多梦。

续表

五味子膏	五味子250克，洗净，加水浸泡半日，煮烂去渣，加蜂蜜收膏。每服20毫升，日服2次。适用于各种类型的神经衰弱型失眠（转氨酶高者效果更佳）。
磁石猪肾粥	磁石60克，打碎，煎煮1小时后，去渣；猪肾1枚，去筋膜，洗净切片；用粳米100克，洗净，加磁石水，煮至半熟时加入猪肾片，再煮至米烂肉熟，日服1～2次。适用于肾阴虚弱、肝阳上亢之失眠、心悸不安、头晕耳鸣及高血压（老年人）。
黄连阿胶鸡子黄汤	黄连5克，生白芍10克，煎汁100毫升，去渣，兑入烊化的阿胶汁30毫升，候温；取新鲜鸡蛋2枚，去蛋清，将蛋黄入汁搅拌，于每晚临睡前顿服。适用于阴虚火旺、虚烦失眠，或热病、失血后阴虚阳亢型失眠。